ALL IS
WELL

모든 것이 잘 되고 있어

베스트셀러 작가 **루이스 헤이**와 의사 **모나 리자 슐츠** 박사가
함께 연구한 몸 치유 긍정 확언

MONA LISA SCHULZ
AND
LOUISE HAY

ALL IS WELL

모든 것이 잘 되고 있어

루이스 헤이, 모나 리자 슐츠 박스 지음 | 엄남미, 정우진 옮김

케이미라클모닝

"All Is Well"에 대한 추천사

'All Is Well은 단순히 탁월한 것을 넘어선다.' Mona Lisa Schulz 박사는 자신의 건강 전문 지식과 인간 의식 커뮤니티의 선도적인 아이콘인 Louise Hay 치유의 지혜를 결합했다. 이 책은 긍정적 사고의 본보기로서 먼저 에이즈 환자들을 위한 치유를 선도하고 수많은 다른 사람들을 위해 일한 Louise의 직관적 천재성에 대한 헌사이다.'

— Caroline Myss,
Archetypes: Who Are You?의 뉴욕 타임스 베스트셀러 작가

'오늘날 넘쳐나는 정보와 지혜가 부족한 세상에서, 특히 건강에 관한 실질적인 문제의 핵심을 파악하는 것은 드물다. 그러나 All Is Well은 의학과 직관을 결합하여 그 본질을 꿰뚫고 있다. 전직 간호사로서 나는 내 건강을 돌보면서 최신 의학적 증거에 천착(穿鑿, 어떤 원인이나 내용 따위를 따지고 파고들어 알려고 하거나 연구)한다. 그러나 나는 나의 이야기, 나만의 경험, 그리고 나만의 독특한 직관을 중요하게 생각한다. 이것들을 사용하여 일상에서 내적 평화, 건강, 균형을 찾는 능력을 향상시킨다. 이 책도 같은 방식으로 접근하므로 읽기 시작하자마자 나는 즉시 더 좋아짐을 느끼기 시작했다. 만약 당신이 올해 건강에 관한 책을 하나만 읽는다면, 이 책이 바로 그것이다!'

— Naomi Judd,
Naomi's Breakthrough Guide의 저자

'우리는 마음이 몸의 생리에 영향을 미친다는 것을 안다. 질병의 감정적 기원이 있고, 소수의 질병만이 순전히 생물학적인 것을 안다. 우리는 Louise Hay가 수십 년 동안 가르쳐 온 긍정 힘의 혜택을 안다. 그러나 지금까지 의학 데이터, 심리학, 영성, 루이스 헤이Louise Hay와 모나 리자 슐츠 박사Dr Mona Lisa Schulz의 뛰어난 관점이 이렇게 자연스럽게 얽혀 있었던 적은 없다. 질병에 직면하고 있거나 환자와 함께 일하고 있거나, 최적의 건강한 생활을 추구하고 있다면, 이 멋진 책을 읽고 영감을 받을 수 있도록 인도할 것이다. 그 해답들은 당신에게 지금까지의 최고의 약이 될 수 있다.'

— Dr Lissa Rankin,
Mind Over Medicine의 저자 및 LissaRankin.com 블로거

문제가 생길 때마다 반복해서 말하세요.

모든 것이 잘 되고 있어.

모든 것은 내 최고의 이익을 위해 잘 풀리고 있어.

이 상황에서는 오직 좋은 일만 일어날 거야.

나는 안전해.

이 긍정 확언은 당신의 삶에 기적을 일으킬 것입니다.

기쁨과 축복을

— 루이스 헤이

차례

루이스 헤이의 환영 인사

사랑하는 여러분! 당신이 나의 책을 처음으로 접하든, 이미 오랜 시간 동안 내 책을 읽으면서 내 철학을 따라왔든 이 책을 당신에게 소개하게 되어 제 가슴이 뜁니다.

'All Is Well'은 제 가르침을 새롭고 흥미로운 시각에서 다룹니다. 이 책의 공동 저자로서 존경하고 사랑하는 모나 리사 슐츠는 그녀가 수년 동안 제가 전파해 온 내용을 지지하는 과학적 근거를 제시하겠다고 약속했습니다. 제 개인적으로는 이 방법들이 효과적인 것을 증명 받을 필요는 없습니다. 하지만 많은 사람이 과학적 근거가 있을 때만 새로운 아이디어를 받아들인다는 것을 알고 있습니다. 그래서 이 책에서는 그러한 과학적 근거를 제공합니다. 이 정보를 통해 더 많은 사람이 자신 몸을 치유하는 능력을 깨닫게 될 것이라 확신합

모든 것이 잘되고 있어

니다.

　그래서 이 책을 당신의 안내서로 활용해 보세요. 다음 장에서 Mona Lisa는 병에서 건강으로 나아가는 방법을 명확하게, 단계별로 설명해 줄 것입니다. 이 책은 의학적 건강, 종합 건강, 영양 건강, 그리고 감정 건강을 하나의 깔끔한 패키지로 통합하여, 언제든지, 어디서든 누구나 쉽게 따를 수 있게 구성되어 있습니다.

1장
치유법 통합하기

마음과 몸을 긍정 확언, 의학, 직관력으로 치유하는 것은 지난 30년 동안 깊이 탐구되어 온 영역입니다. 이 길을 이끌어 온 많은 뛰어난 사람들이 있지만, 이 분야의 첫 선구자는 '루이스 헤이'였다는 사실에는 거의 논란이 없을 것입니다. 실제로, 이 움직임은 1980년대에 대규모로 시작되었습니다. 우리가 모두 그녀의 "작은 파란색 책"little blue book, 《힐 유어 바디》- 정신이 육체의 질병과 형이상학적인 방식을 극복하는 원인임을 밝힌 책을 통해 놀라운 치유 결과를 이루어냈습니다. 위의 책을 구매했던 것이 현대 의학으로까지 연결되었습니다. 우리가 모두 흔히 겪을 수 있는 건강 문제로 이어지는 생각의 패턴을 이 책을 통해서 발견했습니다.

이 작은 파란색 책little blue book 때문에 내 인생이 어떤 방향으로 바뀔지 누가 알았을까요? 하지만 이것은 정말로 모든 것을 바꾸었습니다. 그것은 나의 의료 실습을 조각하는 데 도움을 주었고, 그 이론은 나의 환자와 나 자신을 위한 더 나은 건강의 길을 안내하는 데 도움을 주었습니다. 당신이 상상할 수 있듯이, 전통적인 서양 의학과 대체 요법을 포함한 직관, 주장, 그리고 의학의 치유력을 함께 가져오는 책을 쓰자고 헤이 하우스에서 제안했을 때 나는 매우 기뻤습니다. 이것은 궁극적인 치유 시스템입니다! 이 자료와 함께 일하는 것……. 그리고 루이스와 함께! 어떻게 거절할 수 있었겠습니까?

나는 의대에 다닐 때 《당신의 몸을 치유하라》를 끼고 다녔습니다. 박사 학위를 위해 뇌 연구를 오랜 시간 동안 계속하면서 그 책을 사용했습니다. 나의 의학적이고 과학적인 교육의 기복을 겪을 때, 눈물을 흘리면서 루이스 헤이 책을 참고했습니다. 그리고 울지는 않았지만, 코감기와 후각이 떨어질 때 사용했습니다. 그 책에서 관련된 생각 패턴을 찾아보았습니다. 내가 등록금을 내기 위해 학자금 대출을 하나씩 받을 때마다 걱정되어 허리 통증이 생겼습니다. 다시 나는 그 작은 파란색 책으로 돌아갔습니다. 그 책은 계속해서 의미가 있었지만, 그녀가 그 주장하는 원리를 어디서 얻었는지는 결코 알 수 없었습니다. 그녀의 처방은 효과가 있었지만, 왜 그런지 또는 어떻게 그런지는 알 수 없었습니다. 그것이 나를 답답하게 했습니다.

필요성과 불편함이 발명의 어머니인 것을 깨달았을 때, 나는 그녀의 주장을 뒷받침하는 과학적 원리를 탐구하기로 했습니다. 뇌와 몸에서의 질병의 감정적인 측면을 그려냈습니다. 발견된 연관성이 25년 이상의 직관적 상담과 의사 및 과학자로서의 수년 동안 나를 안내하는 치료 시스템을 만드는 데 도움을 주었습니다. 루이스와 내가 이 책을 쓰기 시작할 때, 나는 내가 사용하는 치유 방법과 루이스의 주장을 결합하는 것이 얼마나 강력한지 깨달을 수 있었습니다.

직관의 중요성

1991년, 나는 의대 2년과 박사 과정 3년을 마치고 병원으로 돌아와 내 연구를 마무리해야 했습니다. 흰색의 가운, 청진기, 그리고 여러 작은 책들을 갖추고, 당시 보스턴 시립 병원의 병동으로 들어갔습니다.

첫날, 내 레지던트가 나에게 와서 첫 환자의 이름과 나이를 알려주며 간단히 "진료해 봐."라고 말했습니다. 그게 전부였습니다. 나는 겁에 질렸습니다. 이름과 나이 외에는 아무런 정보도 없는데 그녀에게 무슨 문제가 있는지 어떻게 알 수 있을까?

응급실로 내려가는 엘리베이터 안에서, 나는 불안감이 나를 지배했습니다. 환자를 어떻게 진료해야 하는지 기본적인 것만 알았을 뿐, 내 목에 걸린 청진기를 어떻게 사용해야 할지조차 몰랐습니다. 잠시 엘리베이터 안에서 갇혀 있던 나는 클립보드를 손에 들고 있었습니다. 그리고 순식간에 내 머릿속에는 곧 평가하게 될 환자의 이미지가 떠올랐습니다. 그녀는 적당히 비만이었고, 라임색 줄무늬 바지를 입고 있었으며, 오른쪽 상복부를 움켜잡으며 "의사님, 의사님! 담낭이에요!"라고 소리쳤습니다.

와! 나는 생각했습니다. 만약 내가 만나게 될 환자가 담낭 문제가 있다면, 그 의학적 문제를 어떻게 평가해야 할까? 엘리베이터가 천천히 층을 옮기는 동안, 내 주머니에 꽉 찬 여러 설명서의 페이지를 뒤져 담낭 문제를 가진 환자를 어떻게 진료해야 하는지 빠르게 연구했습니다. 클립보드에는 담낭 문제에 대한 전형적인 진료 방법을 그렸습니다. 간 초음파 검사하기, 간 효소 검사하기, 환자의 눈 흰자 관찰하기.

엘리베이터의 문이 열렸습니다. 나는 응급실로 뛰어가 커튼을 활짝 열었고, 놀랍게도, 그곳에는 네, 라임색 줄무늬 바지를 입은 여성이 누워 있었고, "의사님, 의사님! 담낭이에요!"라고 소리쳤습니다.

이것은 틀림없이 우연이겠죠? 그렇죠?

두 번째 날, 레지던트는 다시 환자의 이름과 나이를 말하며 응급실로 내려가라고 했습니다. 다시 환자의 이미지가 내 머릿속에 떠올랐고, 이번에는 방광염이었습니다. 그래서 나는 다시 그 과정을 반복했습니다. 방광염 환자를 어떻게 치료할까. 그리고 그것은 방광염이었습니다. 세 번째 날, 나는 다시 그 과정을 반복했고, 다시 내 인상은 정확했습니다. 세 번의 경험 후, 나는 내 두뇌에 무언가 특별한 것이 있다는 것을 깨달았습니다. 내 머릿속의 눈은 병원의 병동에서 훈련받은 의학적 눈으로 결국 볼 것을 미리 볼 수 있었습니다.

나는 단순히 내 환자를 평가하는 데 직관이 얼마나 유용한지 알 수 있었지만, 곧 처음 생각했던 것보다 직관이 더 큰 역할을 하는 것을 곧 깨달았습니다.

몸의 직관

인간의 몸은 놀라운 기계이며, 이 기계는 가능한 효율적으로 작동하기 위해 정기적인 유지 보수와 관리가 필요합니다. 몸이 고장 나거나 아프게 되는 다양한 원인이 있습니다. 유전, 환경, 식단 등입니다. 그러나 루이스가 그녀의 형이상학적 연구와 《힐 유어 바디》에서 서술했듯이, 모든 질병은 당신의 생활에서의 감정적 요인에 영향을 받습니다. 루이스가 그녀의 결론을 제시한 수십 년 후, 과학 커뮤니티는 이를 지지하는 연구를 제시하였습니다.

연구에 따르면 두려움, 분노, 슬픔, 사랑, 기쁨은 몸에 특정한 영향을 미칩니다. 분노는 근육을 긴장시키고 혈관을 수축시켜 고혈압과 혈류 저항을 초래한다는 것을 알고 있습니다. 심장 의학에서는 기쁨과 사랑이 그 반대의 효과를 낸다고 합니다. 루이스의 작은 파란색 책을 보면, 심장 발작과 다른 심장 문제는 "심장에서 모든 기쁨을 짜내는 것", "심장의 경화", "기쁨의 부족"으로 설명됩니다. 그리고 이러한 문제를 해결하기 위한 그녀의 긍정 확언은 무엇입니까? "나는 내 심장의 중심으로 기쁨을 다시 가져온다." 그리고 "나는 과거를 기쁘게 놓아준다. 나는 평화 속에 있다."

특정한 생각의 패턴은 예측할 수 있는 방식으로 우리의 몸에 영향을 미치며, 각각의 감정에 대한 반응으로 특정 화학물질을 분비합니다. 두려움이 장기간에 걸쳐 지배적인 감정일 때, 스트레스 호르몬, 특히 코르티솔의 지속적인 분비는 심장 질환, 체중 증가, 그리고 우울증을 초래하는 화학물질의 도미노 효과를 일으킵니다. 두려움과 마찬가지로 다른 감정과 생각도 병의 형태로 몸에 투영될 때 전형적인 유형을 따릅니다. 나의 연구에서, 나는 감정이 몸 전체를 여행한다는 것, 그리고 당신의 생활에서 무슨 일이 일어나고 있는지에 따라 장기에 다르게 영향을 미친다는 것도 발견했습니다. 여기서 직관이 들어옵니다.

우리가 우리의 생활이나 사랑하는 사람의 생활에서 감정적인 상황을 인식하지 못한다면, 이 정보는 직관을 통해 우리에게 전달됩니다. 우리는 감정을 불러일으키는 다섯 가지 물리적인 감각을 지니고 있습니다. 시각, 청각, 촉각, 후각, 미각이라는 "직관적 감각"을 가지고 있습니다. 예를 들어, 친구가 위험에 처해 있다는 직관적 이미지, 청각적 번쩍임을 불안하게 받을 수 있습니다. 또는 전화벨이 울리기 전에 머릿속에서 전화벨이 울리는 소리를 듣고 두려워할 수 있습니다. 누군가가 나쁜 사업 거래에 동의하라고 부탁하기 직전에 "입 안에 나쁜 맛"을 느끼거나 "냄새가 의심스럽다"라고 느낄 수 있습니다. 또는 "창자의 느낌"이나 "심장의 아픔"과 같은 몸 안에서 나쁜 느낌을 경험할 수 있습니다, 이것은 당신의 관계에서 직면하게 될 문제에 대해 경고합니다.

이러한 문제에서 충분한 정보가 없는 상태에서 우리를 안내하는 일반적으로 이해되는 직관 외에도—내 의사 경력 동안 나에게 도움을 준 직관처럼—우리의 몸에는 본능적인 직관이 있습니다. 심지어 이 지식이 우리의 의식적인 마음에서 불분명하더라도, 우리의 몸은 우리의 생활에서 무언가 균형이 맞지 않다는 것을 알 수 있습니다.

우리가 완전히 치유되려면, 우리는 직관을 통해 몸이 전달하는 다섯 가지 감각의 메시지에 주의를 기울여야 합니다. 그러나 우리의 건강에 영향을 미치는 생활 습관에서의 불균형을 완전히 이해하기 위해서는 논리와 사실도 필요합니다. 자전거에 두 개의 바퀴에 모두 바람이 잘 들어가 있어야 하는 것처럼, 감정과 직관을 논리와 사실로 균형을 맞춰야 합니다. 극단적인 논리 없는 직관과 직관 없는 논리는 모두 재앙을 초래합니다. 건강을 창출하기 위해 이 두 가지 도구를 모두 사용해야 합니다. 이 책 전체에서는 이를 어떻게 할 것인지에 중점을 둘 것입니다.

1. 우리의 감정과 우리 생활 속의 다른 사람들의 감정을 의식하게 되며, 두려움, 분노, 슬픔과 함께 오는 경고를 주의 깊게 기록하기
2. 이러한 감정을 동반하는 생각들이 우리 머릿속에서 계속 돌고 있는 것을 파악하기
3. 불안의 증상을 식별하고 그것들이 우리 몸 어디에 위치하는지 찾아내기
4. 증상에 근본적으로 있는 직관적/감정적 사고 패턴 정보를 해독하고, 모든 질병의 일부는 식단, 환경, 유전, 그리고 부상 때문인 것을 이해하기

직관적 응급 대시보드

그렇다면 우리는 어떻게 우리 몸의 직관에 접근하여 그것이 우리에

모든 것이 잘되고 있어

게 보내려고 하는 메시지를 읽고 해석할 수 있을까요?

당신의 몸을 자동차 계기판이라고 생각해 보세요. 당신의 생활에서 주의가 필요한 것이 있을 때 몸에 불편한 증상이 계기판의 깜빡거리는 일련의 비상 경고등이 있습니다. 짜증이 나는 연료를 채우라는 주유 표시 등빛을 경험하지 않은 사람이 얼마나 있을까요? 항상 부적절한 시간에 켜지는 이 대시보드 경고등은 연료가 거의 없어서 거의 연기로 작동할 때까지 차를 운전할 때 당신을 괴롭힙니다. 마찬가지로, 당신 생활의 어떤 영역이 비어 있거나 또는 과도하게 작동하고 있다면, 몸의 어떤 부분이 불안을 표현하거나, 속삭이거나, 심지어 고통스럽게 외칠 것입니다.

당신에게는 각각의 신체로 구성된 장기로 구성된 7개의 경고등이 있습니다. 각 그룹의 장기 건강은 특정 생각 유형과 행동과 관련이 있습니다. 예를 들어, 세상에서 안전하고 안정적으로 느끼는 것과 관련된 장기는 뼈, 피, 면역 시스템, 그리고 피부입니다. 만약 당신이 안전하고 안정적이지 않다면, 당신은 그렇지 않은 경우보다 이 장기 중 하나에서 질병을 경험할 가능성이 더 높습니다. 우리는 이러한 장기들을 '감정 센터'라고 부르는데, 이 센터의 장기들의 건강이 같은 감정 문제와 연결되어 있기 때문입니다.

이 책의 각 장은 하나의 감정 중심의 장기 건강에 집중되어 있습니다. 예를 들어, 4장은 첫 번째 감정 중심의 장기인 뼈, 피, 면역 시스템의 장기, 그리고 피부를 살펴보고 각 장기의 질병이 무엇을 의미하는지 해석하는 데 도움을 줍니다. 그것은 장기와 관련된 핵심 감정 주변의 현재 생활의 균형을 살펴봅니다. 따라서 본질적으로, 만약 당신의 안전감과 안정감이 균형을 잃었다면, 당신은 첫 번째 감정 센터 장기에서 아프게 될 것입니다.

건강하게 지내기 위해 균형 잡힌 식단이 필요한 것처럼, 우리는 또한 사랑과 행복의 건강한 원천이 필요하다는 것을 확인해야 합니다. 가족, 돈, 일, 관계, 의사소통, 교육, 그리고 영성과 같은 다양한 생활 영역에 에너지를 투자하는 데 노력함으로써, 우리는 물리적이고 감정적 건강을 만들 수 있습니다.

이 책 활용법

루이스와 나는 어떻게 가장 유용한 책을 만들 것인지에 대한 논의를 시작했을 때, 《치유 있는 그대로의 나를 사랑하라You Can Heal Your Life》에서처럼 당신이 질병을 겪고 있는 몸의 부분을 찾아서 작업할 수 있도록 구조화하기로 했습니다. 그러나 사람은 단순히 함께 묶인 개별 장기가 아니라는 것을 기억해야 합니다. 따라서 몸의 한 부분에서의 질병은 일반적으로 다른 부분의 건강에 영향을 줍니다. 그리고 가족으로부터 안전하고 안정적으로 느끼는 감정(첫 번째 감정 센터)은 자존감에 대한 감정(세 번째 감정 센터)에도 영향을 미칩니다. 완전히 치유하려면, 가장 문제를 일으키는 장기나 질병에 추가적으로 주의를 기울이면서 전체적인 삶을 바라봐야 합니다. 개인적인 문제 영역을 논의하는 책의 부분으로 직접 넘어가도 좋지만, 전체 책을 읽음으로써 당신의 삶에서 다른 불균형에 대한 중요한 정보도 찾을 수 있으리라는 것을 기억하세요. 당신의 강점과 약점에 대한 완전한 그림을 갖는 것은 모든 감정 중심에서 건강한 삶을 위한 장기적인 계획을 세우는 데 도움이 될 것입니다.

당신이 이 책을 통해 나아갈 때, 나는 각각의 감정 센터에서 장기 주변 당신 몸의 직관에 접근하는 방법을 도와줄 것입니다. 그래서 당신은 당신의 몸이 보내려고 하는 메시지를 이해할 수 있습니다. 그러나 기억하세요, 당신의 몸이 정말로 무엇을 말하려고 하는지 결정할 수 있는 것은 오직 당신뿐입니다. 이 책은 일반적으로 볼 수 있고 과학이 대부분 지지하는 것과 일치하는 일반적인 안내서입니다.

당신이 당신의 몸이 당신에게 무엇을 말하려고 하는지 결정한 후, 루이스와 나는 우리가 아프게 되는 수많은 이유를 다루는 치유 기법을 통해 당신을 안내할 것입니다. 좋은 의료 조언은 각 개인마다 독특하므로 이 책에서 구체적인 의료 조언을 제공하지는 않겠지만, 고려해야 할 기본적인 의료 개입의 일부 유형에 대한 정보를 제공하는 사례 연구를 제공할 것입니다. 더 중요한 것은, 당신이 하루 종일 여러 번 스스로 반복할 수 있는 긍정 확언과 당신의 삶에 즉시 통합할 수 있는 행동 제안을 제시할 것입니다. 이러한 도구들은 당신의 생각과 습관을 바꿔 건강을 창출하는 데 도움이 될 것입니다.

사례 연구에 대해 주목해야 할 한 가지가 있습니다. 이 질병(불편함 dis-ease) 구획들은 단일 감정 센터에서 문제를 겪고 있는 사람들의 극단을 강조합니다. 그러나 사람들 대부분이 단 하나의 문제만 가지고 있지는 않다는 것을 기억하는 것이 중요합니다. 그들은 불임, 관절염, 그리고 피로 또는 다른 문제의 조합을 가질 수 있습니다. 우리의 사례 연구에서는 각각의 감정 센터와 관련된 주요 문제에만 중점을 둡니다. 각 사람의 삶에서 모든 불균형과 문제를 다루려면, 우리가 이 책을 만들기 위해 제작한 것처럼 사람들 대다수에게 접근하기가 거의 불가능한 백과사전 같은 책이 될 것입니다. 따라서 당신이 우리가 제시하는 많은 설명에서 자신의 경우임을 인식한다면 놀라지 마세요.

당신이 이 책을 읽을 때, 당신의 직관은 외치게 될 수도 있고, 아마 조용히 퀴즈를 낼 수도 있습니다. 중요한 것은 무엇이 나타나는지 듣고 그것을 다루는 것입니다.

나는 내 경력을 통해 몇 가지 매우 중요한 지침의 원칙을 배웠습니다. 첫 번째는 우리의 독특함에 관계없이, 또는 우리 성격의 기이함이나 우리 과거의 감정적 또는 물리적 시련과 관계없이, 우리가 모두 스스로의 건강을 개선할 수 있다는 것입니다. 두 번째는 건강과 행복을 창출하기 위해 사용이 가능한 모든 치유 방법에 대해 개방적이어야 한다는 것입니다. 비타민과 영양 보충제, 허브와 약물, 수술, 명상, 긍정 확언, 또는 정신 치료를 포함하여, 그것은 당신이 신뢰하는 숙련된 치유 전문가의 지도 아래에서 사용하면 모든 것이 도움이 될 수 있습니다. 이 책은 당신에게 맞는 방법의 조합을 찾는 데 도움이 될 것입니다.

당신의 ALL IS WELL
자기 진단 퀴즈

루이스와 나는 수천 명의 사람들과 함께 일해 왔으며, 이 작업에서 가장 중요한 부분 중 하나는 초기 자아 진단입니다. 그냥 당신을 알아가는 과정이라고 부르겠습니다. 이 과정을 통해 현재의 건강과 감정 상태를 평가하고 당신을 도와줄 제일 나은 방법에 대한 단서를 얻을 수 있습니다.

　이 장의 퀴즈는 당신이 스스로 같은 것을 하는 데 도움을 줄 것입니다. 그리고 퀴즈를 완료할 때쯤이면 치유의 길을 시작할 위치에 대한 더 나은 정보를 갖게 될 것입니다.

　7개의 섹션이 있으며, 각 섹션에는 신체 건강 문제와 생활 습관을 다루는 질문들이 있습니다. 각 질문에 대해 '예' 또는 '아니요'로 답하세요. 퀴즈 끝에는 현재의 감정 및 신체 건강을 평가하는 데 도움이 되는 점수 가이드가 있습니다. 그런 다음 친한 친구에게 부탁해서 당신에 대한 사항들에 대해, 그 친구가 당신인 것처럼 퀴즈를 풀게 하고 점수를 비교하세요. 때로는 우리 자신의 삶을 명확하게 볼 수 없으므로 외부의 관점을 얻는 것이 도움이 됩니다.

모든 것이 잘되고 있어

섹션 1 첫 번째 감정 센터

신체 건강 질문:

1. 관절염이 있나요?

2. 척추 문제, 디스크 질환, 척추측만증이 있나요?

3. 골다공증이 있나요?

4. 사고, 근육 경련 또는 만성 통증에 쉽게 걸리나요?

5. 빈혈, 출혈 장애, 바이러스 또는 피로의 경향이 있나요?

6. 건선, 아토피, 여드름 또는 기타 피부 질환을 앓고 있나요?

생활 습관 질문:

1. 당신이 받는 것보다 주는 경향이 있나요?

2. 독립적인 사람에게 사랑받는 데 어려움이 있나요?

3. 고통받는 사람을 보면 그들을 구해야 한다고 느끼나요?

4. 당신은 단체 정치에 능숙하지 않거나 사회적 감각이 부족한가요?

5. 어릴 때 괴롭힘을 받았나요?

6. 현재의 삶에서 괴롭힘을 받고 있나요?

7. 계절 변화 동안 건강이 악화하는 경향이 있나요?

8. 변화가 당신을 불안하게 만드나요?

9. 당신의 기분과 다른 사람의 기분 사이의 경계가 너무 쉽게 침투
   되나요?

10. 가족 중에서 골칫덩어리이었거나? 지금도 그런가요?

11. 문제가 생기면 모든 사람이 자동으로 당신에게 찾아오는 사람인가요?

12. 다툼 후 관계를 피하는 경향이 있나요?

모든 것이 잘되고 있어

신체 건강 질문:

1. 여성 생식기—예를 들면 자궁이나 난소와 관련된 건강 문제가 있나요?

2. 질염 또는 기타 질 문제가 있나요?

3. 남성 생식기: 전립선, 고환 등의 문제가 있나요?

4. 발기부전 또는 성적 욕구 문제가 있나요?

생활 습관 질문:

1. 사랑하는 사람에게 돈을 빌려주면 이자를 받는 데 어려움이 있나요?

2. 휴일 동안 보통 부채에 빠지나요?

3. 경쟁에 집착하거나 사람들이 당신이 너무 경쟁적이라고 자주 말하나요?

4. 경력 선택으로 인해 관계를 끊어본 적이 있나요?

5. 평생 교육을 많이 받고도 직업을 가지지 않는(무직) 경향이 있나요?

~~~~~~

신체 건강 질문:

1. 소화 문제, 예를 들면 위궤양이 있나요?

2. 중독 문제가 있나요?

3. 체중이 과도하게 많이 나가나요?

4. 거식증 또는 폭식증이 있나요?

생활 습관 질문:

1. 얼굴 마사지를 받는 것이 사치스럽다고 생각하나요?

1. 중독 문제를 가진 사람들을 끌어들이는 경향이 있나요?

2. 옆구리와 엉덩이 부분에 얼마나 많은 지방이 있는지 정확히 알고 있나요?

3. 쇼핑이나 먹는 것과 같은 강박적인 습관으로 스트레스를 해소하나요?

4. 개인적인 스타일─패션, 행동, 심지어 말하는 방식까지─시대에 뒤떨어져 있나요?

섹션 4 네 번째 감정 센터

신체 건강 질문:

1. 동맥이나 혈관에 문제가 있나요?

2. 동맥 경화증이 있나요?

3. 고혈압이 있나요?

4. 콜레스테롤이 높나요?

5. 심장 발작을 경험했나요?

6. 천식이 있나요?

7. 유방 질환이 있나요?

생활 습관 질문:

1. 사람들이 자주 당신에게 지금 기분이 어떤지 자주 물어봐 주나요?

2. 너무 민감하다고 말을 들어본 적이 있나요?

3. 기분이 날씨나 계절 변화에 민감한가요?

4. 일하는 중에 울어본 적이 있나요?

5. 쉽게 울어버리나요?

6. 사랑하는 사람에게 화를 내기 힘들어하나요?

7. 성미가 급한 편인가요?

8. 감정에 압도되어 느껴져서 사람들로부터 멀리하거나 집에 머무르나요?

2장 당신의 ALL IS WELL 자기 진단 퀴즈

섹션 5 다섯 번째 감정 센터

신체 건강 질문:

1. 턱 문제가 있나요?

2. 갑상선 문제가 있나요?

3. 목 문제가 있나요?

4. 자주 목이 아프신가요?

5. 기타 목 문제가 있나요?

생활 습관 질문:

1. 어렸을 때 지시 사항을 따르는 데 어려움이 있었나요?

2. 지금 지시 사항을 따르는 데 어려움이 있나요?

3. 휴대폰이나 스피커폰 통화에 집중하기가 어려우신가요?

4. 이메일로 친구나 사랑하는 사람들과 긴 논쟁이나 오해를 겪는 경향이 있나요?

5. 다툼을 끝내기 위해 그냥 '예'라고 대답하나요?

6. 난독증이나 말 더듬기, 언어 학습 또는 공개 연설 문제가 있나요?

7. 사람보다 동물과 더 잘 소통하나요?

8. 사람들이 종종 당신에게 그들의 싸움을 대신 해달라고 찾아오나요?

모든 것이 잘되고 있어

섹션 6 여섯 번째 감정 센터

신체 건강 질문:

    1.불면증 문제가 있나요?

    2.편두통이 있나요?

    3.늙는 것이나 늙어 보이는 것에 대해 걱정하나요?

    4.알츠하이머병이 있나요?

    5.백내장을 겪어보셨나요?

    6.현기증을 느끼나요?

생활 습관 질문:

1. 글쓰기 시험에서 제한 시간 내에 단어수를 채우는 데 어려움이 있나요?

2. 객관식 시험에 문제가 있나요?

3. 마음이 항상 멍하게 느껴지나요?

4. 새로운 기술을 배우는 데 주저하나요?

5. 심각한 트라우마나 학대를 경험해 본 적이 있나요?

6. 자연 속에서 "영성"을 느낄 수 있나요?

섹션 7 일곱 번째 감정 센터

신체 건강 질문:

1. 만성 질환을 겪고 있나요?

2. 치료할 수 없는 질병으로 진단받았나요?

3. 암이 있나요?

4. 건강이 너무 나빠서 죽을 위기에 처해 있나요?

생활 습관 질문:

1. 당신은 끈질긴, 불굴의 정신이 있나요?

2. 항상 일하며 병가를 쓰지 않나요?

3. 진정한 삶의 목적이 무엇인지 잘 모르겠습니까?

4. 한 번의 삶이나 건강 위기 뒤에 또 다른 위기가 계속되나요?

5. 친구 대부분과 가족이 당신을 떠났거나 다른 방법으로 당신을 떠나는 것처럼 보이나요?

모든 것이 잘 되고 있어

섹션 1: 우리는 가족
첫 번째 감정 센터: 뼈, 관절, 혈액, 면역 시스템, 피부

'예'로 응답한 갯수:

- **0에서 6개:** 당신은 세상에서 진정으로 집처럼 편안하고 안심하고 있으며, 건강한 뼈, 관절, 혈액 및 면역 시스템이 이를 반영합니다. 당신의 건강 문제는 다른 영역에서 발생할 가능성이 높습니다.

- **7에서 11개:** 당신은 가끔 가족 문제가 있으며, 관절 통증, 피부 문제 또는 면역 시스템 문제의 불편함이 알려줄 것입니다. 그러므로 이러한 문제가 훨씬 더 나빠지기 전에 조절하려고 노력하세요.

- **12에서 18개:** 준비하세요! 가족 또는 다른 그룹 지원을 어떻게 얻을지 재평가할 시간입니다. 첫 번째 감정 센터의 건강에 즉시 집중하여 더 안전한 삶을 만들기 위해 노력해야 합니다. 뼈, 관절, 혈액, 면역 및 피부 문제를 해결할 수 있는 변화를 알아보려면 4장으로 이동하세요.

섹션 2: 두 가지(사랑과 돈 둘 다)가 필요합니다
두 번째 감정 센터: 방광, 생식기, 허리, 엉덩이

~~~~~~

'예'로 응답한 갯수:

* **0에서 2개:** 당신은 정말로 재무적이고 로맨틱하게 삶을 통해 협상하는 능력에서 강력한 사람입니다. 사랑과 돈을 균형 있게 다루는 능력으로, 당신의 건강 문제는 다른 신체 부위에서 발생할 가능성이 높습니다.

* **3에서 5개:** 사랑과 재정과 관련하여 평균적인 상승과 하락을 겪습니다. 그러나 가끔 발생하는 호르몬 기분 변화나 허리 통증은 불안정한 관계나 재정 문제를 찾아야 함을 나타낼 수 있습니다. 노력을 계속해서 주의 깊게 관찰하세요.

* **6에서 9개:** 당신의 삶은 금전과 사랑의 균형을 찾는 데 어려움을 겪었습니다. 5장에서 이 균형을 어떻게 창출할 수 있는지 통찰력을 얻으세요.

모든 것이 잘되고 있어

섹션 3: 새로운 태도
세 번째 감정 센터: 소화 시스템, 체중, 부신, 췌장, 중독

'예'로 응답한 갯수:

- **0에서 2개:** 당신은 사랑스러움을 느끼는 본능적인 감각을 지니고 있으며, 자신의 필요에 집중할 수 있지만, 일과 타인에 대한 책임을 다하는 데 충분한 규율과 책임감을 느끼고 있습니다. 박수를 받아들이세요. 이런 일은 드뭅니다. 자신의 정체성을 균형 있게 유지하는 능력으로, 당신의 불편한 증상은 다른 신체 부위에서 발생할 가능성이 높습니다.

- **3에서 5개:** 가끔씩 일과 자아 존중감과 관련된 문제를 겪을 수 있습니다. 소화 불량, 변비, 장 불규칙성 또는 체중 문제와 같은 문제는 이러한 영역에서 불균형이 점점 커지고 있음을 나타낼 수 있습니다.

- **6에서 9개:** 자아 존중감 문제가 있다는 것을 알고 있습니다. 당신의 평생 경력에 의해 권한을 얻고 동시에 자신을 사랑하는 능력을 느끼는 데 어려움을 겪었을 가능성이 높습니다. 6장에서 이 감정 센터에서 건강을 이끌어내기 위해 생각과 행동을 어떻게 바꿀 수 있는지 알아보세요.

섹션 4: 기분 좋은 감정
네 번째 감정 센터: 심장, 폐, 그리고 유방

~~~~~~

'예'로 응답한 갯수:

- **0에서 4개:** 당신은 아이나 노령의 부모, 또는 누구든지를 돌보면서도 여전히 침착함을 유지할 수 있는 드문 사람입니다. 당신은 강인한 정신적, 감정적 체질로 태어났습니다. 잘하셨습니다.

- **5에서 10개:** 당신의 심장, 호흡기 또는 유방 문제는 아이나 파트너와의 슬픔, 불안, 또는 좌절을 의미할 수 있지만, 당신은 오래 흔들리지 않을 것입니다. 당신은 회복력이 있고, 어떻게 다시 일어나야 할지 알고 있습니다!

- **11에서 15개:** 조심하세요! 당신의 평생 감정을 관리하는 데 있어서의 투쟁은 삶을 드라마나 나쁜 리얼리티 쇼처럼 보이게 만듭니다. 때로는 모든 것에서 벗어나기 위해 수도원에서 살고 싶을 수도 있습니다. 하지만 당신의 건강은 치유할 수 있는 범위 내에 있습니다. 7장에서 어떻게 자신을 치유할 수 있는지 확인해 보세요.

섹션 5: 무언가 이야기할 것
다섯 번째 감정 센터: 입, 목, 그리고 갑상선

'예'로 응답한 갯수:

- **0에서 4개:** 당신의 뛰어난 의사소통 능력에 축하드립니다. 당신은 자신의 필요를 표현하는 방법을 알고 있으며 주변 사람들의 관점을 듣는 방법을 알고 있습니다. 당신은 자신을 알고 있으며 동시에 강하고 공감하는 방법을 알고 있습니다. 잘하셨습니다.

- **5에서 8개:** 당신은 친구, 아이, 부모, 동료 또는 파트너와 가끔만 의견이 다릅니다. 그리고 당신이 삐지고 충돌하더라도, 당신의 갈등은 오래 지속되지 않으며 목, 갑상샘, 턱, 또는 입에서 발생하는 건강 문제도 그렇습니다. 의사소통 방법이 효과가 없을 때, 당신은 잠시 목이나 턱이 긴장되거나 치아 문제가 생기게 될 것입니다. 이것은 당신에게 더 나은 의사소통 방법을 재평가하도록 도와줄 것입니다.

- **9에서 13개:** 우리로부터 이것을 들을 필요가 없을지도 모르지만, 당신은 평생 다른 사람들에게서 듣고 이해받는 데 어려움을 겪었습니다. 당신은 또한 주변 사람들이 하는 말을 듣는 데 문제가 있었습니다. 편안하게 말하고 모든 상황의 모든 측면을 인식하면서 의사소통하는 것이 중요합니다. 평화롭게 목소리를 내면서 동시에 듣는 것 과 8장은 당신을 올바른 길로 안내해 줄 것입니다.

섹션 6: 갑자기 보이게 되다
여섯 번째 감정 센터: 뇌, 눈, 그리고 귀

'예'로 응답한 갯수:

- **0에서 3개:** 어떻게 그렇게 할 수 있나요? 당신은 안정된 마음 상태로 태어나 알 수 없는 것과의 투쟁을 경험하지 않는 드문 사람 중 하나입니다. 그것을 믿음이라고 부르십시오. 또는 자동 조종 상태로 여행한다고 부르십시오. 어떻게 부르던 중요하지 않습니다. 당신은 투쟁하지 않는 법을 배웠으며, 삶의 변화에 우아하게 적응합니다. 당신의 건강 문제는 아마도 뇌, 눈, 그리고 귀에서 발견되지 않을 것입니다.

- **4에서 8개:** 당신은 미래에 대한 비관주의와 편협한 생각으로 인한 문제를 가끔 겪습니다. 그러나 내면의 목소리는 당신에게 마음이 당신의 친구가 아니라고 말해줍니다. 그리고 당신이 비관적인 기분에 있을 때 발생하는 두통, 눈이 건조하거나 어지러움은 곧 당신의 주의를 끌게 되어 더 건강한 관점으로 세상을 바라보게 할 것입니다.

- **9에서 12개:** 깊게 숨을 쉬세요. 당신 문제의 원인은 세상을 있는 그대로 명확하게 보고 듣는 데 있어 평생을 괴로워한다는 것입니다. 당신은 인식의 범위를 확장해야 하며, 당신의 마음 상태를 더 적응력 있고 유연하게 만들어야 합니다. 삶이 어떻게 흘러가는지에 개방적으로 되고, 당신이 생각하는 삶이 어떻게 되어야 하는지에 대한 기대를 해제함으로써, 당신은 뇌, 눈, 그리고 귀에

서 더 나은 건강을 창출할 수 있습니다. 9장에서 더 자세히 알아

보십시오.

섹션 7: 변화들
일곱 번째 감정 센터:
만성 및 퇴행성 질환 및 생명을 위협하는 질환

'예'로 응답한 갯수:

- **0에서 2개:** 당신은 삶의 안정된 지점에 있습니다. 당신은 다른 사람들이 건강 재앙을 겪는 것을 지켜보았지만, 당신은 건강했습니다. 축하드리며, 계속 유지하십시오.

- **3에서 5개:** 당신은 가끔만 의료 문제를 겪습니다. 당신의 믿음은 의사로부터 아픈 의료 결과를 받았을 때 몇 번 시험을 받았을 것입니다. 당신이 이러한 경험을 했던 적이 있으므로, 이러한 극적인 상황을 다시 다루기 전에 당신의 몸이 당신에게 전하려는 것이 무엇인지 주의 깊게 살펴보십시오.

- **6에서 9개:** 걱정하지 마십시오. 당신은 동료를 가지고 있습니다. 당신은 도움이 필요하다는 것을 잘 알고 있습니다. 당신은 명상하고, 기도하며, 위기를 도와줄 의료 지원 치유 인력 팀이 배치되고 있습니다. 그러나 당신은 지쳤습니다. 삶이 더 나아지려면, 신성한 정신과 동반관계로 변화하고 성장하는 방법을 검토해야 합니다. 10장에서의 모험에 참여하십시오.

당신의 현재 상황을 평가한 후, 함께 건강을 창출하기 위한 다음 단계를 진행하겠습니다.

모든 것이 잘되고 있어

3장
의약품을 사용하는 것에 대한 관점

이 책에 끌리는 일부 독자들은 현대 의학이 제공하는 치료 방법을 선택하지 않을 수도 있습니다. 이는 다른 의료 선택사항이 효과가 없다는 증거로 이러한 것(대체의학)을 사용하는 것을 보았기 때문일 수도 있고, 혹은 현대 시스템에 대한 어느 정도의 불신 때문일 수도 있습니다. 그러나 나의 경험상으로 내 자신의 건강과 환자들을 통해, 나는 의학이 필수적인 부분임을 발견했습니다.

세계적으로 몇 년 동안, 건강관리는 큰 변화를 겪었습니다. 수 세기나 아마 수 천 년 동안, 치유와 관련하여 사람들은 꿈 해석과 직관과 같은 기술을 사용하는 숙련된 전문가들에게 집중했습니다. 그들은 오늘날 우리가 사용하는 기술이 없었기 때문에, 이러한 신비한 기술에 의존하여 원인과 치료법을 찾았습니다. 예를 들어, 고대 그리스에서는 방사선 전문의를 고용하여 MRI나 CT 스캔하는 대신, 고대 의사들은 변형된 꿈과 같은 상태로 들어가서 직관적으로 환자들의 질병에 대한 정보를 얻었습니다. 치유는 전인적으로 인간을 바라보고 건강을 회복하기 위해 균형을 회복하는 데 중점을 뒀습니다.

최근 몇 년 동안, 과학은 이 전체 인간의 건강에 대한, 균형 중심의 관점을 바꾸었습니다. 진단 검사, 약물, 전문가들, 그리고 많은 기술적 진보는 세계를 더 건강한 장소로 만들었습니다. 평균 수명이 증가했습니다. 출산 중의 사망률이 급격히 감소했습니다. 우리는 끔찍한 질병을 제거할 수 있는 약물을 가지고 있습니다. 14세기 중반 유럽에 미치는 대혼란을 생각해 보십시오. 흑사병—검은 죽음—은 전체 인구의 30%에서 60%를 죽였습니다. 상상할 수 있나요? 그리고 흑사병은 여전히 존재하지만, 항생제 치료로 그 영향이 최소화되었습니다. 현대 의학은 정말로 놀라운 업적을 이루었습니다.

의사이자 치유사로서, 나는 치유에 있어서 의학의 중요성은 아무리 강조해도 지나치지 않는다고 생각합니다. 당신이 아프다면 의료 전문가에게 연락해야 합니다. 이 전문가들은 의료 기술을 당신에게 도움이 되는 방식으로 사용하는 전문 지식과 의료기술을 가지고 있습니다. 그들은 당신이 제시하는 증상과 질병의 조합을 기반으로 특별한 치료법과 약물을 처방할 수 있습니다.

하지만 의학에도 한계가 있다는 것을 기억하는 것도 중요합니다. 그래서 우리는 이 책을 쓰고 있습니다.

치유의 분야가 변화함에 따라, 많은 사람이 신비로운 것과의 모든 상호 작용에서 멀어졌습니다. 기술이 가져온 기적 같은 치유는 더 현대적이고 깔끔한 해결책을 제공하는 것처럼 보입니다. 하지만 기술도 실수한다는 것을 기억하세요. 혈액 검사와 임신 검사는 자주 잘못된 결과로 돌아옵니다. 약물에는 부작용이 있습니다. 문제가 발생하기도 합니다.

그렇다면 내 주장은 무엇일까요? 한계 없는 기술은 어리석음입니다. 그리고 직관만으로도 마찬가지로 어리석습니다. 우리는 진정한 건강을 달성하기 위해서는 전문가의 조합 즉, 기술의 조합을 사용해야 합니다. 사실, 내 삶은 어떻게 의학, 직관, 그리고 긍정 확언이 당신의 삶을 치유할 수 있는지에 대한 완벽한 사례입니다.

1972년, 내가 12살이었을 때, 우리 가족은 재정적 어려움을 겪었고, 우리는 돈에 관한 많은 대화를 나눴습니다. 세 달 동안 척추는 중증의 측만증으로 구부러졌고, 수술이 필요했습니다. 척추의 변형된 구조로 인해 나는 확장된 심장과 감소한 폐 용량을 가지게 되었습니다. 수술은 극적이었고 수술에 필요한 막대와 나사를 완벽하게 갖추어 생명을 구하게 해주었습니다.

나는 수술 전에 보스턴의 롱우드 대로를 걸은 것을 기억합니다. 높은 의료 건물을 올려다보며, 누구에게나 들려주려고 말했습니다. "언젠가, 나는 여기로 돌아와서 의학과 과학을 공부할 것이다." 그 수술은 나의 미래를 바꿨습니다. 의사들은 의학을 사용하여 내 삶을 구했고, 결과적으로 나는 사람들의 삶을 구하기 위해 의사이자 과학자가 되었습니다.

하지만 삶은 우리가 기대하는 대로 정확하게 흘러가지 않는 법입니다. 예비 의대생으로서, 나는 내 의식—내 지성—이 깜박거리게 만드는 수면병이 내게 발병했습니다. 나는 수업에서 깨어 있을 수 없었습니다. 의사와 과학자가 되는 꿈이 물거품으로 사라지는 것처럼 보였습니다. 나는 성적을 유지할 수 없다면 내 눈을 뜨고 있을 이유가 없었습니다.

그래서 다시 나는 의학으로 다시 눈을 돌렸습니다. 그리고 다시 의사들이 도와주었습니다. 그들은 나를 깨어 있게 유지할 약물을 찾았습니다. 그러나 나는 생명을 위협하는 부작용 때문에 곧 그것을 복용하는 것을 중단해야 했습니다. 안타깝게도 내가 신뢰할 수 있는 의학의 세계는 나에게 도움을 줄 수 없었습니다.

이 의식의 발전으로 다른 치유 방법을 찾을 여정을 시작했습니다. 나는 하나씩 시도했습니다. 당신이 어디에서 들어봤을 수 있는 그것입니다. 대체, 보완, 통합 치료입니다. 나는 중국의 허브약초, 침술, 그리고 심지어 3년 동안의 거시 생물학적 치유 식단을 시도했습니다. 이 모든 방법은 나에게 어느 정도 도움을 주었지만, 깨어 있기 위한 나의 탐구에서는 완전히 작동하지는 않았습니다. 이 탐구에서 나온 멋진 것은 내가 의학 직관가에서 도움을 받아 내 뇌의 직관 능력에 대해 알게 된 것입니다. 절박함에서, 나는 또한 주술사에게 갔고, 그는 내가 직관에 접근하는 방법을 배울 때 건강 문제가 나아질 것이라고 말해주었습니다.

하지만 이 모든 조언자는 나를 그렇게 멀리 데려다 줄 수만은 없었습니다. 내 건강에 대해 해소되지 않은 한 가지 요소가 있었습니다. 그것은 내 감정이었습니다! 나는 패턴이 발전하는 것을 보기 시작했습니다. 나는 오랜 시간 동안 어떤 것에 대해 화가 나거나, 불쾌하고 화난 사람들 주변에 있다면, 나의 수면병이 활성화되어 24시간에서 48시간 이내에 잠들게 되리라는 것을 발견했습니다. 나는 그것을 시간을 재면서 확인했습니다. 항상 24시간에서 48시간이었습니다. 그리고 나는 무언가에 대해 불안해하거나, 불안하고 긴장한 사람들 주변에 있다면, 나는 결국 졸리게 되리라는 것을 알아냈습니다. 불빛이 꺼집니다! 슬프거나 우울한 사람들에게도 같은 일이 발생했습니다.

어느 날 나는 서점에 들어가서 루이스의 작은 파란색 책을 발견했습니다. 특정 생각 패턴이 질병과 연관되어 있다는 것을 알았지만, 이 지식을 사용하여 건강해지는 방법을 어떻게 알아낼 수 있을까 의아해했습니다. 특정 사람이나 상황을 피하는 것 외에는, 장기적으로 실용적이지 않을 것 같았습니다. 그러나 루이스의 책은 내 건강 문제에 이바지하는 부정적인 생각 유형을 중화하기 위해, 필요한 도구를 제공했습니다. 바로 긍정 확언!

시도해 볼 만한 가치가 있었습니다. 전통적인, 대체적인, 그리고 보완적인 의학은 모두 어느 정도 도움을 주었지만, 완전히는 아니었고, 다른 사람의 감정이나 내 감정을 피하는 것은 힘들어졌습니다. 그래서 나는 노트북을 꺼냈고, 몇몇 선택된 펜들로 내 건강 문제와 관련된 특정 긍정 확언을 적기 시작했습니다.

1. 나, 모나 리사는 생명이 영원하고 즐겁다고 생각하기로 선택한다.
2. 나, 모나 리사는 나 자신을 있는 그대로 사랑한다.
3. 나, 모나 리사는 언제나 나를 보호하기 위해 신의 지혜와 지도를

의지한다.

4. 나, 모나 리사는 안전하다.

이것들은 전형적인 루이스 헤이의 말들입니다. 나는 그것들을 반복해서 말했고, 천천히 나의 수면 주기가 줄어들었습니다. 나는 의과 대학에 입학하고 M.D.(석사학위)와 Ph.D.(박사학위)를 취득했습니다. 긍정 확언이 없이는 이 공부를 할 수 없었을 것입니다.

나는 수년 동안 내 건강에 대한 많은 기복을 겪었습니다. (우리 모두 그렇지 않았나요?) 내 건강이 나빠질 때마다, 나는 전통적이고 통합적인 의학에 의존했습니다. 나는 또한 루이스 헤이의 책을 꺼냈고, 나는 의학적 직관을 사용하여 내 삶에서 불균형을 찾았습니다. 이 조합은 항상 기교했습니다.

이것이 내가 건강을 유지하는 방법입니다. 의학, 직관, 그리고 긍정 확언. 이것은 또한 내가 다른 사람들을 도와주는 방법입니다.

최근에, 내가 12살 때 시작된 척추 문제가 점점 악화하기 시작했습니다. 나는 피사의 기울어진 탑처럼 앞으로 기울기 시작했습니다. 나는 항상 땅을 향해 70도 각도로 서 있었습니다. 나에게 수술이 필요하다고 말한 애리조나 주 피닉스의 외과 의사들은 그것이 거의 40년 전에 했던 광범위한 척추측만증 수술의 합병증인 직선 등 증후군이라고 말했습니다. 나는 멀리 걷거나 팔을 들 수 없었습니다. 직관은 나에게 내 삶의 구조와 도움을 재평가하도록 알려주었고, 나는 그렇게 했습니다. 나는 영적 조언자들과 친구들의 도움으로 나의 목적을 살펴보았습니다. 나는 또한 중국의 침술사와 기공 마스터와 함께 일했지만, 이 모든 치료법은 나를 그렇게 크게 치유하진 못했습니다.

나는 여전히 걷고 싶었습니다. 외과 의사는 수술이 필요하다고 말했고, 그렇지 않으면 나는 휠체어에 앉게 될 것이라고 말했습니다. 그래서 2012년 2월 13일, 나는 수술실로 들어갔습니다. 수술 중에 비정상적인 정맥이 터져서 거의 죽을 뻔했습니다. 의학은 다시 나의 삶을 구했습니다. 외과 의사는 출혈을 멈추고 나를 소생시키고 내 척추를 고쳐서 나를 3인치 더 키가 크게 만들었습니다. 그리고 그는 나에게 내 삶을 돌려주었습니다.

나는 늘 의학만이 깔끔하고, 정돈되고, 합리적인, 구원의 은혜였다고 말하고 싶었습니다. 나는 ICU(중환자실)에서 두 주 이상 있었고, 병원에서는 4주 동안 있었습니다. 회복이 더뎠습니다. 하지만 지금 나는 어느 때보다 더 좋습니다. 그렇다면 나의 건강을 되돌려준 것은 무엇이었을까요? 물론, 병원에서는 전통 의학을 사용했습니다. 그리고 내 몸을 강화하는 방법과 내 삶에서 균형을 찾는 방법을 파악하기 위해 직관을 사용했습니다. 생각을 바꾸기 위해 긍정 확언에 크게 의존했습니다. 그리고 나는 긍정 확언들이 내면에서 바뀌어야 치유가 가능하다는 것을 믿습니다! 이 긍정 확언이 인간을 치료하는 방법입니다. 어떻게 하면 지속 가능한 건강을 창조하는지 확언을 해보면 압니다. 의학만으로는 안 되고, 직관이나 긍정 확언만으로도 안 됩니다. 오직 균형 잡힌 접근법만이 치유를 전체적으로 할 있다고 약속해 줍니다.

제4장

우리는 가족

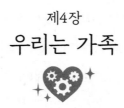

> ### 첫 번째 감정 센터:
> 뼈, 관절, 혈액, 면역 시스템, 그리고 피부

첫 번째 감정 센터의 건강은 세상에서 안전하게 느끼는 것에 달려 있습니다. 가족과 친구들의 지지를 받지 못하면 이러한 불안정성이 당신의 혈액, 면역 시스템, 뼈, 관절 및 피부에서 나타날 것입니다. 이 센터에서 건강을 즐기기 위한 핵심은 당신의 욕구와 삶의 의미 있는 사회 집단의 요구를 균형 있게 조절하는 것입니다. 가족과 친구들, 일, 그리고 당신이 헌신하는 조직은 모두 당신을 위해 시간과 에너지를 소비하도록 되어있습니다. 그러나 그들도 또한 소속감, 우정, 안전, 안정감을 되받아야 합니다. 그들은 소속감을 제공해야 합니다. 이것들은 모두 인간이 다른 사람들과 집단을 찾는 이유입니다. 그러나 집단의 요구는 당신의 욕구, 특히 당신의 건강을 해치게 해서는 안 됩니다.

당신이 상당한 시간을 소비하는 관계나 활동에서 필요한 것을 얻지 못할 때, 당신의 몸과 마음은 당신에게 알려줄 것입니다. 처음에는 피로, 피부 발진, 또는 관절 통증처럼 간단한 징후일 수 있습니다. 첫 번째 감정 센터의 경미한 문제는 당신이 올바른 길에서 벗어났을 때 알려주는 조기 경고 시스템으로 작동할 수 있습니다. 당신의 몸의 경고를 무시하면 많은 고통을 겪게 될 수 있습니다: 만성 피로 증후군, 섬유근육통, 골관절염, 류머티즘성 관절염, 에프스타인−바바이러스Epstein-Barr virus, 간염 (A, B, C), 단핵세포증, 라임병, 알레르기, 발진, 건선, 관절 통증, 그리고 루푸스와 같은 자가면역 질환은 모두 첫 번째 감정 센터의 불균형에서 비롯됩니다.

병이 나타나는 몸의 부위는 불안감의 원인에 따라 달라집니다. 예를 들어, 가족의 책임에 너무 압도되어 자신의 욕구를 뒷전으로 미룬다면, 느끼는 불안감은 뼈에서의 질병을 만들 것입니다. 절망적이고 무기력하게 느끼면 당신의 혈액에서 나타날 것입니다. 완전한 고독감을 느끼고 가족에서 배제된다면 면역 시스템에 질병을 가져올 것입니다. 그리고 주변 사람들과 경계를 설정하는 데 실패하면 피부 질환에서 나타날 것입니다. 우리는 각 기관 시스템을 통해 더 구체적으로 다룰 것입니다. 지금은 그냥 기억하세요. 당신의 몸의 경고를 듣고 조치하는 것이 중요합니다. 안전하고 안정적이지 않게 느끼는 이유에 집중함으로써, 당신의 질병에 기여할 수 있는 생각과 행동 패턴을 바꿀 수 있습니다.

첫 번째 감정 센터의 긍정 확언과 과학

그렇다면 긍정 확언의 중요성은 무엇일까요? 기본적으로 자신에 대한 지지, 기반, 그리고 안전을 받을 자격이 없다고 믿는다면, 약물만으로는 당신의 문제를 치료할 수 없습니다. 당신이 처음에 건강 문제로 이어진 기본적인 신념을 다루어야 합니다. 만약 당신이 혈액, 면역 시스템, 뼈, 관절, 또는 피부의 질병을 겪고 있다면, 아마도 다음과 같은 부정적인 생각을 하고 있을 것입니다:

- 나는 독립적으로 나 자신을 지탱할 수 없다.
- 나를 지원해 줄 사람이 없다.
- 나는 우울하고, 기쁨이 없고, 절망적이며 무기력하다.
- 나는 사랑받지 못하고, 혼자다.

이것이 긍정 확언이 필요한 부분입니다; 이것들은 핵심 신념을 바꾸는 데 도움을 줍니다. 부정적인 생각 패턴과 신념, 의심과 두려움을 다루기 위해 긍정 확언을 사용하고 사용이 가능한 의학적 지식을 적용하면, 당신의 건강과 감정생활에서 큰 변화를 볼 수 있을 것입니다.

첫 번째 감정 센터의 질병을 다루는 긍정 확언을 살펴보면, 이것들은 지지, 기반, 안전, 구조, 가족, 움직임, 그리고 유연성을 구축하는 것과 관련이 있습니다. 일반적으로 뼈의 건강은 당신 생활의 구조가 튼튼한지를 나타냅니다. 어떻게 다른 사람들이 제공하는 도움을 받아서 활용하고 사용하는지를 반영합니다. 만약 당신이 사랑받고 지지받는다고 느낀다면, 당신의 척추는 구조적으로 강하고 유연하게 느껴질 것입니다. 반대로, 당신의 생활에서 지지와 안전의 부족을 느낀다면, 당신은 골다공증과 뼈 골절을 겪을 수 있습니다.

안전의 부족은 반드시 당신 주변의 관계에서만 해당되는 것이 아닙니다. 당신 자신과 약한 관계에서도 나올 수 있습니다. 루이스의 긍정 확언은 세상에서 독립적으로 자신을 지탱하는 능력이 없다는 데에서 질병의 원인이 있다고 합니다. 또한 약화된 면역 시스템과 바이러스에 대한 취약성과 관련이 있다고 지적합니다. 이것은 에프스타인-바바이러스Epstein-Barr virus와 단핵세포증과 같은 질병을 초래할 수 있습니다. 그녀는 이것을 "내부적 도움의 소진"이라고 언급합니다. 이것의 생물학적 기초를 살펴보면, 억제된 면역 시스템은 종종 새로운 혈액 세포를 생산하는 데 책임이 있는 골수에서 문제가 발생한다는 것을 알 수 있습니다. 이것은 면역 시스템을 지원하는 림프계의 핵심 구성 요소입니다.

과학은 마음과 몸의 건강 그리고 긍정 확언 시스템 사이의 연결에 대해 우리에게 무엇을 알려줄 수 있을까요?

가족과 소속감은 우리 몸의 건강에 근본적으로 중요합니다.[1] 사회적 상호 작용은 우리 몸 시스템의 일상적인 조절에서 중요한 역할을 합니다. 만약 당신이 스스로를 고립시킨다면, 당신이 구성원들과 상호 작용할 때 나오는 대사 조절기를 제거하게 됩니다. 당신의 리듬, 생활, 그런 것들과 관련된 것들은 어떤 종류의 혼란스러움으로 변하게 됩니다. 이것은 당신의 첫 번째 감정 센터의 건강에 영향을 줍니다.[2]

연구에 따르면, 소속감에 대한 생물학이 있으며, 함께 사는 사람들 사이에 실제로 생물학적 영양소가 전달되는 것이 있습니다. 이 영양소는 물리적이고 대사적인 결과를 낳습니다.[3] 우리 몸의 리듬 중 수면, 식사, 꿈, 호르몬, 면역, 코르티솔, 심박수, 내분비 시스템과 관련된 모든 것은 이러한 대사 조절기에 의해 영향을 받습니다. 그리고 사람들이 공동체에서 함께 있을 때, 그들의 생물학적 몸 리듬은 동기화되고 규칙적이 됩니다. 예를 들어, B-52 폭격기 조종사들의 개별 구성원들은 함께 일할 때 스트레스 호르몬의 유사한 수준을 가지고 있었다고 발견되었습니다.[4]

이 소속감의 영양분을 잃게 되면, 고립감이 질병을 초래합니다. 의미 있는 관계의 부족은 절망감, 무기력감, 그리고 좌절감을 초래하게 됩니다. 그리고 이러한 감정은 당신의 신체 건강에 문제를 일으킬 수 있습니다. 말 그대로, 당신이 우울할 때 당신의 면역 시스템은 염증을 일으킵니다. 지속적인 절망, 손실, 그리고 애도가 만성 우울증으로 변하면, 당신의 면역 시스템은 코르티솔, IL1, IL6, 그리고 TNF-알파와 같은 염증성 물질을 분비하게 됩니다. 이것들은 당신의 관절이 통증을 느끼게 하고, 당신을 독감처럼 피곤하게 느끼게 하며, 골다공증을 포함한 뼈, 관절, 혈액, 그리고 면역 시스템 장애에 대한 위험을 증가시킬 수 있습니다.[5]

건강이 소속감의 감각을 잃음으로써 영향을 받는 또 다른 예가 있습니다. 너무 일찍 부모로부터 분리되었거나 우울하거나, 교감할 수 없는 어머니와 함께 자란 사람들에서 나타났습니다. 이들은 우울증과 면역 시스템 기능 장애의 경향이 있었습니다. 이 초기의 고통스러운 분리로 인해, 그들은 세상에서의 외로운 감각을 협상할 수 없었습니다.[6] 그들은 종종 자신들을 감정적, 영양적, 그리고 생물학적으로 처음의 배반감을 재창조하는 상황에서 발견했습니다. 그들은 희박하고 검소하며 고독한 삶을 살았고, 박탈감의 감각으로 이끌었습니다. 그들이 평생 경험한 절망감은 그들을 암에 더 취약하게 만들었습니다.[7]

안전의 부족은 큰 충격 후에도 발생할 수 있습니다. 사랑하는 가족 구성원의 죽음, 갑작스럽고, 고통스러운 이사 또는 이동도 큰 충격을 줍니다. 방향을 잃게 만드는 다른 것들, 예를 들어 고향에서 외국 땅으로 보내지는 트라우마적인 경험에서 불안전함이 찾아올 수 있습니다. 그리고 과학은 이러한 순간 동안 우리도 생물학적 "뿌리"인 근원이 뽑힐 수 있다는 것을 보여줍니다. 마치 식물의 뿌리가 뽑히는 것처럼 머리카락이 뽑히는 경험을 할 수 있습니다. 가족 구성원 간의 혼란이 있을 때, 탈모(무모증)의 위험이 증가할 뿐만 아니라 건선과 기타 피부 문제의 위험이 있습니다.[8]

그러므로 당신이 볼 수 있듯이, 견고한 외부 관계는 우리의 건강에 필수적입니다. 과학은 "사회 통합"이 중요함을 보여줍니다. 넓은 사회 네트워크와 사회 지원이 더 강한 면역 시스템을 만든다는 것을 보여줍니다. 사실, 연구에 따르면 더 많고, 더 나은 관계는 더 많고, 더 나은 백혈구를 의미합니다. 이는 우리에게 감염을 저항하게 하고 관절염, 우울증, 결핵과 같은 상태의 증상 악화와 같은 다양한 건강 위험으로부터 우리를 보호합니다. 사회적 상호 작용은 또한 사람들이 필요로 하는 약물의 양을 줄이고 질병으로부터의 회복을 가속합니다.[9]

다른 연구에 따르면, 세 개 이하의 관계를 맺은 사람들은 더 많은 감기를 앓았으며 바이러스에 더 취약했습니다. 여섯 개 이상의 관계를 맺은 사람들은 가장 적게 감기를 앓았고, 그들이 감기에 걸렸을 때 그들은 가장 약한 증상을 보였습니다.[10]

이것은 당신이 기대한 바가 아닐 것입니다, 그렇지 않나요? 더 많은 친구를 가지고 있다면 더 많은 세균에 노출되어 더 많은 감기를 일으키리라 생각할 것입니다. 그러나 세균 이론은 우리가 감기와 감염에 걸리는 이유에 대한 전체 답을 명확하게 하지 않습니다. 더 적은 친구들을 가진 사람들이 더 취약한 이유는 그들이 대부분의 시간 동안 혼자 있고, 지지받지 못한다는 스트레스를 경험하기 때문일 수 있습니다. 그 스트레스는 부신이 노르에피네프린을 분비하게 하고 면역 시스템을 억제합니다. 사실, 친구가 적은 사람들은 흡연자나 비만인 사람들보다 건강 문제에 더 큰 위험에 처하게 된다는 것이 밝혀졌습니다. 그들은 또한 만성 피로, 섬유 근육통, 류머티즘성 관절염, 루푸스, HIV, 자주 발생하는 감기와 감염, 그리고 골다공증에 더 취약하게 만드는 면역 억제제인 코르티코스테로이드의 수치가 높습니다.[11]

우울한 생각 패턴도 강력합니다. 우울증이 발휘할 수 있는 능력은 골다공증의 위험을 증가시킵니다. 우울증은 낮은 칼슘 섭취나 흡연과 동등하다는 것입니다.[12] 그러므로 다음번에 당신이 골다공증을 예방하기 위한 칼슘 보충제에 대한 또 다른 TV 광고나 잡지 광고를 보게 되면, 당신의 생각은 건강을 지원하기 위한 생활 습관의 변화와 긍정 확언으로 눈을 돌려야 합니다.

만약 당신이 다른 사람들에게 사랑받을 수 없다면, 다시 말해, 사회적으로 사람들과 함께 있는 게 무서워서 슬픔이 당신을 고립시키게 한다면, 생각 패턴을 바꾸려고 적극적으로 노력해야 합니다. 그렇지 않으면 곧 당신의 뼈, 관절, 혈액, 피부, 그리고 면역 시스템은 당신의 고독이 건강에 해롭다는 것을 알려줄 것입니다. 이 모든 연결고리가 과학적, 의학적인 것들에 대한 근거가 충분한 이야기입니다. 우리는 실제로 우리 자신을 치료하기 위해서 무엇을 하나요?

뼈와 관절 문제

관절염, 골절, 골다공증, 허리 통증, 관절 통증 또는 디스크 탈출증과 같은 뼈와 관절 문제를 겪는 분들은 대체로 가족과 친구들을 돌보는 책임에 압도되어 항상 타인의 욕구를 자신의 필요보다 우선시하시는 경향이 있습니다. 타인을 돌보는 것에 너무 몰두하게 되어 자신을 위해 주장하는 능력을 잃게 되었습니다. 만약 뼈와 관절 문제를 겪고 계신 수백만 분들 중 한 분이라면, 귀 기울여 주십시오. 가족과 친구들과의 상호 작용에서 무엇이 당신을 불안하게 또는 불안정하게 만드는지 파악하는 것이 중요합니다. 완전히 치유하려면 이러한 행동 패턴과 신념을 다뤄야 합니다.

첫 번째 감정 센터에서 질병을 겪는 분들에게는 희망이 있습니다. 당신의 몸이 주는 직관적인 징후를 다루기 위해 약과 긍정 확언을 사용하면, 강하고 건강한 몸을 만들 수 있습니다. 의사는 당신의 의료 문제를 어떻게 다룰지 구체적인 지시 사항을 주실 수 있지만, 장기적인 건강을 위한 처방은 질병의 영향을 끼친 부정적인 사고 패턴을 바꾸지 않고는 완전하지 않습니다. 뼈와 관절 문제에 대한 좋은 일반적인 긍정 확언은 다음과 같습니다. "나는 과거를 사랑하며 놓아줍니다. 그들은 자유롭고 나도 자유롭습니다. 나는 나의 세상에서 힘 있는 사람입니다. 나는 나 자신을 사랑하고 인정합니다. 삶은 좋습니다. 지금 내 마음 세상에는 모든 것이 잘 되어 있습니다."

첫 번째 감정 센터에서의 건강을 다루는 긍정 확언의 전반적인 주제는 가족과 다른 사회 집단 사이에서 안전감을 창출하는 것이지만, 긍정 확언은 당신의 뼈나 관절 문제의 구체적인 몸 부위에 따라 달라집니다. 예를 들어, 당신의 전체 등이 문제를 일으킨다면, 지지와 관련된 일반적인 문제를 가지고 있습니다. 그러나 당신 등의 특정 부분에서만 통증을 느낀다면, 긍정 확언은 더 구체적으로 됩니다. (255 All Is Well표 페이지 참고) 만약 만성적인 하부 허리 통증을 겪는다면, 재정적인 두려움을 가질 가능성이 있으며, 상부 등 통증은 충분한 감정적 지지 없이 매우 외로운 느낌과 관련이 있습니다.

루이스는 뼈와 관절 사이에서 발생할 수 있는 질병도 살펴보고, 이러한 것들도 다른 긍정 확언으로 다룹니다. 관절염은 지지받지 않는 가족에서 비판을 경험하는 것과 관련이 있습니다. 따라서 어려운 가족 환경에서 관절염을 겪는 분들을 위한 긍정 확언은 다음과 같습니다. "나는 사랑입니다. 나는 지금 나 자신을 사랑하고 인정하는 것을 선택합니다. 나는 다른 사람들을 사랑으로 봅니다."

그리고 더 건강한 마음의 상태로 생각을 바꾸면서 주변을 바라보며 자신의 필요와 가족 또는 다른 사회 집단의 필요 사이의 균형에 주목하십시오. 이 사람들이 당신을 이용하게 놔두고 있나요? 자신을 위해 주장하지 않고 있나요? 친구나 가족에게 주는 것이 받는 것보다 더 많은 것 같나요? 안전하고 안정적으로 느끼려면 다른 사람들에게 안전과 안정을 주는 것 외에도 자신을 보호하고 지원하는 방법을 배워야 합니다. 항상 당신만이 모든 사람들을 도울 수 있는 유일한 사람이 아니라는 것을 기억하십시오. 친구나 가족도 다른 사람들에게 도움과 조언을 구할 수 있습니다. 가끔 한 발짝 물러서는 것이 문제라면, 참여할 수 있는 그룹이 있습니다. 공동 의존자 익명CoDA 모임이나 다른 지원 그룹을 찾아보십시오. 이러한 그룹은 자신의 필요와 다른 사람들의 필요 사이의 균형을 찾는 데 도움을 줄 수 있습니다.

그러니 기억하십시오, 가족을 사랑하되, 자신도 사랑하십시오. 친구들을 걱정하고 신경 쓰되, 자신의 삶을 돌아보며 긍정적인 변화를 불러오는 시간을 가져보십시오. 좋은 친구처럼 자신을 생각하고 그 관계를 소홀히 하지 마십시오. 우리 모두 자신의 필요를 잊어버리는 때가 있습니다. 중요한 것은 더 심각한 건강 문제가 발생하기 전에 이러한 행동을 인식하고 바로잡는 것입니다.

클리닉 파일에서:
면역 시스템 사례 연구 ···
8세부터 시작해 지금 17세인 안드레아는 그녀의 다섯 명의 동생들을 돌봤습니다. 그녀의 부모님은 아이들에 관심을 기울이지 않았기 때문에 안드레아는 더 안정된 가정환경을 만들기 위해 책임을 느꼈습니다. 그러나 그녀의 희생은 안드레아에게 개인적으로 큰 비용을 치르게 했습니다. 그녀는 자신의 필요와 안전을 여러 번 희생했으며, 걱정 없는 어린 시절을 즐기거나 독립적인 정체성을 형성할 기회가 없었습니다.

대리 엄마의 역할을 대신하기에 너무 어려웠던 안드레아는 어린 시절부터 건강 문제를 겪었습니다. 그녀는 척추가 약간 굽혀졌고, 이는 교정용 브레이스로 치료되었습니다. 가족 스트레스가 참을 수 없을 때 그녀는 관절과 허리 통증을 겪었습니다. 그녀의 부모님이 사망한 후, 그녀의 척추와 관절 통증은 극심해졌고 나비 모양의 발진이 발생했습니다. 이러한 조합으로 그녀는 의사에게 진료를 받았습니다. 결국 그녀에게 루푸스 또는 전신성 루푸스 홍반 병SLE이라고 진단받았습니다. 그녀는 자기의 동생들의 격동적인 삶을 다루면서 수년 동안 뼈와 관절 문제의 경고 신호를 받았지만 무시했습니다.

우리가 안드레아를 위해 처음 한 일은 그녀가 실제로 루푸스가 있는지 확인하기 위한 특정 검사를 추천하는 것이었습니다. 그녀는 내과 의사에게 찾아갔고, ANA DS(항핵 항체 이중 나선) 항체가 존재하는지 확인하기 위한 검사를 받았습니다. 루푸스에서는 가장 약한 형태(열, 뼈, 관절, 피부 또는 갑상선 질환)이든 더욱 심각한 경우(폐, 신장 및 뇌 질환)이든 간에 이러한 세포를 만들어 거의 모든 기관을 "공격"할 수 있습니다.

검사 결과는 양성이었으므로 우리는 루푸스가 그녀의 통증의 원인임을 알았습니다. 이 검사와 다른 혈액 검사가 반복적으로 음성으로 나왔다면, 루푸스는 문제가 아니었을 것입니다. ANA DS 검사 외에도 그녀의 의사는 흰색 및 적색 혈구와 혈소판의 총수를 검사하여 혈액 세포 수를 검사했습니다. 루푸스는 이러한 숫자를 줄이는 경향이 있습니다.

대부분의 "자가면역 질환"인 루푸스는 기복이 있습니다. 통증을 동반하는 관절, 피부, 호흡기, 피로 및 기타 증상이 있을 수 있고, 그다음에는 증상이 없는 소강상태가 있을 수 있습니다. 우리는 안드레아의 치료 스케줄을 그녀의 면역 시스템을 소강상태로 만드는 것을 목표로 지시했으며, 이는 조직을 공격하는 항체를 생성하는 세포를 통제하는 것을 포함했습니다. 우리의 치료 계획은 그들을 "잠들게 하거나" 진정시키는 것을 목표로 했습니다.

안드레아와 다른 전문가들을 포함한 팀으로서, 우리는 그녀의 모든 옵션을 다루기 위한 치료 전략을 만들기 위해 협력했습니다. 이것은 강력한 약물부터 보충제, 기공(중국의 고대 기법으로 호흡, 자세, 정신적 집중을 결합하여 치유하는 방법)에 이르기까지 모든 것을 포함했습니다. 안드레아의 루푸스의 심각성이 극도로 높지 않았기 때문에, 그녀는 약물을 사용하면서나 사용하지 않으면서 치유 작업을 할 수 있었습니다. 내과 의사와 장단점을 논의한 후, 안드레아는 그녀의 자가면역 시스템의 염증을 줄이기 위해 스테로이드 프레드니손을 시작했습니다. 프레드니손은 강력한 약물이며 뼈 밀도, 체중, 혈압, 피부, 머리카락, 혈당, 기분, 수면, 눈 및 소화기계에 많은 부작용을 초래할 수 있습니다. 안드레아가 우리와 함께 작업할 때 그렇게 공격적인 조치가 필요로 하지 않았지만, 앞으로 그녀의 증상이 더욱 심각해진다면, 그녀는 메토트렉세이트, 아자티오프린 또는 클로람부실과 같은 면역 억제제를 복용해야 할 수도 있습니다. 이러한 약물들은 각각 자체의 부작용의 가능성이 있습니다.

그녀가 복용하고 있는 약물의 효과를 상쇄하기 위해, 우리는 안드레아에게 침술사와 약초사를 찾아보라고 제안했습니다. 또한 그녀에게 칼슘과 마그네슘 보충제, 비타민 D 및 좋은 멀티 비타민을 복용하라고 권장했습니다. 또한, 그녀는 손상된 체세포를 수리하기 위해 DHA를 복용했고, 그녀의 루푸스의 증상을 완화하고 면역 시스템을 조절하기 위해 매일 뿌리와 줄기를 사용하는 Tripterygium wilfordii(TW)라는 허브를 복용했습니다. 강력한 약물처럼 허브도 부작용이 있습니다. TW는 호르몬 수준의 가역적 변화, 월경 정지 및 불임을 일으킬 수 있으므로 의료팀의 감독하에 사용해야 합니다.

우리는 안드레아에게 그녀의 식단에서 몇 가지를 제외하라고 권했습니다. 특히 알팔파 새싹은 루푸스 증상을 악화시킬 수 있습니다. 그리고 그녀가 영양사와 협력하여 그녀의 증상을 악화시키는 것처럼 보이는 다른 음식을 확인해 보라고 제안했습니다. 다행히도 그들은 더 이상의 문제 음식을 찾지 못했습니다.

마침내, 우리는 그녀의 질병에 이바지할 수 있는 안드레아의 생각 유형과 행동을 다루기 시작했습니다. 우리는 그녀에게 루푸스를 위한 구체적인 긍정 확언을 알려주었습니다(나는 자유롭게 나 자신을 위해 말한다. 나는 나만의 힘을 주장한다. 나는 나 자신을 사랑하고 인정한다. 나는 자유롭고 안전하다); 뼈 건강(나의 세계에서, 나는 유일한 권위

60

자다. 나만이 내 마음에서 생각하는 유일한 사람이다. 나는 잘 구성되어 있고 균형이 잡혀있다); 척추측만증(나는 모든 두려움을 해소한다. 나는 이제 생명의 과정을 신뢰한다. 나는 생명이 나를 위한 것임을 안다. 나는 사랑으로 똑바로 서 있다); 허리 통증(나는 생명이 항상 나를 지지한다는 것을 안다. 내가 필요한 모든 것은 항상 돌봐진다. 나는 안전하다); 관절 통증(나는 변화와 함께 쉽게 흐른다. 나의 생명은 신성하게 인도되며, 나는 항상 최선의 방향으로 나아간다); 발진(나는 기쁨과 평화의 생각으로 나 자신을 사랑스럽게 보호한다. 과거는 용서되고 잊힌다. 이 순간 나는 자유롭다. 나는 나 자신이 되는 것이 안전하다고 느낀다).

그녀는 또한 이 장에서 이전에 설명한 조언을 따르고 그녀의 개인적인 필요와 그녀 가족의 필요 사이의 균형을 맞추는 방법을 배웠습니다. 그녀는 무기명 상호 의존자 모임Co-Dependents Anonymous에 참석하기 시작했고, 그녀의 감정을 탐구하기 위해 일기를 쓰기 시작했습니다. 그녀는 또한 가장 가까운 사람들에게 욕구를 표현하는 연습을 했습니다. 몇 개월이 지나자, 안드레아는 감정적으로나 육체적으로나 더 나아지게 되었습니다. 우리는 그녀가 루푸스를 앓는 사람을 위해 앞으로 있을 도전들에 더 잘 대처할 수 있으리라는 것을 알았습니다.

혈액 문제

빈혈, 출혈, 멍이 들거나 다른 혈액 문제를 겪는 사람들은 그들이 바닥에 닿았다고 느낄 수 있습니다. 즉, 가족이나 친구들로부터 전혀 지지받지 못하고 완전히 혼자라는 느낌입니다. 그들은 너무 불안정해져서 아무도 믿지 못하게 되었고, 끝없는 혼란으로 가득 찬 세상에서 살게 됩니다. 이런 느낌이 든다면, 건강을 되찾는 방법은 절망의 구렁텅이에서 스스로 끌어올리고 삶의 질서와 균형을 찾아내는 능력에 달려있습니다.

혈액 장애 영역은 빈혈에서 급성 백혈병에 이르기까지 넓은 범위를 포함합니다. 이러한 장애 중 일부는 치료로 완전히 해결되거나 증상을 일으키지 않거나 생명을 위협하지 않는 것으로 악성이 아닙니다. 그러나 얼굴이 창백하거나, 세포 빈혈, 급성 백혈병 또는 특정 림프종과 같은 다른 질환들은 만성 질병을 일으키거나 생명을 위협하는 데 더 심각합니다.

혈액 문제의 기원을 파악하는 것은 혼란스러울 수 있습니다. 왜냐하면 많은 혈액 문제가 첫 번째 또는 네 번째 감정 센터의 불균형과 관련이 있을 수 있기 때문입니다. 감정적 양육의 부족, 네 번째 감정 센터의 문제는 혈액을 움직이는 기관, 즉 심장, 동맥, 정맥에 영향을 미치므로 문제는 혈액 자체가 아닌 네 번째 감정 센터의 기관에 있습니다. 고혈압이나 동맥 폐쇄와 같은 심장의 장애에 대해서는 7장을 참조하십시오. 이 섹션의 목표는 첫 번째 감정 센터의 혈액 문제와 관련된 부정적인 사고 패턴과 행동을 바꾸는 데 도움을 주는 것입니다.

이 여정의 첫걸음은 당신의 몸이 당신에게 보내는 메시지를 식별하고, 당신의 질병에 깔린 감정에 대해 깨닫고, 긍정 확언으로 건강을 창출하는 것입니다. 예를 들어, 빈혈은 기쁨의 부족과 삶에 대한 두려움, 그리고 당신 자신이 충분하지 않다는 깊은 믿음에서 비롯됩니다. 이러한 기쁨의 부재와 불안감을 해결하기 위해 "내 인생의 모든 부분에서 기쁨을 경험하는 것이 안전하다. 나는 삶을 사랑한다."라는 확언을 사용하세요. 멍이 드는 것은 삶의 작은 어려움을 관리하는데 어려움을 겪고, 자신을 용서하는 대신 자신을 벌하는 것에 관한 것입니다. "나는 사랑하고 소중히 여기며, 나는 나에게 친절하고 부드럽다. 모든 것이 잘 되고 있다."라는 확언으로 자신에게 용서와 사랑을 받을 자격이 있다는 것을 상기시키세요. 출혈 문제는 기쁨이 사라지는 것으로 볼 수 있으며, 분노는 종종 출혈과 관련이 있습니다. 이것이 당신과 같다면, "나는 완벽한 리듬으로 표현하고 받는 삶의 기쁨이다."라는 확언으로 분노를 진정시키고 삶에서 기쁨을 찾으려고 노력하세요. 혈전 형성은 기쁨을 차단하는 것과 관련이 있습니다. 감정적으로 막힌 것 같다면 "내 안에 새로운 생명을 깨우며, 내게 생명이 흐른다."라고 반복해 보세요.

혈액의 영역에서 건강 문제는 당신의 감정뿐만 아니라 주변 혼란의 반영입니다. 당신이 고통스러운 가정생활, 혼란스러운 관계, 또는 요구 많은 상사에 의해 스트레스를 받았든 간에, 직관적으로 당신의 몸, 특히 당신의 혈액은 당신에게 더 많은 지원이 필요하다는 것을 알려줍니다. 당신은 안정된 기반을 확립하기 위해 할 수 있는 모든 것을 해야 합니다. 불편하더라도 주변 사람들에게 더 많은 것을 요청하세요. 가족, 친구, 그리고 지역 사회에 의존하는 것은 첫 번째 감정 중심에서 건강을 이루는 데 있어 중요한 부분입니다. 이것은 과정입니다. 작은 것부터 시작하세요. 큰 도움을 제공하도록 요청하는 대신 작은 것들에 대한 도움을 요청하세요. 각 요청이 성공적으로 받아들여지면 관계에서 조금 더 신뢰를 얻게 될 것입니다. 그리고 누군가가 여러 번 당신을 실망하게 한다면, 당신은 당신의 인생에서 안정된 관계가 필요하다는 것을 더 잘 인식할 수 있을 것입니다. 당신의 목표는 확고한 사람들을 식별하고, 자신을 지원하는 것과 타인의 도움을 받는 것 사이의 균형을 찾는 것입니다.

클리닉 파일에서:
혈액 문제 사례 연구 ···

어릴 적, 데니스는 아버지의 도박 중독 때문에 자주 이사를 했습니다. 가족은 아버지의 채무자들로부터 도망치며 계속해서 떠돌아다녀야 했습니다. 끼니를 때울 돈도 없어서 데니스와 그녀의 형제들은 거의 매일 배고픈 채로 학교에 다녔습니다.

20대 때, 그녀는 남자친구로부터 여러 번 폭행을 당했고, 그때마다 고통을 겪어야만 했습니다. 그리고 가족과 친구들을 피해 다녔습니다. 어느 날 아침, 데니스는 거의 걷지 못하는 상태로 깨어났습니다. 그녀는 너무 피곤해서 도움을 청하려고 전화를 거의 할 수 없었습니다. 결국, 그녀의 의사는 그녀에게 중증의 빈혈을 진단했습니다.

데니스와 대화한 후, 우리는 그녀가 신체적이고 감정적인 상태가 최악에 도달했다는 것을 알게 되었습니다. 데니스가 갈망하고 있지만 가지지 못했던 것은 가족의 지원이었습니다. 그리고 그녀는 가족의 도움이 없었기 때문에, 다른 곳에서 그 지원을 얻는 방법을 몰랐습니다. 데니스에게 세상은 위험하고 외로운 곳이었으며, 가장 가까운 친구조차도 신뢰할 수 없었습니다. 그런데도 그녀는 친구들과 가족에게 공감적이고 이해심이 많았습니다. 그녀는 사람들이 그들의 문제를 상담하러 찾아오는 사람이었습니다. 그녀는 다른 사람들의 필요에 너무 민감해서 그녀 주변의 사람들의 감정적이고 물리적인 고통을 흡수하는 경향이 있었습니다. 그녀가 자신의 두려움에 대한 감정적인 배출 통로도 없이 이것을 수년 동안 해왔기 때문에, 그녀의 몸은 스트레스에 반응하기 시작했습니다.

데니스는 감정적으로나 물리적으로나 빈혈이었기 때문에, 그녀가 겪고 있는 에너지와 혈액학적 "누출"을 모두 식별하는 것이 중요했습니다. 의학적 직관적 읽기는 그녀가 남자친구와의 관계와 그녀의 가족과의 관계 속에서 우리에게 그녀가 어디에서 그녀의 생명 에너지를 과도하게 소비하는지를 파악할 수 있도록 도와주었습니다. 다음 단계는 그녀의 몸에서 물리적 "누출"이 어디에서 일어나는지 파악하는 것이었습니다. 우리는 그녀가 빈혈이 되게 하는 원인이 무엇인지 결정해야 했습니다. 나는 데니스에게 의사에게 가서 완전한 혈액 검사, 또는 CBC라는 검사를 받도록 요청했습니다. 이 검사는 그녀 혈액의 모든 다른 구성 요소를 분석할 것이며, 그 검사는 우리에게 그녀가 왜 빈혈인지 알려줄 것입니다.

많은 의사는 빈혈의 모든 경우를 단순히 환자에게 철분제를 주어 치료하려고 합니다. 그러나 누군가가 왜 빈혈인지에 대한 근본적인 이유를 보지 않으면 더 심각한 문제로 이어질 수 있습니다.

사람들이 빈혈이 되는 세 가지 이유는 다음과 같습니다:

1. 적혈구의 손실: 이것은 외상의 결과일 수 있습니다.(데니스가 그 녀의 남자친구에게 얼마나 심각하게 맞았는지 우리는 모릅니다), 위 궤양, 과도하게 양이 많은 월경, 소변에서 피가 나옴, 또는 내부 부상.

2. 적혈구 생산 부족: 이것은 철분 결핍(의사가 보통 철분을 주는 이 유)으로 발생할 수 있습니다. 유전, 탈라세미아(Thalassemia, 지 중해빈혈)를 포함하여, 약물 사용, 알코올을 포함하여; 그리고 만 성 질환, 예를 들면 저하된 갑상샘 호르몬 생산, 만성 간염, 그리 고 B12와 엽산 결핍 (메갈로블라스틱 빈혈Megaloblastic Anemia이라 고 불림).

3. 적혈구 파괴: 이것은 확장된 비장(脾臟)에서 나올 수 있고, 루푸 스로부터, 페니실린이나 술파닐아미드sulfanilamide와 같은 약물 의 부작용으로부터, 단핵구증으로부터, 또는 다른 바이러스 감 염으로부터 나올 수 있습니다.

데니스의 나이만을 보고(아직 폐경기가 아닌), 사람들 대부분은 그녀의 빈혈이 과다한 월경 때문에 발생했다고 추정할 것입니다. 만 약 이것이 사실이라면, 철분 치료는 그녀에게 매우 좋을 것입니다. 그 러나 그녀의 CBC 검사 결과를 살펴보니, 미숙한 적혈구(발기구라고 불리는)의 수가 매우 낮았습니다. 그녀는 충분한 적혈구를 만들지 못하고 있었습니다. 철분, 혈액 손실, 그리고 과다한 월경은 문제가 아니었습니다. 그녀가 가진 적혈구의 크기를 살펴보니, 데니스의 세포는 평소보다 크게 나타났습니다. 그녀의 의사는 그녀가 B12 결핍과 장기간의 스트레스 및 항산제 사용으로 인한 B12 흡수 저하로 인해 발생하는 매우 드문 질환인 대구성빈혈(macrocytic anemia, 大球性貧血)을 앓고 있다는 것을 알아냈습니다. 우리는 그녀의 B12를 측정하는 다른 혈액 검사로 우리의 의심을 확인하고, 우리의 추측이 옳았다는 것을 알게 되었습니다.

간호사의 지도로, 데니스는 그녀의 B12 수치가 정상화될 때까지 정기적으로 B12 주사를 맞았습니다. 그녀는 제약 등급의 다양한 비타민 B 복합제를 복용하기 시작했고, 그녀가 그것을 흡수하고 있는지 확인하기 위해 정기적으로 B12 검사를 받았습니다.

B12 흡수의 장애물을 제거하기 위해, 저는 데니스에게 그녀의 불안과 속쓰림을 치료하기 위해 중국 침술사와 약초사를 찾아가도록 권했습니다. 그녀의 남자친구와의 스트레스 요인에 대한 관계 상담 외에도, 데니스는 rhizoma, Atractylodis macrocephalae, Radix, Codonopsis pilosulae(악트락틸로디스 뿌리, 더덕, 당삼, 만삼) 및 여기에 나열하기에는 너무 많은 다른 약초를 포함한 약초 혼합물을 복용하기 시작했습니다.

또한 데니스는 일반적인 혈액 건강을 위한 긍정 확언 (나는 완벽한 리듬으로 표현하고 받아들이는 삶의 기쁨이다.), 빈혈(나의 삶의 모든 영역에서 기쁨을 경험하는 것이 안전하다. 나는 삶을 사랑한다.) 및 피로 (나는 삶에 대한 열정을 가지고 있으며 에너지와 열정으로 가득 차 있다.)

를 시작했습니다. 그녀의 마음을 바꾸려는 노력은 두려움을 해소하고 자신의 가치를 깨닫게 함으로써 그녀의 삶에 다시 기쁨을 가져다주는 데 도움을 주었습니다. 6개월 안에 그녀의 빈혈은 해결되었습니다.

면역 체계 장애

알레르기나 자주 감기나 독감에 걸리는 사람들은 소속감에 영향을 받습니다. 감기보다 더 심각한 면역 장애가 있는 사람들은 자주 어디에도 소속되지 않는다고 느끼며, 대체로 외톨이 경향이 있습니다. 이러한 사람들은 주변 사람들의 욕구와 자신의 욕구가 일치하지 않는다고 느낍니다. 이들은 스스로를 고립시키곤 합니다. 그래서 어떠한 교류도 부담스럽게 느껴집니다. 심지어 1대 1의 상황에서도 이 사람들은 타인과 관계를 잘 맺을 수 없습니다. 결과적으로 그들은 안전하고 안정된 관계를 형성하고 유지할 수 없습니다. 이러한 소외감은 그들에게 세상이 자신에게 적대적이라고 느끼게 만듭니다.

알레르기나 면역 체계 장애가 있는 분들, 희망을 품어보세요! 의학적인 대안들이 있습니다. 면역 및 알레르기 문제는 대체로 약물과 약초 보충제로 효과적으로 치료될 수 있습니다. 그러나 이는 완벽한 과학이 아닙니다. 우리는 사람들에게 면역 체계 장애의 근본 원인인 스트레스를 줄이는 방법을 찾도록 권장합니다. 이를 위한 첫 번째 단계는 그들의 건강 문제의 감정적 요소를 확인하고 치유의 긍정 확언을 그들의 치료법에 포함하는 것입니다. 이것은 건강을 이루고 유지하는 데 있어 중요합니다. 이러한 종류의 장애에 대한 전반적인 주제는 신뢰, 안전, 그리고 자기 사랑입니다.

다른 모든 영역에서와 마찬가지로, 당신의 긍정 확언은 생각이나 행동 및 질병에 따라 다를 것입니다. 예를 들어, 알레르기에 민감한 사람들은 자신이 모든 것과 모든 사람에 알레르기 반응을 보인다거나, 자신의 삶을 통제할 수 없다고 자신에게 말하곤 합니다. 이러한 부정적인 생각은 다음과 같은 긍정 확언으로 대체될 수 있습니다: "세상은 안전하고 친절한 곳이다. 나는 안전하다. 나는 삶과 평화롭다."

반면, EBV와 같은 장애에 민감하다면, 매우 좋지 않다는 두려움을 가질 수 있습니다. 당신은 내부적인 지지가 소진되고 있거나, 주변 사람들로부터 사랑과 인정을 받지 못한다고 느낄 수 있습니다. 이러한 마음 상태를 변화시키기 위해, 루이스는 "나는 편안하게 휴식을 취하고 나의 자기 가치를 인식한다. 나는 충분하다. 삶은 쉽고 즐겁다"라는 치유의 긍정 확언을 추천합니다.

자주 독감에 걸리는 사람들은 대중의 부정적인 반응에 반응하는 경향이 있습니다. 그들은 "나는 집단의 신념이나 의식을 넘어선다. 나는 모든 혼잡과 영향에서 벗어난다!"라는 긍정 확언으로 이 부정성을 해소할 수 있습니다.

단핵세포증을 가진 사람들에게는 사랑을 받지 못한다는 분노와 관련된 부정적인 생각이 있습니다. 치유의 긍정 확언은 "나는 나 자신을 사랑하고 소중히 여기며 돌봐준다. 나는 충분하다"입니다.

당신은 또한 일상생활에서 행동을 살펴봐야 합니다. 다른 사람들로부터 자신을 차단하고 있습니까? 아무도 당신을 이해하지 않는

다고 느끼나요? 당신이 해야 할 첫 번째 일은 어떤 사건이나 사람들이 당신을 거절하거나 비판하거나 판단한다고 느끼게 하는지 확인하는 것입니다. 사람들은 대부분은 민감하게 표현할 수 있지만, 그들은 정당한 욕구를 표현하고 있습니다. 이러한 요청들로부터 감정을 제거하고 당신의 근본적인 욕구를 살펴보도록 노력하십시오. 이렇게 하는 것은 일어나고 있는 일이나 마음속으로 말하는 것에서 일부 따가운 가시를 빼는 데 도움이 될 수 있습니다. 이것은 당신의 외부 세계와 내부 세계에 관용을 창출하는 데 도움이 될 것입니다. 당신의 백혈구 전사가 이물질을 밀어내고 공격하는 활동은 당신이 삶에서 하는 행동과 똑같습니다. 이 때문에 감정적으로 관대하기 위한 노력은 종종 더 강한 면역체계를 만드는 신체적인 관용으로 해석됩니다.

다른 중요한 행동 변화는 단순히 당신 자신을 사람들 주변에 있도록 자신을 설득하는 것입니다. 앞서 말했듯이, 작은 것부터 시작하세요. 일주일에 한 번, 혼자가 아닌 활동에 참여하려고 노력하세요. 관계에 천천히 접근하면 일이 더 원활하게 진행될 것입니다. 게임 클럽, 교회 모임, 심지어 가족 모임과 같은 다양한 활동을 시도해보면 세상이 당신의 적이 아니라는 것을 알게 될 것입니다.

물리적 및 감정적인 이 두 가지 건강 측면을 다루면, 당신은 새로운 눈으로 세상을 바라보게 될 것입니다. 당신의 기분은 더 안정적으로 되고, 더 만족스러워질 것입니다. 당신은 그룹의 필요와 당신 자신의 필요를 모두 고려하기 시작할 것입니다. 당신이 배신을 당하고 공격받는다고 끊임없이 추정하는 대신, 당신은 도전에 대해 차분하게 그리고 적절한 감정으로 반응할 것입니다. 당신은 다른 사람들에게 가치와 안전을 발견하게 될 것입니다. 그리고 마침내, 당신은 자신과 당신의 가족, 친구, 동료에 대한 책임에서 균형을 찾게 될 것입니다. 이 균형은 첫 번째 감정 센터에서의 건강의 열쇠입니다.

클리닉 파일에서:
면역 체계 장애 사례 연구 ··

32세의 래리는 성장하는 동안 수줍음을 많이 타고 어색했으며 대부분 혼자서 시간을 보냈습니다. 그의 형제들조차 그를 이상하게 생각했고, 그는 자신 가족 안에서도 소외감을 느꼈습니다. 혼자 있을 때도 상황은 나아지지 않았습니다. 일할 때 그는 혼자 있었고, 접근하기 어려운 사람으로 알려졌습니다.

그는 평생 알레르기 문제를 겪었지만, 그 문제는 점점 더 악화하였고 그는 더 복잡한 면역 체계 장애를 개발했습니다. 어느 날 래리는 발열을 느꼈고, 항상 피곤하고 발열과 근육통을 느꼈습니다. 결국 그는 단핵세포증과 에프스타인, 바바이러스Epstein-Barr virus로 진단되었습니다.

래리는 세상에서 안전하고 안정적으로 느끼는 데 어려움을 겪었고, 그의 사회적 공포증은 그의 몸의 방어 메커니즘, 즉 면역 체계의 백혈구에서 문제가 발생하게 되었습니다. 알레르기는 많은 방법으로 나타날 수 있습니다. 피부 발진, 콧물, 가려운 눈, 자극받는 장 등, 이 모든 것은 증상이 외래 자극물체에 대한 당신의 백혈구의 반응에서 나온다는 점에서 면역 기능 장애 범주에 속합니다. 기본적으로 일어나는 일은 몸이 외부물질을 감지하고, 그것이 위협이라고 판단하고, 그것을 파괴하기 위해 백혈구를 보낸다는 것입니다. 이 세포들은 알레르겐(알레르기 유발 항원)을 공격하려는 시도로 히스타민, 루코트리엔, 프로스타글란딘과 같은 자극적인 물질을 방출합니다. 이 화학물질의 과잉 분비는 염증 반응을 일으키며, 이에 따라 눈물과 코가 흐르고, 홀쩍거리고, 재채기하며, 가려움과 경련, 그리고 소화기 기관의 문제가 발생합니다.

건강한 면역 체계를 가진 경우, 몸은 이렇게 강한 공격을 하지 않고도 알레르겐을 견딜 수 있어, 증상이 더 적고 덜 강하게 나타납니다.

래리가 이러한 알레르기를 많이 가지고 있었기 때문에, 그에게는 몇 가지 표준 의학적 선택 가능한 선택사항이 있었습니다.

1. 제한: 이 방법의 목표는 증상을 일으키는 알레르겐으로부터 멀리 떨어져 있도록 하는 것입니다. 이에 대해 내가 말하고 싶은 것은, 행운을 빕니다. 대부분 사람에게 매우 일시적인 해결책입니다. 그들은 한 달 또는 두 달 동안 증상이 개선될 수 있지만, 곧 천식, 재채기, 가려움이 돌아옵니다. 또한 정기적으로 물질과 접촉하지 않는 것은 면역 체계를 더 약화시켜, 몸에서 더 많은 불내성을 초래합니다. 이 경로를 계속 따르면, 생활이 점점 더 제한되고 통제됩니다.

2. 약물: 시장에는 알레르기 반응을 상쇄하는 많은 약물이 있습니다. 제한과 마찬가지로, 이 방법은 알레르기의 근본 원인을 해결

하는 것이 아니라 단순히 증상을 치료합니다. 가벼운 알레르기의 경우, 베나드릴, 클라리넥스, 아타락스, 알레그라 등과 같은 항히스타민제가 좋은 선택사항을 제공합니다. 이들은 백혈구에 의해 방출되는 히스타민을 대상으로 합니다. 항히스타민제는 노인에서 기억력과 배뇨 문제를 일으킬 수 있으므로 70세 미만의 사람들에게만 권장된다는 점을 기억하십시오. 항히스타민제 외에도, 류코트리엔 생산을 목표로 하는 싱귤레어와 아콜레이트를 포함한 약이 있습니다. 경구, 외용, 흡입 스테로이드는 가장 심한 알레르기 사례의 주요 치료제입니다. 다른 약물들이 히스타민과 류코트리엔의 생성을 막음으로써 염증을 억제하는 반면, 스테로이드는 더 극단적인 조처를 하여, 이러한 화학물질의 방출과 수용을 모두 차단합니다. 스테로이드의 극단적인 효과로 인해, 골다공증, 궤양, 면역 억제와 같은 심각한 장기적인 부작용을 겪지 않고는 영속적으로 유지할 수 없습니다. 이것이 래리가 EBV(엡스타인 바바이러스)와 단핵세포증에 걸린 이유일 것입니다. 그의 면역 반응 따위가 제대로 발휘되지 못하게 되는 손상을 입었습니다.

3. 면역 요법: 이 과정에서는 당신이 알레르기를 가지고 있는 것에 대해 아주 작은 양을 주입받아서 당신의 백혈구가 알레르겐을 견딜 수 있도록 훈련하려고 시도합니다. 주사는 몇 개월 동안 일주일에 한 번 또는 두 번 팔에 주어집니다. 이러한 치료법은 심한 알레르기를 가진 사람들, 또는 연간 3개월 이상 증상을 앓는 사람들에게 권장됩니다.

래리가 수년 동안 스테로이드를 복용하고 있었기 때문에, 우리가 처음으로 한 일은 그것의 사용을 점진적으로 줄이는 것이었습니다. 우리는 또한 그에게 바이러스와 동시에 그의 환경을 충분히 견딜 수 있도록 그의 면역 체계의 능력을 강화하기 위해 한의사와 중국 약초 전문가와 함께 일하도록 권했습니다. 그에게 추천된 많은 약초 중 하나는 '우 차 성Wu Cha Seng'이라고 불리며, 특히 장기적인 화학요법 치료 후에 백혈구 기능을 향상한다고 알려져 있습니다. 또한, 래리는 영양사와 함께 일하여 색이 짙은, 잎이 많은 채소로 가득 찬 좋은 균형 잡힌 식단을 가지도록 했습니다. 우리는 또한 그에게 비타민 C, 마그네슘, 아연, B 복합체가 포함된 좋은 제약 등급 비타민 보충제를 복용하도록 권했습니다. 그는 또한 이러한 보충제들이 EBV의 증상을 완화하는 데 도움이 된다고 알려져 있으므로 황기, DHA, 운무, 생강을 복용하기 시작했습니다.

치료와 함께 래리의 의료팀이 도와준 것 외에도, 그는 발열(나는 평온하고 사랑스러운 표현이다)에 대한 긍정확언을 시작했습니다; 단핵세포증(나는 나 자신을 사랑하고 소중히 여기며 돌본다. 나는 충분하다); EBV(나는 편안하게 느끼고 내 자기 가치를 인식한다. 나는 충분하다. 인생은 쉽고 기쁘다); 그리고 근육통(나는 인생을 즐거운 춤으로 경험한다). 이것들은 그를 병에 갇힌 부정적인 생각을 바꾸는 데 도움을 주었습니다. 그는 또한 다른 사람들과 상호 작용해야 하는 상황에 자신을 놓는 데 열심히 노력했습니다. 이러한 치료, 행동 변화, 그리고 확증의 치유 패키지는 래리의 건강을 올바른 궤도로 돌려놓는 데 함께 작용했습니다.

피부 문제

~~~~~~~~~~~~~~~~~~~~~~~~~~~~~~~~~~~

건선, 아토피, 두드러기, 여드름 등의 피부 문제로 고통을 겪고 있나
요? 만약 그렇다면, 세상에서 안전하고 보호받는 느낌에 대한 당신의
관계에 주목해보실 필요가 있습니다. 피부 문제를 가진 사람들은 대
체로 잘 정돈된 삶을 살고 있는 것처럼 보이지만, 그것은 극도의 통
제 아래에서 이루어집니다. 이런 사람들은 변함없이 믿음직스럽고
신뢰할 수 있습니다. 그렇지만 아무것도 바뀌지 않는 한 말이죠. 그
들의 삶은 안전하고 익숙한 일상에 중점을 둡니다. 그러나 실제 삶
은 항상 안전하고 예측할 수 있는 것은 아니며, 이때 이러한 사람들
은 문제를 마주하게 됩니다. 삶의 자연스러운 흐름은 큰 불안을 초래
하며, 이것은 다시 피부 문제로 나타납니다. 흥미롭게도, 피부 문제와
관련된 감정과 경향, 예를 들면 삶에서의 유연성 부족은 관절 문제에
도 관련되어 있습니다. 이러한 질병 중 하나에 해당되는 사람들은 종
종 다른 증상도 가지고 있습니다.

그렇다면 우리는 먼저 당신의 몸이 보내는 메시지를 파악하고,
그다음으로 건강한 생각 패턴을 촉진하는 확언을 사용하여 맑고 빛
나는 피부를 얻기 위한 건강 처방을 살펴보겠습니다. 변화에 대한 두
려움과 불안에서 비롯된 피부 문제에 대한 좋은 일반적인 확언은 "나
는 기쁨과 평화의 생각으로 자신을 사랑스럽게 보호한다. 과거는 용
서되고 잊혀졌다. 나는 이 순간 자유롭다."입니다.

피부 장애는 많은 형태를 가질 수 있으므로, 그것들을 해결하는
데 도움이 될 긍정 확언은 상태에 따라 다릅니다. 예를 들어, 여드름

을 가지고 있다면, 부정적인 생각 패턴은 자신을 받아들이지 않는 것과 관련이 있으므로 확언은 "나는 지금의 나를 사랑하고 받아들인다."입니다. 아토피는 대립과 억눌린 감정이 나타나는 것과 관련이 있습니다. 이러한 감정의 영향을 상쇄하기 위해, 치유의 확언은 "조화와 평화, 사랑과 기쁨이 나를 둘러싸고 내 안에 존재한다. 나는 안전하고 보호받고 있다."입니다. 두드러기는 작은, 숨겨진 두려움과 작은 문제를 큰 것으로 만드는 경향에 관한 것입니다. 두드러기를 위한 치유의 확언은 "나는 내 생활의 모든 부문에 평화를 가져온다."입니다. 일반적으로 발진은 계획대로 진행되지 않았기 때문에 발생하는 자극과 관련이 있으며, 이러한 발진을 가진 환자들에 대한 확언은, "나는 나 자신을 사랑하고 받아들인다. 나는 생명의 과정에 평화롭다."입니다. 건선을 가지고 있다면, 상처를 입을 것을 두려워하고 자신의 감정에 대한 책임을 지지 않을 수 있습니다. 이 경우, 확언은 "나는 살아있는 기쁨을 느낀다. 나는 최고인 것을 받을 자격이 있고 받아들인다. 나는 나 자신을 사랑하고 받아들인다."입니다. 여기에 제시된 몇 가지 확언을 시도해 보거나 (255페이지의 표)를 참조하여 특정 질병에 대한 확언을 찾아보십시오.

피부 문제를 일으키는 다른 감정 문제를 해결하기 위해서는 변화를 다루는 능력을 개선하는 작업이 필요합니다. 사람들이 말하듯이, 변화는 삶에서 유일하게 끊임없이 지속되는 것입니다. 그렇다면 당신은 무엇을 할 수 있을까요? 아마도 이 문제를 해결하는 가장 쉬운 방법은 당신의 일상을 흔들어 놓는 것일 것입니다. 비록 직관적으로 보이지 않더라도, 당신의 삶에 약간의 즉흥적인 것들을 계획해 보십시오. 가끔 시간을 내어 삶이 당신을 원하는 곳으로 데려가게 하십시오. 예를 들어, 당신의 일력에 한 시간을 떼어두고 그냥 걷기 시작할 수 있습니다. 당신이 어떤 것에 부딪히는지 보십시오. 약간의 다양성을 도입하면, 연이어 계획 없는 즉흥적인 세상이 반드시 끔찍한 것은 아니라는 것을 알게 될 것입니다. 또한 당신은 혼란이 특정 영역에 속하는 특별한 역할에 들어가는 대담한 행동을 취할 수도 있습니다. 모든 것을 통제할 수 없는 상황에 자신을 놓아보십시오―보호소나 유치원 교실에서 자원봉사를 해보십시오. 거기서 무슨 일이 일어날지 누가 알겠습니까?

또한 당신의 일정을 살펴보고 어느 부분에서 조금의 통제를 포기할 수 있는지 결정하려고 할 수도 있습니다. 회의실에서 권력을 포기하고 싶지 않을 수 있지만, 아마도 당신의 아이와의 놀이 시간은 더 자유로울 수 있습니다. 이 모든 제안의 목표는 유연성을 개발하는 것입니다. 만약 당신이 더 유연하다면, 변화를 더 잘 다룰 수 있을 것입니다. 세상과 함께 일하는 능력에 대한 이러한 자신감은 당신이 매일 느끼는 불안의 양을 줄일 것입니다.

클리닉 파일에서:
피부 문제 사례 연구 ···

칼은 52세의 가정적인 남자입니다. 그는 또한 지역 사회에 참여하며 지역 자선 단체에 자원봉사하고 도시와 가족 행사에 모두 참석하는 성공한 사업가입니다. 그는 그의 세계에서 가족과 친구들에게 믿음직하고 신뢰할 수 있는 지역 사회의 기둥처럼 보입니다.

　　그러나 내면에서 칼은 강박적이고 유연하지 않으며 변화를 싫어합니다. 일이 그의 통제 내에 있고 그가 안전하다고 느끼는 선에서만, 칼은 회사를 운영하고 가족, 친구 및 지역 사회를 위해 있을 수 있습니다.

　　긴 시간 동안 지속해서 통제하던 중, 칼은 관절의 주름에서 발견되는 피부에 가려운 발진과 비늘이 생기기 시작했습니다. 피부과 의사를 방문하니, 의사는 칼에게 그가 중증의 건선을 가지고 있다고 진단했습니다.

　　건선은 피부 질환이지만, 종종 면역 체계의 문제를 나타내며, 이는 당뇨병, 심장 질환, 우울증, 염증성 장 질환, 관절염, 피부암 및 림프종을 포함한 다른 심각한 건강 문제와 관련이 있습니다. 건선과 함께 우리는 종종 세포가 너무 빨리 성장하게 하는 종양 괴사 인자TNF라는 단백질의 과도한 생성을 볼 수 있습니다. 왜 그런지는 아무도 확실하게 모릅니다. 하지만 우리는 칼이 좋은 내과 의사를 만나 그의 심장, 소화기, 관절의 지속적인 평가를 받도록 하고 싶었습니다. 그래서 첫 번째로 제안한 것은 칼이 이러한 요소 각각에 대한 기본 검사를 위해 의사에게 방문하는 것이었습니다.

　　다음으로, 칼은 가려움증을 완화하고 예방하기 위해 지속적인 피부 치료가 필요했습니다. 사용할 수 있는 치료법은 여섯 가지입니다: 지방성 피부 크림; 광 치료, 피부가 정기적으로 자외선에 노출되는 치료; 사이클로스포린, 메토트렉세이트, 아시트레틴과 같은 시스템 구두 약물; TNF 생산을 차단하는 주입 IV 약물; 중국 의학; 그리고 영양 치료.

칼은 건선을 위한 모든 일반적인 치료를 시도했지만, 증상이 완화되지 않았습니다. 지방성 스테로이드는 어느 정도 도움이 되었지만, 결국 광범위한 부작용을 초래했습니다. 그래서 우리는 그에게 능숙한 피부과 의사와 함께 광(빛) 치료를 고려해 보라고 제안했습니다. 칼은 또한 침술사와 중국 허브 약초 전문가에게 지시받았고, 그는 그에게 석고, 임페라타, 스크로풀라리아, 패네, 레만니아, 플로스 자포니카, 아르테미시아, 포사이시아 등 여러 가지 다른 약초를 주었습니다. 그리고 영양사는 칼이 그의 건선을 자극하는 음식을 파악하는데 도움을 주었습니다. 이상하게도, 토마토는 그중 하나였습니다. 칼은 또한 DHA를 복용하기 시작했습니다.

또한, 그는 자기의 삶에 작은 즉흥적인 행동과 통제된 혼돈을 포함하기 시작했습니다. 그리고 그는 일반적인 피부 건강(나는 나 자신이 되는 것을 안전하게 느낀다)을 위한 확언으로 그의 생각을 바꾸는 작업을 시작했습니다; 일반적인 피부 문제(나는 기쁨과 평화의 생각으로 나 자신을 사랑스럽게 보호한다. 과거는 용서되고 잊혔다. 나는 이 순간에 자유롭다); 발진(나는 기쁨과 평화의 생각으로 나 자신을 사랑스럽게 보호한다. 과거는 용서되고 잊혔다. 나는 나 자신이 되는 것을 안전하게 느낀다); 그리고 건선(나는 살아있는 기쁨을 느낀다. 나는 생활에서 최고인 것을 받을 자격이 있고 받아들인다. 나는 나 자신을 사랑하고 받아들인다). 칼이 한 모든 변화와 함께, 그의 피부는 깨끗해졌습니다. 그는 단순히 너무 좋아서 황홀했습니다.

첫 번째 감정 센터에서 모든 것은 잘 되어 있다

당신은 의학, 직관, 그리고 긍정 확언을 사용하여 면역 및 근골격 시스템을 강화하고 피부 질환을 치료할 힘을 가지고 있습니다. 첫 번째 감정 센터의 건강 문제로 몸이 보내는 메시지를 주의 깊게 듣고, 당신의 신체 문제의 근본에 있는 부정적인 생각과 행동을 인식하게 되면, 진정한 치유를 향해 나아갈 수 있게 됩니다.

루이스의 긍정 확언을 사용하여 새로운 생각 패턴을 확립하면, 첫 번째 감정 센터 질환에 기여하는 행동 패턴을 바꾸는 데 필요한 기반과 힘을 얻게 됩니다. 당신은 개인의 필요와 가족, 친구, 그리고 지역 사회의 필요를 균형 있게 조화롭게 배울 수 있습니다.

세상은 안전하고 친절한 곳입니다. 모든 것은 잘 되어 있습니다.

모든것이잘되고있어

제5장
두 가지(돈과 사랑)가 다 필요하다

> **두 번째 감정 센터:**
> 방광, 생식기, 허리, 그리고 엉덩이

두 번째 감정 센터는 사랑과 돈에 관한 것입니다. 이 두 가지 삶의 영역 사이에서 균형을 잡을 수 없다면, 방광, 생식기, 허리, 엉덩이의 건강 문제에 쉽게 노출될 수 있습니다. 따라서 이 감정 센터에서 건강을 완벽하게 다루는 핵심은 재정을 관리하면서 사랑하는 인생을 희생하지 않는 것, 그리고 그 반대도 마찬가지입니다. 쉬울 것 같죠? 아닙니다. 이 두 가지를 잘 균형 맞추는 것을 자연스럽게 잘 하는 사람은 매우 드뭅니다, 그러니 시작해 봅시다.

　　다른 모든 감정 센터와 마찬가지로, 돈과 사랑에 대한 감정에 영향을 받는 몸의 부분은 당신의 생활의 이 영역에서 불균형을 일으키는 생각 패턴이나 행동의 유형에 따라 다릅니다. 두 번째 감정 센터 문제에 대해, 우리는 네 가지 유형의 사람들을 발견합니다. 돈보다 사랑에 중점을 둔 사람들, 사랑보다 돈에 중점을 둔 사람들, 돈과 사랑에서 앞으로 나아가는 무절제한 추진력을 가진 사람들, 그리고 사랑이나 돈을 책임감 있게 다루지 못하는 사람들입니다. 우리는 신체 부위를 통해 더 구체적으로 다룰 것이지만, 모든 경우에, 몸에 귀를 기울이는 것이 중요합니다. 기억하세요, 당신의 몸은 직관적인 기계이며, 몸은 당신의 감정 건강의 문제를 신체적 불편함으로 외치면서 알려줄 것입니다.

두 번째 감정 센터와 관련된 부정적인 생각 패턴은 성별 정체성과 성적 정체성에 대한 불안, 분노 또는 슬픔, 그리고 관계의 어려움과 재정적 우려를 포함합니다. 당연히, 우리가 가족(첫 번째 감정 센터)의 안전에서 벗어나 세상에 혼자 나설 때, 우리가 혼자서 다뤄야 할 첫 번째 도전은 사랑과 돈, 즉 관계와 재정입니다.

그렇다면 당신의 건강을 개선하기 위해 재정과의 관계에서 중요한 변화를 만드는 것을 방해하는 것은 무엇인가요? 당신은 파트너에게 분노를 품고 있나요? 항상 다른 사람에게 당신의 돈을 다루게 하나요? 당신은 돈을 무책임하게 다루나요? 당신은 억압받는 느낌이 드나요?

이것들은 두 번째 감정 센터 건강 문제를 초래하는 감정과 행동의 몇 가지 유형에 불과합니다. 당신이 건강 문제의 근본적인 생각 패턴을 파악할 수 있다면, 방광, 생식기, 허리 및 엉덩이의 건강을 개선하는 데 필요한 감정적, 행동적 및 물리적 변화를 시작할 수 있습니다. 근본 원인을 파악하는 것이 첫 번째 단계입니다. 다음 단계는 이러한 부정적인 생각과 행동과 건강을 창출하는 새로운 생각 방식으로 변환하는 것입니다.

두 번째 감정 센터 확언 이론과 과학

다른 모든 질병과 마찬가지로, 루이스 헤이의 확언 이론은 두 번째 감정 센터의 건강 문제 뒤의 감정적 느낌을 살펴봅니다. 예를 들어, 월경 주기의 전반적인 건강과 여성의 무월경, 월경통 또는 근육종에서 벗어날 수 있는 능력은 그녀가 여성성에 대한 건강한 인식을 갖는지 아닌지에 따라 다릅니다. 여성 문제와 일반적으로 관련된 부정적인 생각 패턴은 여성성의 거부입니다. 성적 죄책감과 배우자에 대한 분노는 질염과 방광 감염과 관련이 있습니다.

반면, 전립선은 근원적인 남성적 측면을 나타냅니다. 성적 압박과 죄책감, 그리고 노화에 대한 사람의 태도는 전립선 문제와 관련이 있습니다.

관계에서의 권력 투쟁은 성병의 원인을 제공합니다. 임질, 헤르페스, 또는 매독이든, 생식기가 "죄악스러운"이거나 "더러운" 것이라는 믿음, 성적 죄책감, 그리고 당신이 벌을 받아야 한다는 느낌은 모두 성병과 연결된 생각 패턴입니다. 섹스가 나쁘다는 믿음 또는 성적 압박의 경험은 발기 부전과 연결된 생각 패턴을 만듭니다.

확언 이론의 관점에서 생식능력을 살펴보면, 임신에 어려움을 겪는다면, 부모가 되는 것에 대한 시기나 일반적인 필요성에 대한 우려가 있습니다.

마지막으로, 누가 돈에 대해 걱정할 때 허리 통증을 겪지 않았나요? 돈과 미래에 대한 두려움은 허리 통증과 좌골 신경통에 관련된 부정적인 생각 패턴입니다.

그렇다면 과학은 부정적인 생각과 감정이 두 번째 감정 센터의 기관에 영향을 미치는 몸과 마음의 연결에 대해 우리에게 무엇을 말해주나요?

연구에 따르면, 어머니가 되는 것에 대한 내면의 갈등을 느낀 여성과 그들의 몸 변화에 대해 걱정하는 여성에서 불임과 월경 주기의 불규칙성이 더 높습니다.[1] 그들은 사회적 압박을 받아 아이를 낳아야 하지만, 어머니가 되는 것은 그들의 장기적인 목표와 일치하지 않을 수 있습니다. 이 문제를 둘러싼 감정적 스트레스는 코르티솔을 증가시키고 프로게스테론을 감소시켜 자궁에 배아가 성공적으로 이식되는 것을 방해합니다. 또한 옥시토신을 감소시키고 노르에피네프린과 에피네프린을 증가시킵니다; 이 모든 것은 성호르몬을 억제하고 정자를 자궁으로 끌어올리는 메커니즘을 끄게 합니다.[2]

많은 압박을 받는 남성은 그가 경험하는 불안이 그의 몸에 항체를 생산하게 만들어 정자를 "불능"으로 만듭니다. 스트레스와 슬픔은 또한 고환과 부신이 더 많은 코르티솔과 더 적은 테스토스테론을 생산하게 만듭니다, 이는 정자 수를 감소시킵니다. 이러한 문제들은 불임을 초래할 수 있습니다.[3]

관계가 골반 기관의 건강에 어떻게 영향을 미치는지 보여주는 과학 문헌이 많습니다. 관계의 트라우마로 인한 우울증과 불안은 부

모든 것이 잘되고 있어

신이 스테로이드를 너무 많이 생산하게 만드는 것으로 나타났습니다. 이것은 몸 안의 코르티솔, 에스트라디올, 테스토스테론의 수준을 변화시킵니다. 이 세 가지 호르몬 사이의 불균형은 비만 문제는 말할 것도 없이, 골반 통증에서부터 근육종과 난소 낭종에 이르기까지 모든 문제를 초래할 수 있습니다.[4] 실제로 한 연구에서는 만성 골반 통증과 성폭력 사이의 연관성을 보여주었습니다. 성적 트라우마, 특히 어린 시절에는, 섭식 장애와 비만의 세 번째 감정 센터 문제를 포함하여 생식기와 요로의 통증을 유발하는 것으로 알려져 있습니다.[5]

자궁경부 이형성증과 자궁경부암을 앓는 여성은 일찍부터 더 많은 성적 관계를 맺었으며, 결혼 전 성적 경험 횟수가 많았거나 외도, 또는 여러 번의 결혼과 이혼을 겪었습니다. 이 여성 중 절반 이상은 아버지가 어렸을 때 사망하거나 가족을 버린 가정에서 자랐습니다.[6] 본질적으로, 이 여성들은 어린 시절에 남자로부터 적절한 사랑을 받지 못했습니다. 그들의 나중의 성적 행동은 사랑을 원하는 외침일 수 있으며, 그들이 집에서 찾지 못한 것을 찾으려는 노력일 수 있습니다. 사랑의 내부적 표현이 없으면, 그들은 불균형한 관계의 풍부함으로 내부의 빈 구멍을 계속 채우려고 합니다. 이 여성들은 자주 그들이 가지고 있는 섹스를 즐기지만, 물리적으로나 감정적으로나 그들은 진짜 자신을 버리고 남자를 기쁘게 하려고 무엇이든 하려고 합니다.[7]

재정적인 어려움과 악화한 경제의 상황은 국가 노동자들의 등에 부담으로 다가올 수 있습니다. 실제로 말이죠. 여러 연구에서 사람들이 그들의 가계 경제에 대해 우울하거나 불행해질 때 등의 통증과 근육 긴장이 증가한다는 것을 보여주었습니다. 직업이 만족스럽지 않으면 특히 더 아프다는 것을 알 수 있습니다.[8] 예를 들어, 한 연구에서는 직업에 대한 불만족이 통증 위험을 거의 7배 증가시켰다고 발견했습니다.[9] 허리 통증은 미국에서 직장에서의 갈등이 주요 원인이며, 가구 전체가 이동한 사람들이나 부두 노동자뿐만 아니라 사무직 노동자에게도 해당합니다. 그리고 허리 통증의 발생률은 인체 공학적으로 적절한 조치를 취한 조건에서도 반드시 감소하지 않습니다. 당신은 제가 무슨 말 하는지 아실 겁니다. 온갖 베개와 건강 보조 기구들... OSHA(산업안전 보건 관리법)와 회사들이 우리의 척추를 보호하기 위해 고안한 모든 베개와 장치들 말이죠. 최근 연구에서 사무직 노동자에게 인체 공학 연수를 받게 하는 것이 허리 통증과 장애 사례를 크게 줄이지 않았다고 보여주었습니다.[10] 하지만 당신이 즐기는 일을 하면 도움이 될 수 있습니다, 왜냐하면 그것은 실제로 만성 통증의 완화제인 오피오이드(아편 비슷한 작용을 하는 합성 진통 마취제-역자주)를 방출하기 때문입니다.

흥미롭게도, 허리 통증은 또한 인간관계가 문제가 생기는 것과도 연관되어 있습니다. 현재의 결혼 관계의 개선은 특히 허리에서 만성 통증을 완화하는 데 도움이 될 수 있습니다. 허리 통증과 결혼 문제를 겪는 사람이 그의 또는 그녀의 파트너와 부부 치료를 받으면, 관계가 개선됨에 따라 수술이나 약물의 혜택 없이 허리 통증이 크게 개선되곤 합니다.[11]

이제 루이스의 확언 이론을 지지하는 과학을 알았으니, 건강 문제를 어떻게 실제로 치료해야 할까요?

방광 문제

~~~~~~

방광 문제를 겪는 분들은 대체로 관계에 있어서 감정적으로 매우 민감합니다. 그래서 경제적 독립을 하기가 무척 어렵습니다. 그들은 사랑하는 관계를 유지하는 데 집중하다 보니, 비즈니스에서 거래를 하거나 화폐 가격에 집중하는 데 필요한 기술을 발전시켜서 사용하는 것이 어렵습니다. 이런 사람들은 경제적 문제를 뒷전으로 미루거나 모든 경제권을 파트너에게 양도하는 경향이 있습니다. 그러나 이러한 행동들은 종종 방광 질환을 초래합니다. 방광문제를 겪는 사람들은 돈이 필요할 때 다른 중요한 사람에게 완전히 의존하게 되거나 필요에 따라서 경제적 책임을 일부 부담해야 하는 것 때문에 분노와 원망을 불러일으킬 수 있습니다.

그러므로 사랑과 돈의 삶에 조금 더 균형을 맞추기 위한 처방을 살펴보겠습니다. 방광 문제를 일으키는 부정적인 생각 유형을 바꾸는 데 도움이 될 수 있는 긍정 확언부터 살펴보겠습니다. 요로 관련 감염, 방광염이나 더 심각한 신장 감염은 대개 반대 성별이나 동반자에게 화를 내고 다른 사람을 탓하는 것과 관련이 있습니다. 따라서 그런 분노를 없애야 합니다. 요로 감염을 위한 좋은 치유 확언은 "이 상태를 만든 내 의식의 패턴을 해제한다. 변화할 의향이 있다. 나 자신을 사랑하고 인정한다." 요실금(요의 무의식적 누출)은 장기간 감정을 억제하는 것과 관련이 있으며, 이에 대한 치유 확언은 "나는 느끼려는 의향이 있다. 내 감정을 표현하는 것은 안전하다. 나 자신을 사랑한다." 확언은 상태에 따라 다를 것입니다. 더 구체적인 확언을 원

제5장 두 가지(돈과 사랑)가 다 필요하다

한다면 (255페이지의 표)에서 특정 질환을 찾아보세요.

과거의 재정적인 관계를 되돌아보십시오. 당신은 어떤 사람에게 너무나 헌신적이었기 때문에 재무에 주의를 기울이지 않았던 적이 있나요? 관계에 있었던 경우, 경제적 통제를 모두 중요한 다른 사람에게 양도했나요? 재무적으로 통제력을 잃은 느낌이 드나요? 이 질문 중 어느 것이라도 '예'라고 답했다면, 방광 문제를 발생시킬 위험이 있습니다.

이것이 당신과 같다면, 가장 중요한 문제는 돈에 대한 당신의 견해와 그것이 인생에서 얼마나 중요한 역할을 하는지를 다루는 것입니다. 이것은 쉽지 않을 것입니다. 사랑과 돈 사이의 균형을 이루기 위해 작게 시작해야 합니다.

현재 경제적 독립이 없다면, 어떻게 얻을 수 있는지 알아보십시오. 예를 들어, 몇몇 가정의 청구서 지급을 담당하십시오. 그냥 몇몇 수표를 작성하십시오. 만약 당신이 정말 강하고 모험적으로 느껴진다면, 개인적인 열정을 살펴보고 이러한 관심사 주변에서 파트타임 직장을 찾아보십시오. 중요한 것은 무언가 재무적인 것에 대한 책임을 지는 것입니다. 당신은 돈의 언어와 유익한 힘에 익숙해져야 합니다. 이것은 파트너에 대한 당신의 의존성을 줄이고, 완전히 통제하는 관계에 있거나 큰 재무적 역할을 맡게 되는 것으로부터 생길 수 있는 원망과 불안을 줄입니다. 당신의 인생에서 얼마나 사랑하고 신뢰하는 사람이 있더라도, 항상 당신의 재무 전망에 관여해야 합니다.

경제적 참여를 향해 나아가기가 어려워 보인다면, 문제 중 하나는 돈이 영적이지 않다는 인식일 수 있습니다. 돈이 아마도 모든 악의 근원일지 모른다는 생각을 하고 있을지도 모릅니다. 그리고 그것에 대해 신경 쓰는 것은 자동으로 당신을 피상적이거나 물질적으로 만든다고 생각합니다. 이에 대해 제가 할 수 있는 말은, 그것을 깨달아야 한다는 것입니다. 오늘날 우리 사회의 구조로 인해, 돈은 음식과 물처럼 인생에 필요합니다. 돈과 권력을 가진 사람들이 그것들을 남용할 수 있지만(그리고 그렇게 합니다), 이런 나쁜 행동은 그들의 존재에 본질적으로 내재되어 있지 않습니다. 당신은 재무적으로 책임감 있게 행동하는 것이 건강한 재정 독립을 의미한다는 것을 깨달아야 합니다. 더도 말고 덜도 아닙니다.

따라서 목표는 돈과 사랑 사이의 균형을 찾는 것입니다. 중요한 관계를 희생하여 경제적 안정을 희생하지 마십시오. 당신의 경제 상황을 통제함으로써, 당신은 자신과 주변 사람들에게 존경을 표현하고 있는 것입니다.

클리닉 기록에서:
방광 장애 사례 연구 ···

55세의 엘리스는 그녀가 20대 중반에 남편을 만날 때까지 정말로 행복하지 않았다고 전했습니다. 그녀는 자신 경력에 완전히 집중하고 있었습니다. 경영대학원에 다니고 회계사로 일하면서도 중요한 것이 빠져 있다고 느꼈습니다. 그러나 엘리스가 제럴드를 만났을 때 모든 것이 바뀌었습니다. 그들은 빠르게 사랑에 빠져 결혼했고, 엘리스는 마침내 평온함을 느꼈습니다. 비즈니스 경력을 향해 가던 그녀는 모든 재무 관리를 제럴드에게 넘겨주고, 직장을 그만두고 그들의 성장하는 가족을 위한 전업주부가 되었습니다.

엘리스는 오랜 시간 동안 행복하고 충족감을 느꼈습니다만, 그것은 제럴드가 그의 오랜 직장에서 해고될 때까지입니다. 그는 이 예상치 못한 조기 은퇴에 빠르게 적응했지만, 엘리스에게는 더 어려운 전환기였습니다. 거의 20년 동안 전업주부로 지내며 경제적 활동을 전혀 다루지 않았던 그녀는 그들의 소득을 보충하기 위해 다시 회계사로 일하러 돌아가야 했습니다.

엘리스가 일을 시작한 후 곧 그녀와 제럴드는 돈 문제에 대해 다투기 시작했습니다. 그녀는 원망스럽고 압도당하며 때로는 화가 났습니다. 일은 한때 그녀에게 만족감을 주었지만, 이제 그것은 그녀가 얼마나 변했는지와 그녀가 얼마나 포기했는지를 강조하기만 했습니다. 그녀는 건강 문제를 겪기 시작했습니다. 처음에 그녀의 증상은 선순환을 가리키는 것처럼 보였습니다. 그녀는 배뇨의 급박한 느낌, 불규칙한 월경 주기, 그리고 방광염을 발달시켰습니다. 그러나 항생제로 치료되지 않는 요로 감염으로 몇 달 동안 고통받은 후, 그녀는 우리 클리닉에 왔습니다.

우리가 엘리스의 요로 및 월경 주기 문제를 도와줄 때, 그 첫 번째 단계는 이 신비한 골반 부위를 비밀스럽게 만드는 것이었습니다. 나는 사람들이 이것을 이해하는 것이 중요하다고 생각합니다. 왜냐하면 우리가 우리의 장비가 무엇이고 어떻게 작동하는지 알면, 거기에서 건강을 시각화하는 데 더 능숙해질 수 있기 때문입니다.

나는 엘리스에게 우리의 요로계는 두 개의 신장, 두 개의 요관,

하나의 방광, 그리고 하나의 요도로 구성되어 있다고 설명했습니다. 신장은 혈액에서 독소를 여과하고, 나트륨과 물의 수준을 균형을 맞추고, 그런 다음 요도를 통해 방광으로, 그리고 몸 밖으로 송출되는 소변을 생산합니다. 요도 개구부가 세균이 있는 항문 근처에 있으므로, 감염 가능성은 쉽게 상승할 수 있어, 일반적인 요로 감염이 발병합니다. 만약 당신이 면역 체계가 약하거나 당뇨병이 있거나 도뇨관catheter, 다른 예방 요인이 있으면, 세균은 방광에서 요관을 따라 신장까지 올라가 위험한 신장 감염을 일으킬 수 있습니다.

그녀의 요로계가 어떻게 작동하는지 명확하게 한 후, 우리는 엘리스를 그녀의 의사에게 다시 보냈고, 그녀는 소변을 검사받았습니다. 방광염이 있을 때, 소변에는 백혈구와 많은 양의 세균이 함께 있습니다. 방광에는 일정 수의 세균이 살고 있기는 하지만, 감염이 있을 때 이 숫자는 급격히 증가합니다. 엘리스의 경우, 그녀는 백혈구가 없었고 최소한의 세균만 있었기 때문에 실제로 방광 감염이 없었습니다. 그런 그녀의 통증의 원인은 무엇이었을까요?

방광은 최대 1쿼트 (미국 0.94리터)의 소변을 포함할 수 있는 근육 기관입니다. 따라서 5분마다 또는 그렇게 배뇨의 급박감을 느끼지만, 소변을 몇 온스만 생산한다면, 당신은 방광 또는 요도를 자극하고 있습니다. 이것이 엘리스의 경우였지만, 그녀의 산부인과 의사는 왜 그런지 알아내야 했습니다. 고려해야 할 세 가지 기본적인 이유가 있었습니다.

1. 자궁 절제술 후의 효과: 자궁 절제술 후에는 "스트레스 요실금"

제5장 두 가지(돈과 사랑)가 다 필요하다

이 발생할 수 있습니다. 이는 수술이 배뇨를 제어하는 방광 신경을 "멍들게" 했다는 것을 의미합니다.

2. 섬유종 자궁: 여성이 자궁에 큰 섬유종 낭종을 가지고 있다면, 이것들은 인접한 방광을 압박할 수 있습니다. 이에 따라 방광이 더 작은 양의 소변으로 채워지게 되어 자주 배뇨하게 됩니다.

3. 질 건조와 가늘어짐으로 인한 자극: 폐경 전에 에스트로겐 수준이 떨어지면, 질과 요도 조직이 가늘어지고 자극을 받습니다. 이 것은 방광 감염과 같은 증상을 만들지만, 감염은 없습니다. 당신은 단순히 급박감과 배뇨 중 통증을 가지고 있습니다.

엘리스가 자궁 절제술을 받지 않았기 때문에, 우리는 이것이 문제가 아니라는 것을 알았습니다. 그래서 다음 진료과는 산부인과였습니다. 엘리스는 마음의 큰 압박과, 힘든 기간을 겪고 있었고, 산부인과 의사로부터 그녀는 두 개의 큰 섬유종을 가지고 있었으며, 그중 하나는 그녀의 방광 바로 위에 있었다는 것을 알게 되었습니다. 이 시점에서, 엘리스는 섬유종을 다루기 위해 두 가지 옵션을 가지고 있었습니다. 그녀는 생식기 외과 의사에게 그것들을 제거하도록 요청할 수 있었습니다. 또는 그녀가 수술을 원하지 않는다면, 그녀는 단순히 기다리기만 하면 됩니다. 폐경의 끝은 종종 섬유종의 수축을 초래하는 호르몬의 감소를 가져옵니다. 이것은 방광에 대한 압박을 완화하는 데 도움이 됩니다.

엘리스의 의사는 또한 통증의 세 번째 가능한 원인을 조사했습니다. 질 건조와 가늘어짐으로 인한 자극. 엘리스의 시기는 폐경 전의 특성이 있었고, 그녀는 질 건조와 성교 중 통증을 경험하기 시작했습니다. 엘리스는 섬유종 수술을 받기로 하지 않았고, 대신 자극을 치료하여 그것이 그녀의 방광 문제를 도와줄 수 있을지 보기로 했습니다. 건조함을 해결하기 위해, 엘리스는 도움을 줄 수 있는 다양한 윤활제를 살펴보고 그녀에게 맞는 것을 찾았습니다. 그녀의 의사는 그녀에게 문제를 해결할 수 있는 처방전과 자연적인 방법을 모두 보여주었습니다. 엘리스는 자연적인 것으로 시작하기로 했고, 질 점막을 두껍게 하고 이 지역을 무감각하게 만들기 위해 흑초를 사용하고, 질 윤활을 복원하고 배뇨 빈도를 줄이기 위해 민들레 잎과 귀리를 사용했습니다.

불행하게도, 이것들은 그녀가 원하는 만큼 도움이 되지 않았기 때문에, 엘리스는 다시 그녀의 의사에게 돌아갔고, 그는 에스트리올 크림과 테스토스테론을 포함하는 질 크림을 제안했습니다. 이것들은 자극받은 질과 요도 지역을 진정시키는 데 도움이 될 것입니다.

마침내, 엘리스의 호르몬 기반의 배뇨 빈도와 월경 주기 불규칙성을 해결하기 위해, 나는 그녀에게 능력 있는 침술사와 중국 약초 전문가를 방문하도록 제안했습니다. 엘리스는 레이마니아와 귀 링 디Gui Ling Di를 포함하는 루이 웨이 디 황Lui Wei Di Huang 이라는 약초 조합을 받았습니다.

그녀는 또한 그녀의 문제에 기여했을 수 있는 생각과 행동 패턴을 살펴보았습니다. 그녀는 방광 문제를 위한 확언(나는 편안하고 쉽게 내 인생에서 오래된 것을 방출하고 새로운 것을 환영한다. 나는 안전하다)과 요로 감염(나는 이 조건을 만든 내 의식의 패턴을 방출한다. 나는 변화할 의지가 있다. 나는 나 자신을 사랑하고 인정한다)과 함께 실행했습니다. 그녀는 또한 돈과의 관계를 다루기 시작했습니다. 돈이 무엇을 의미하는지에 대한 그녀의 인식을 바꾸고 그녀의 분노를 돕기 위해 그녀의 생각 패턴을 바꾸면서, 엘리스는 치유하기 시작했습니다.

생식기

생식기 질환을 겪는 남성과 여성은 대체로 건강한 방식으로 생명을 어떻게 창조할 것인지에 대한 무지한 마음의 상태를 가지고 있습니다. 그들은 일이든 가족 관련이든 본질적으로 모든 것이 일이라는 생각으로 어떤 것이라도 생산하는 데 주도적입니다. 관계를 맺을 때 그들의 사랑은 자신이 원하는 것, 아이들이든 책이든 연극이든 기술 매뉴얼이든 다른 창작물이든 생산하는 데 필요한 도구 중 하나에 불과합니다. 이러한 추진력은 생활의 모든 측면을 극도로 조직적이고 통제적으로 관리함으로써만 가능합니다. 돈과 비즈니스의 외부 세계에서 이런 집중력과 통제력이 더욱 명확하게 나타나지만, 많은 아이나 프로젝트, 애완동물과 함께 집을 운영하는 것은 많은 조직력과 통제력이 있어야 한다는 것으로 모두 알고 있습니다. 그들이 경제의 험난한 세계에 있든, 집을 운영하는 종합적인 업무를 처리하든, 때로는 여성과 그 특별한 남성들은 생산 일정을 유지하기 위해 타고난 여성성을 끄게 됩니다. 당신이 업무나 집에서 과도하게 생산적이라면, 그것은 생식기 문제로 나타날 수 있습니다.

생식기가 건강해지기 위해서는 남성과 여성 모두 그들의 우선순위를 재평가하고, 근육종, 불임, 전립선 문제 또는 다른 가능한 많은 생식 질환으로 이어지는 기본적인 신념을 바꿔야 합니다.

일반적으로 여성의 문제는 "나는 나의 여성성을 기뻐한다. 나는 여자가 되는 것을 사랑한다. 나는 내 몸을 사랑한다."라는 확언으로 개선될 수 있습니다. 자궁 근육종은 파트너와의 상처를 간호하는 것과 관련이 있으며, "나는 이 경험을 끌어들인 나 안의 패턴을 해제한다. 나는 내 인생에서 오직 좋은 것만을 창조한다."라는 확언으로 개선될 수 있습니다. 여성의 성적 문제와 발기 부전은 대체로 이전의 동반자에 대한 성적 압박, 죄책감 또는 악의, 심지어 아버지에 대한 두려움과 관련이 있습니다. 이러한 여성들은 섹스하는 것이나 성적 쾌락을 경험하는 것이 잘못되었다고 자주 믿습니다.

폐경기에 있는 많은 여성은 노화, 원하지 않는 것, 매우 좋지 않다는 두려움을 경험합니다. 폐경 증상은 "나는 모든 주기의 변화에서 균형 있고 평온하며, 나의 몸을 사랑으로 축복한다."라는 문장으로 개선됩니다.

남성의 경우 문제의 첫 징후나 증상은 성적 욕망의 일시적인 손실이나 호르몬 수준의 약간 불균형처럼 미묘할 수 있습니다. 그러나 이러한 문제들에 주의를 기울이지 않으면, 경고는 더 강해지고 심각한 건강 문제가 발생할 것입니다.

전립선 문제와 관련된 부정적인 사고 패턴은 남성성과 노화에 대한 두려움뿐만 아니라 성적 압박과 죄책감과 관련이 있습니다. 전립선 건강을 증진하기 위해 "나는 내 남성성을 받아들이고 기뻐한다.

나는 나 자신을 사랑하고 인정한다. 나는 나만의 힘을 받아들인다. 나는 영혼에서 영원히 젊다."라는 확언을 사용하세요. 문제가 성적 능력과 관련이 있다면, 부정적인 감정은 보통 이전의 파트너에 대한 분노나 악의와 관련이 있습니다. 문제는 심지어 어머니에 대한 두려움과 관련이 있을 수도 있습니다. 발기 부전을 치료하기 위한 확언은 "나는 이제 내 성적 원칙의 전체 힘을 쉽고 기쁘게 운영하도록 허락한다."입니다.

두 성별 모두, 불임은 두려워하고, 생명의 과정에 저항하며, 부모가 되는 과정에 저항하는 것과 관련이 있습니다. 이 경우 치유의 확언은 "나는 내 내면의 아이를 사랑하고 소중히 여긴다. 나는 나 자신을 사랑하고 숭배한다. 나는 내 인생에서 가장 중요한 사람이다. 모든 것이 잘 되고 나는 안전하다."입니다.

다른 모든 섹션과 마찬가지로, 사용하는 확언은 특정 질병의 신체 위치에 따라 다를 것입니다. 255 페이지의 확언 표를 참조하여 특정 질병을 찾아보세요.

확언 외에도, 생식 문제에서 벗어나기 위해 행동의 변화를 살펴봐야 합니다. 주요 목표는 인생에서 관계와 재무적 성공을 균형 있게 다루는 것을 배우는 것입니다. 모든 것에서 계속 성취하려는 충동을 저항하세요. 집에서 재무를 처리하는 것이 강박적으로 느껴진다면, 잠깐 배우자나 파트너에게 청구서 처리를 맡겨보세요. 이것은 특히 당신이 그 일을 더 잘할 수 있을 때 힘들 수 있지만, 이를 견디고 참아보세요. 당신이 그것을 원하는 방식으로 하지 않으리라는 것을 알고 있더라도 아이들(있다면)에게 간단한 저녁 식사를 준비하게 할 수도

모든 것이 잘 되고 있어

있습니다. 할 수 있는 가장 중요한 것은 모든 것을 통제하려는 필요성을 놓아주려는 시도입니다.

목표는 사랑과 기쁨을 일상 경험으로 되돌려놓고 세상의 흐름에 따라가는 것을 배우는 것입니다. 휴식을 취하고, 시간을 내고, 위임하면서도 성공할 수 있다는 것을 깨달아야 합니다. 항상 최대한 빠르게 살아가는 것 외에도 인생에서 보상이 있다는 것입니다. 더 여유로운 생활 방식에 만족하는 사람들과 함께 지내려고 노력하세요. 그들을 보고 당신이 왜 그들을 성공적이라고 생각하는지 자신에게 물어보세요. 성공에 대한 당신의 정의를 재평가할 필요가 있을지도 모릅니다.

그러므로 살아가는 기쁨으로 돌아가려고 노력하세요. 좋은 친구가 하는 말을 경청하면서 시간을 보내세요. 감정과 꿈에 관해 이야기하세요. 단순히 천천히 지낼 특정 시간을 정하세요. 또한 명상을 시도하거나 단순히 조용히 앉아 있는 것도 좋습니다. 이것은 주의를 지금 이 순간에 집중시키며, 다음에 무엇이 일어나야 하는지에 대한 지속적인 생각의 흐름을 멈춥니다. 목표는 현재 순간에 더 완전히 살아가고, 주변 것을 보고 감사하는 것입니다. "장미꽃의 향기를 맡으러 멈추어서라도 시간을 내다"라는 오래된 속담에는 지혜가 있습니다. 현재의 인생에서 아름다움을 찾아보세요. 곧 당신은 통제와 지속적인 노력이 행복을 위해 필요하지 않다는 것을 발견하게 될 것입니다. 당신도 인생을 밀어나가는 순간적인 아드레날린의 성취감을 진정한 평화로 대체하는 법을 배울 수 있으며, 그동안 더 나은 신체 건강을 즐길 수 있습니다.

두 번째 감정 센터에서 모든 것은 잘 되고 있습니다.

사람들은 약을 먹거나 몸을 수술대에 드러내 방광 문제, 생식 문제, 허리통증 및 엉덩이 통증을 처리하려고 합니다. 급성 증상의 경우 그렇게 하는 것이 가장 신중한 조치일 수 있습니다. 그러나 더 만성적인 질환과 기능 장애의 경우 다른 치료법을 찾아야 할 수 있습니다.

이 장에서는 의학, 몸의 직관, 그리고 확언의 조합을 사용하여 두 번째 감정 센터에서 건강을 창조하는 많은 방법을 탐구하였습니다.

당신이 몸이 보내는 신호를 식별하고 검토하는 방법을 배울 때, 진정한 치유의 길로 나아갈 것입니다. 돈과 사랑의 관계에 대한 주의를 균형 있게 조절함으로써, 이 건강 영역을 악화시키는 스트레스 요인을 제거할 수 있습니다. 성적 정체성, 재무 능력, 사랑과 관계와 관련된 부정적인 생각과 행동을 인정하세요. 그런 다음 루이스의 확언을 사용하여 이러한 영역에서 부정적인 생각을 반박하고 "나는 생명의 과정을 신뢰한다.", "나는 생명이 항상 나를 지지하고 돌봐준다는 것을 안다." 및 "나는 사랑받을 만하고 사랑받고 있다."라는 확언으로 명상함으로써 새로운 사고 패턴과 행동을 확립하세요.

당신은 사랑받을 가치가 있습니다. 모든 것은 잘 되고 있습니다.

6장
새로운 태도

세 번째 감정 센터:
소화 시스템, 체중, 부신, 췌장 및 중독

제3의 감정 센터에서의 건강은 개인의 자아감과 타인에 대한 책임을 어떻게 이행하는지에 관한 것입니다. 이 장에서는 제3의 감정 센터의 여러 측면을 검토합니다. 토론의 일부는 소화 시스템을 구성하는 특정 기관, 그리고 설탕과 중요한 호르몬을 조절하는 부신과 췌장, 그리고 체내 화학을 조절하는 신장과 같은 기관에 중점을 둡니다. 또한 체중 문제와 중독과 관련된 더 넓은 주제도 다룹니다. 다른 감정 센터와 마찬가지로 당신이 경험하는 질병은 그것을 근본적으로 결정하는 생각 패턴이나 행동의 유형에 따라 다릅니다.

제3의 감정 센터의 건강 문제를 가진 사람들은 일반적으로 네 가지 범주로 나뉩니다. 다른 사람의 욕구에 완전히 집중함으로써 자신을 정의하는 사람들, 경력과 물질적 소유를 통해 자아감을 강화하는 사람들, 모든 자아 개념을 포기하고 도움 받기 위해 더 높은 힘에 의존하는 사람들, 그리고 기분 좋은 정신 승리를 통해 자신을 바라보는 것을 피하는 사람들입니다. 이 다양한 사람들은 소화 시스템의 건강과 체중 및 중독 문제와 관련하여 다양한 방식으로 영향을 받습니다. 나중에 제3의 감정 센터의 실제 신체 부위와 개별 질병을 다룰 때 더 구체적으로 다룰 것입니다.

이러한 생활 영역에서 건강을 유지하기 위해서는 강한 자아감을 개발하는 것이 필수적입니다. 자신의 자존감을 발전시키지 않고, 다른 사람을 기쁘게 하려고 걱정하는 시간과 자신을 양육하는 시간 사이의 균형을 찾지 못하면 구토, 속 쓰림, 궤양, 변비, 설사, 대장염 또는 신장 문제로 고통받을 수 있습니다. 또한 체중, 체형 또는 중독과 관련된 문제를 겪을 수도 있습니다. 이러한 건강 문제들은 당신이 지금 하는 것이 효과가 없다는 것을 알려주기 위한 몸의 메시지입니다.

세 번째 감정 센터의 확언과 과학

루이스의 확언 이론에 따르면, 소화기관, 간, 담낭, 그리고 신장의 건강은 특히 뭐가 부족하거나 삶의 무게에 과부하를 느낄 때 겪는 극심한 불안, 두려움과 관련된 생각 유형과 연관되어 있습니다. 예를 들어, 일반적인 소화기관 문제는 새로운 것과 경험에 대한 두려움과 연관되어 있습니다. 구체적으로, 경련성 대장 환자는 불안감 문제를 겪을 수 있습니다. 대장염은 놓아주는 것에 대한 두려움과 연관되어 있으며, 일반적인 대장 문제는 과거를 붙잡고 있음과 관련이 있습니다.

체중 문제와 관련된 부정적인 생각 유형은 보호의 필요성과 관련이 있습니다. 일반적으로 중독은 어떻게 처리해야 할지 모르는 감정을 치료하는 방법입니다. 루이스는 이것을 "자신으로부터 도망치는 것"이라고 합니다.

마지막으로, 혈당의 대사 문제는 책임과 인생의 부담과 관련이 있습니다. 저혈당증은 인생의 부담에 압도되어 "무슨 소용이 있을까?"라는 절망감과 연관되어 있습니다.

제3의 감정 센터의 건강은 강한 자존감을 느끼고 있으며, 책임을 다룰 수 있고, 중독이나 약물 남용을 통해 도망치지 않는 것과 관련이 있습니다. 우리의 소화기관, 체중, 그리고 체형의 건강은 일과 책임과의 건강한 관계를 맺을 수 있는 우리의 능력에 달려 있습니다.

그렇다면 제3의 감정 센터 장애를 치료하는 이러한 접근법의 효과성에 대해 과학은 어떻게 말하고 있을까요?

많은 연구에서 부정적인 감정—두려움, 슬픔, 또는 분노—가 우리의 위의 내막을 자극할 수 있으며, 사랑과 기쁨은 그것을 진정시킬 수 있다는 것을 보여줍니다. 사실, 이러한 부정적인 감정을 더 많이 경험할수록 GERD(위·식도 역류 질환), 궤양, 그리고 과민 대장 증후군과 같은 소화 문제를 발병할 가능성이 커집니다.[1]

궤양을 예로 들어보겠습니다. 과학자들은 궤양을 위에서 자연스럽게 발생하는 헬리코박터 필로리의 과도한 증식에 원인을 돌립니다.[2] 이 과도한 증식은 높은 불안을 가진 사람들에서 더 자주 볼 수 있습니다. 이것은 그들의 소화기관에서 과장된 면역 체계 반응의 결과일 수 있으며, 이에 따라 그들의 위와 대장의 내막이 박테리아에게 더 투과성이 있게 만듭니다.[3] 스트레스와 불안은 여러 원인에서 비롯될 수 있지만, 이것은 특히 경쟁력 있는 업무 환경에서 특히 흔합니다. 연구에 따르면, 매일 대단한 스트레스를 다루어야 하는 사람들은 궤양의 발병률이 높습니다.[4] 동물에서도 같은 현상을 볼 수 있습니다. 연구에서는 설치류가 동료와 자원을 위해 지속해서 경쟁해야 하는 상황에 놓이면 소화 문제와 궤양을 경험한다는 것을 발견했습니다.[5]

완벽주의도 위와 대장 문제와 밀접하게 관련되어 있습니다.[6] 이 성격 특성은 충분하지 않다는 지속적인 감정을 초래하며, 자신감을 낮춥니다. 연구에 따르면, 우리의 자존감에 타격을 입히면 소마토스타틴이라는 호르몬의 혈중 농도가 감소하는데, 이 호르몬은 다른 여러 호르몬의 생산을 억제합니다. 호르몬이 균형을 잃으면, 위와 장은 제대로 작동하지 않습니다. 이에 따라 궤양과 과민 대장 증후군이 발생할 수 있습니다. 대장염, 즉 장의 만성적인 염증성 질환도 일부 사람들에서 완벽주의의 필요성과 관련이 있습니다.[7]

스트레스에서 빠져나올 수 없다고 느끼는 사람들은 혈중에 스트레스 호르몬 수치가 높아지며, 이에 따라 소화 문제가 발생할 수 있습니다.[8] 이를 예로 들면, 물리적 학대나 지속적인 갈등이 있던 가정에서 자란 사람들이 성인이 되었을 때 궤양이나 식사 장애가 발병할 가능성이 높다는 연구 결과가 있습니다.

스트레스는 비만 문제를 초래할 수 있습니다. 연구에 따르면 스트레스로 인한 감정은 사람의 대사, 즉 음식을 분해하는 능력에 영향

모든 것이 잘되고 있어

을 미칩니다. 경쟁적이고 적대적인 상황에서 힘들게 싸우면서 우리는 더 크고 덜 자주 식사하는 경향이 있으며, 이러한 식사 패턴은 종종 체중 증가로 이어집니다. 스트레스로 가득 찬 하루를 보내면서 아침과 점심을 건너뛰고 큰 저녁을 보상으로 먹는 사람은 없을까요? 불행하게도 이러한 식사 일정은 당신의 허리둘레를 줄이지 않습니다. 그것은 정반대의 효과를 가져옵니다. 복부 지방을 증가시킵니다.

극단적인 삶의 문제와 증가한 책임에 대한 걱정과 같은 감정은 우리가 설탕을 분해하는 방식에 영향을 미치며 당뇨병의 발병에 이바지할 수 있습니다. 감정 스트레스는 염증과 혈중 코르티솔 수치를 증가시켜 인슐린을 증가시키므로 먹는 것을 더 많이 지방으로 저장하게 됩니다. 그리고 연구자들은 우울증과 불안을 가진 사람들이 그들의 감정과 소화에 영향을 미치는 뉴로펩타이드가 방해받을 수 있다는 것을 관찰했습니다. 그러므로 당신의 태도를 치유하는 방식이 당신의 허리둘레도 치유할 수 있다는 것은 합리적입니다.

중독과 낮은 자아감 및 자신감 간의 연관성은 많은 연구에서 분명하게 나타납니다. 연구는 사람들이 과식, 흡연, 과도한 음주, 그리고 다른 형태의 탈출을 통해 불안, 우울증, 분노 또는 불충분함과 같은 감정을 덮어버리고, 그들이 처리할 수 없는 책임을 피하려고 이러한 전략을 사용한다는 것을 반복적으로 보여줍니다. 이것들은 단순히 주의를 피하는 전략이며, 사람들이 그것들을 사용하는 것은 합리적입니다. 알코올은 많은 사람이 자신을 마비시키고 진정한 정체성을 피하려고 사용하는 항불안제입니다. 비록 건강에 해롭지만, 니코틴은 사람들이 분노, 불편함, 그리고 성가심을 다루는 데 도움을 줄 수 있습니다. 그것은 우리에게 잠시 행복과 이완감을 주는 것으로 나타났습니다. 특정 음식, 특히 탄수화물과 초콜릿도 마찬가지입니다.

강한 자아감—제3의 감정 센터의 중점—은 우리에게 동시에 스트레스, 절망, 그리고 무력감과 같은 감정을 피하고 대처하는 데 도움을 줄 수 있습니다. 이에 따라 우리가 방금 탐구한 소화, 비만, 그리고 중독 문제가 발생합니다.

그렇다면 확언 이론과 과학을 알고 나서, 제3의 감정 센터에서 어떻게 건강해질 수 있을까요?

소화 문제

소화기관에는 입, 식도, 위, 소장, 대장(또는 결장), 직장, 항문이 포함됩니다.

소화기관 관련 문제를 가진 사람들은 대체로 모든 것을 더, 더, 더 얻으려는 경향이 있습니다. 과도함은 자극적이며, 아드레날린에 의존하여 우리를 실제보다 더 크게 느끼게 합니다. 그래서 이러한 사람들은 그러한 급진을 찾습니다. 그들은 너무 많이 일하고, 너무 많이 파티를 즐기며, 그들을 거의 죽일 때까지 계속해서 움직이고 행동합니다. 그들은 자신들의 영혼에 공백을 채우기 위해 힘과 물질적인 부를 축적합니다. 그래서 이러한 사람들이 모든 것을 알고 있는 것처럼 보일지라도, 이 지속적인 갈망은 자존감이 낮은 상태에서 비롯됩니다. 그들은 아직 자신이 누구인지에 대한 만족과 기쁨을 찾지 못했습니다. 그들의 삶은 외관에 관한 것이며, 그들의 자존감을 높이기 위해, 더 크고 더 나은 차와 집을 찾아서 그것이 그들을 더 크고 더 낫게 만들 것이라고 믿습니다. 하지만 더 큰 것이 반드시 더 나은 것은 아닙니다. 당신의 외부뿐만 아니라 내부에 기반한 건강한 자존감을 가지는 것이 중요합니다.

당신이 경험할 수 있는 소화 장애에 대한 효과적인 의학적 옵션은 많습니다. 이에는 속쓰림, 역류, 궤양, 복부 팽만, 부종, 크론병, 그리고 과민 대장 증후군이 포함됩니다. 그러나 대부분은 의학적 치료는 문제의 근본 원인이 아닌 증상을 해결하기 위해 작동합니다. 만약 당신이 만성적인 소화기관 문제를 겪고 있다면, 이러한 건강 문제에 근본적인 생각과 행동 패턴도 해결해야 합니다.

모든 소화 문제는 같은 기본 감정, 즉 두려움에서 비롯됩니다. 예를 들어, 일반적인 위 문제를 가진 사람들은 새로운 것을 두려워하며, 그들은 삶이 그들에게 가져다주는 것을 처리할 능력이 충분하지 않다고 믿습니다. 그들은 종종 두려움, 불안, 그리고 불확실성에 의해 통제됩니다. 이것이 친숙하게 들린다면, 두려움을 없애고 새로운 경험을 정면으로 대처하려면 치유의 확언은 "삶이 나와 일치한다. 나는 매일 매 순간 새로운 것을 흡수한다. 모든 것이 잘 된다."입니다. 만약 당신이 궤양으로 고통받고 있다면, 부정적인 생각은 당신이 아주 좋지 않다는 두려움과 관련이 있을 가능성이 있으며, 확언은 "나는 나 자신을 사랑하고 인정한다. 나는 평화롭다. 나는 차분하다. 모든 것이 잘 된다."입니다. 결장염(결장의 염증)은 깊은 불안감과 자기 의심과 관련이 있으며, 적절한 확언은 "나는 나 자신을 사랑하고 인정한다.

나는 최선을 다하고 있다. 나는 멋지다. 나는 평화로워."입니다. 특정 확언은 상태에 따라 다를 것입니다. 특정 장애를 치료하기 위한 더 많은 확언을 보려면 11장의 표를 참조하십시오.

확언 외에도 당신의 삶과 당신의 우선순위를 평가해야 합니다. 당신의 현재 상황을 확인하십시오. 당신은 항상 과도한 드라이브 상태입니까? 매우 경쟁적인 환경에서 살고 일하십니까? 이러한 외부적 추구를 벗어나 자신을 알아가는 시간이 있습니까? 이러한 질문에 대한 답변은 당신의 삶에서 불균형이 어디에 있는지에 대한 단서를 제공할 것입니다. 만약 당신이 모든 일을 하는 사람이라면, 놀 시간이 필요합니다. 만약 당신이 모든 것에 대해 빠르다면, 느려져야 합니다. 인간의 몸은 평생 전속력으로 지속될 수 없습니다. 좋은 싸움의 급진, 도전을 마주할 때 당신의 체계로 퍼지는 아드레날린에 의존할 수 있습니다. 하지만 곧 당신의 몸은 당신에게 더 많은 평화가 필요하다는 것을 느끼기 시작합니다. 그것은 당신에게 위 문제로 당신에게 신호를 보내어, 당신이 이 빠른 속도의 삶을 더 이상 소화할 수 없다는 것을 암시합니다. 당신의 몸은 휴식과 이완을 위해 외치고 있습니다.

소화 문제에 이바지할 수 있는 생각 유형과 행동을 바라보면서 가장 중요한 변화는 당신이 본래의 선을 가지고 있다는 것을 깨닫는 것입니다. 당신은 당신의 순자산 이상입니다. 사람들에게 계속, 계속, 계속 전진하라고 하는 낮은 자존감은 통증으로 나타납니다. 자신감을 높이는 것은 쉽지 않지만 가능합니다.

당신의 삶을 솔직하게 바라보십시오. 당신의 물질적인 재산이 정말로 당신에게 기쁨을 가져다주는지, 아니면 그것이 단순히 당신을 세상으로부터 숨기는 보호용 껍질인지 물어보십시오. 당신은 소비 경향을 통제해야 합니다. 매주 하루 동안 지출 휴가를 취해보십시오. 즉, 아무것도 사지 마십시오. 신용 카드를 치워두십시오. 현금은 접근하기 어려운 곳에 숨겨두십시오. 가능하다면 현금이나 가계의 경제를 전혀 다루지 마십시오. 그것들이 당신 것이 아니더라도. 그리고 하루가 끝나면 단순하게 살면서 느낀 감정을 평가하십시오. 만약 당신이 일주일에 하루 동안 돈에서 벗어나기가 너무 어렵다면, 이 강박증을 버리는 방법을 찾기 위해 상담을 받아보는 것을 고려해 보십시오.

비슷한 맥락에서, 일주일 동안 화장을 하지 않는 날을 가져보십시오. 메이크업 없음. 머리 다듬기 없음. 화려한 라벨이나 장신구 없음. 하루 종일 기분을 주목하십시오. 만약 당신의 기분이 급격히 떨어진다면, 이것은 당신이 외부의 모습에 얼마나 중요성을 부여하는지에 대한 단서를 제공할 것입니다. 당신이 누구인지를 숨기는 외관입니다.

당신의 바쁜 일정에서 시간을 내어 새로운 활동을 시도해 보십시오. 당신이 더 부자, 더 똑똑, 또는 더 매력적으로 만들어 줄 것이 아니라 그 자체로 즐기는 것을 찾아보십시오. 목표는 당신의 진정한 정체성을 구축하고 그것이 가치가 있다는 것을 깨닫는 것입니다. 당신은 일주일에 한 번 또는 하루에 조금씩 시간을 정할 수 있습니다. 중요한 것은 세상의 방해를 받지 않고 스스로와 시간을 보내는 것입니다. 당신의 생각에 귀를 기울이십시오. 당신이 정말로 누구인지 알아보면, 이것은 당신에게 더 나은 자존감과 세 번째 감정 중심에서 더 나은 건강을 안내할 것입니다.

클리닉 사례 연구:
소화 건강 ···

27세의 켄을 만났을 때, 그는 이미 성공적인 카우보이 부츠 사업을 소유하고 있었고, 말 그대로 화려한 삶을 살고 있었습니다. 그는 내슈빌에 집을 갖고 있었고 교외에 농장을 가지고 있었습니다. 켄은 돈을 쓰고, 먹고, 마시고, 담배를 피우고, 빠른 차를 운전하고, 여자를 쫓는 것에서 오는 짜릿함을 사랑했습니다. 그는 사치스러운 생활을 유지하고 여러 여성의 존경을 얻기 위해 낮과 밤을 가리지 않고 일했으며, 이는 많은 양의 카페인에 의해 추진되었습니다. 켄의 인생 신조는 "성공에서 과유불급은 없다"였습니다.

이러한 생활 방식은 켄에게 여러 해 동안 잘 맞았지만, 그가 나에게 왔을 때는 모든 것을 함께 유지하는 것이 어려워졌습니다. 그는 청구서를 내는 데 어려움을 겪었고, 모든 것에 대해 스트레스를 받고 불안해했으며, 그의 위도 마찬가지로 불안해 보였습니다. 재정적으로 머리를 물 위로 유지하려는 스트레스는 그가 매일 제산제로 치료하려고 시도했던 지속적인 속쓰림으로 나타났습니다. 그러나 켄은 규모를 줄이기보다는 가지고 있지 않은 돈을 쓰면서 사치스러운 생활 방식을 계속 유지하려고 했습니다.

결국 그는 식도 역류, 위염, 그리고 작은 출혈성 위궤양 진단을 받고 응급실에 실려 갔습니다. 켄과 이야기할 때, 그는 왜 그가 복용한 모든 제산제가 위의 타는 느낌을 예방하지 못했는지 이해하지 못했습니다. 소화 건강을 달성하고 제산제가 왜 그의 위장 구원이 아닌지 이해하기 위해서는, 그는 먼저 식도, 위, 그리고 정상적인 산 생성 사이의 관계를 이해해야 했습니다.

음식을 삼킬 때, 그것은 식도로 들어가서 위로 음식을 내보내고, 거기서 위산을 포함한 위 효소에 의해 분해되기 시작합니다. 식도와 위 사이에는 이러한 산 효소가 역류하여 식도와 입으로 되돌아가지 않도록 하는 한 방향 문이 있습니다. 하지만 이 문이 약해져서 역류를 막기 위해 완전히 닫히지 않을 수 있습니다. 이런 일이 자주 발생하면, 그 진단은 위·식도 역류 질환, 또는 GERD일 수 있습니다. 이것이 켄의 첫 번째 문제였습니다.

그의 다음 문제는 위궤양이었습니다. 축구팀처럼, 위 문제는 공격(음식을 분해하는 요소, 산의 양, 그리고 다른 위 효소)과 방어(내부 위벽을 보호하는 요소) 사이의 균형을 포함합니다. 사람들이 위 통증을 겪을 때, 거의 모든 사람이 제산제로 산을 낮추는 것에 대해서만 생각하지, 위 점막의 점액, 중탄산염 수준, 혈액 공급, 프로스타글란딘 염증 매개체, 그리고 적절한 박테리아 수준을 돕는 것에 대해서는 생각하지 않습니다. 이 모든 것이 궤양을 얻지 않도록 소화관을 방어합니다.

켄에게 권장한 매우 간단한 변화들은 그가 올바른 방향으로 나아가는 데 도움이 될 것이었지만, 그에게 좀 더 극적인 조치를 하기로 했습니다. 그는 위에서 헬리코박터 파일로리의 부식성 박테리아 수준을 낮추기 위해 항생제 복용을 시작했습니다. 그런 다음 그에게 세 가지 유형의 약물 치료 중에서 선택할 수 있었습니다: 위산을 중화하는 제산제(말록스, 마이란타, 롤레이즈, 터즈); 산 생성을 낮추는 H2 차단제(액시드, 펩시드, 타가멧, 잔탁); 또는 산 생성을 차단하고 식도 벽을 치유하는 데 도움이 되는 프로톤 펌프 억제제(넥시움, 프레바시드, 프릴로섹, 제거레드). 이 모든 약물은 부작용이 있습니다. 예를 들어, 50세 이상의 사람들에서 프로톤 펌프 억제제의 장기 사용은 고관절, 손목, 척추 골절과 관련이 있을 수 있습니다.

그의 몸을 안정시키고 가능한 많은 부작용을 예방하기 위해, 우리는 그가 의료 치료와 함께 통합 의학적 접근을 고려해 보라고 권장했습니다.

저는 켄이 평판 좋은 중국 한약사와 침술사를 만나고, 이 전문가와 함께 소화 문제에 권장되는 일반적인 한약 혼합물 중 그의 독특한 사례에 가장 적합한 것이 무엇인지 알아보도록 했습니다: 수간환, 침향, 우슬, 새미안, 소요환.

행동 변화 부문에서, 우리는 켄이 자신의 삶을 솔직하게 돌아볼 시간을 갖도록 권장했습니다. 이를 위해 그는 앞서 언급한 외모와 재정 문제에 대한 권장 사항을 따라 각각이 불러일으키는 감정을 적어 보았습니다. 그의 목표는 불안 수준을 줄이고 "과유불급과 함께 성공할 수 있다"라는 새로운 신조로 일, 흡연, 음주, 식사 방식을 수정하는 것이었습니다. 우리는 그에게 매일 30분씩 유산소 운동을 하고, 매주 마사지, 아로마요법, 명상 이미지 가이드 수업을 통해 이완하고 근육의 스트레스를 풀도록 일정을 잡아주었습니다. 이러한 이완은 결국 그의 소화관까지 온전히 스며들 것입니다.

켄은 그의 근본적인 생각을 바꾸는 데 도움이 되는 긍정적인 확언을 사용해야 했습니다. 그는 일반적인 위 건강을 위한 긍정적인 확언(나는 삶을 쉽게 소화한다), 일반적인 위 문제(삶이 나와 조화를 이룬다. 나는 매일 매 순간 새로운 것을 받아들인다. 모든 것이 잘 되고 있다), 궤양(나는 나 자신을 사랑하고 인정한다. 나는 평화롭고 차분하다. 모든 것이 잘 되고 있다), 그리고 불안(나는 나 자신을 사랑하고 인정하며 삶의 과정을 신뢰한다. 나는 안전하다)에 대한 긍정적인 문구를 사용했습니다.

우리가 켄의 삶에 도입한 많은 변화는 그를 완전한 회복으로 이끌었고, 그의 소화관과 그의 삶은 훨씬 건강한 방향으로 나아가고 있었습니다.

체중 문제와 신체 이미지

체중과 신체 이미지 문제를 가진 사람들은 주는 것을 좋아하고 행동하는 사람들이며, 종종 지나치게 관대합니다. 겉으로 보기에 이 모든 것은 좋은 특성입니다. 그러나 다른 제3정서 중심의 건강 문제를 겪는 사람들처럼, 체중과 관련된 건강 문제를 가진 사람들은 대개 두려움과 낮은 자존감에 의해 지배됩니다. 그들은 모든 에너지를 다른 사람들에게 쏟아부으며 자신을 위한 여유는 거의 남기지 않습니다. 그들은 다른 사람들을 위해 얼마나 많은 일을 하는지에 의해 정의됩니다.

체중 증가와 체중 감소는 갑상샘이나 호르몬 불균형과 같은 근본적인 건강 문제의 징후일 수 있지만, 심장 질환과 같은 건강 문제의 원인이 될 수도 있습니다. 그러므로 먼저 과체중이나 저체중, 또는 신체 이미지 장애인 식욕부진증과 폭식증에 의해 유발되는 신체적 문제를 해결하세요. 이 중 가장 심각한 문제를 해결한 후에는 체중 문제에 이바지하는 감정적 문제에 직면할 시간입니다.

또다시 모든 것은 균형에 관한 것입니다. 나는 당신이 선행을 멈추거나 다른 사람들을 돕는 것을 중단하거나 자기중심적으로 되라고 제안하는 것이 아닙니다. 중요한 것은 당신이 다른 사람들을 돕기 위해 자신을 지치게 하는 동안 당신 자신의 필요가 충족되지 않은 채로 남아 있는 이유를 검토하는 것입니다. 이것을 한 후에는 몸이 전하는 말을 듣고 긍정 확언을 삶에 통합함으로써 건강 문제에 이바지하는 부정적인 생각과 행동을 바꿀 수 있습니다.

루이스 헤이의 긍정 확언 이론은 체중이 우리 자아 이미지의 반영임을 보여줍니다. 예를 들어, 과체중이거나 과도한 식욕은 자존감이 낮고 감정을 피하는 결과입니다. 루이스에 따르면, 일반적으로 지방은 과민하고 보호가 필요하다고 느끼는 사람들이 만든 보호막입니다. 이 보호막을 제거하고 체중 감소를 촉진하기 위한 긍정적인 문구는 "나는 내 감정과 평화를 유지한다. 나는 내가 있는 곳에서 안전하다. 나는 나만의 안전을 창조한다. 나는 나 자신을 사랑하고 인정한다."가 될 것입니다.

식욕부진증은 극도의 두려움과 자기혐오와 관련이 있습니다. 자신을 가치 있게 여기기 시작하는 긍정 확언은 "나는 나 자신을 사랑하고 인정한다. 나는 안전하다. 인생은 안전하고 즐겁다."입니다. 폭식증은 자기혐오, 절망, 공포로 인해 채우고 토하는 행위와 관련이 있으며, 치유하는 긍정적인 문구는 "나는 삶 자체에 의해 사랑받고 영양을 공급받으며 지지받는다. 살아있는 것이 나에게 안전하다."입니다.

루이스의 긍정 확언은 생각하는 패턴과 질병을 겪고 있는 신체 부위에 따라 달라집니다. 예를 들어, 배 부위의 체중은 영양을 거부당하는 것에 대한 분노와 관련이 있으며, 허벅지의 과체중은 어린 시절의 분노―아마도 아버지에 대한 것―와 관련이 있습니다. (루이스가 권장하는 더 구체적인 긍정적인 문구에 대해서는 255페이지의 표를 참조하세요.)

체중 문제를 가진 사람들에게 특히 중요한 단계는 오래되고 부정적인 생각의 유형을 근절하는 것입니다. 낮은 자존감은 자기 파괴적인 생각의 범람으로 이어질 수 있습니다. "나는 지혜롭게 사랑한다. 나는 남을 돌보고 지지하는 만큼 나 자신도 돌보고 지지한다."와 같은 긍정적이고 자존감을 높이는 문구로 이러한 생각을 바꾸세요.

당신이 자비롭고 친절하며 관대한 친구라면 잘하고 있는 것입니다! 하지만 자신에게도 동등하게 헌신하는 것을 잊지 마세요. 자신의 필요, 외모, 행복에 집중하는 것은 이기적인 것이 아닙니다. 실제로 그렇게 하는 것은 진정한 친구, 파트너, 또는 부모가 되는 유일한 방법입니다. 자신을 돌보지 않으면 언젠가는 남에게 줄 것이 아무것도 남지 않을 것입니다.

그러므로 해야 할 첫 번째 일은 왜 자신을 희생하면서 다른 사람들을 위해 계속 무언가를 하는지를 살펴보는 것입니다. 다른 사람들에게 당신이 필요할 때만 가치가 있다고 믿고 있지 않나요? 이러한 믿음을 가져올 수 있는 관계나 상황에 대해 생각해 볼 수 있나요? 이에 대해 일기를 써보세요. 왜 이렇게 느끼게 되었는지를 파악해 보세요.

이 거짓된 믿음에 맞서 싸워야 하며, 그렇게 하는 가장 좋은 방법은 신경쓰지 않고 책임에서 벗어나는 휴가를 보내는 것입니다. 한 달에 하루, 또는 일주일에 몇 시간을 자신을 위해 아무것도 하지 않는 시간으로 정하세요. 이 시간은 오로지 자신에게만 집중하는 시간입니다. 수업을 듣거나 즐길 수 있는 취미를 찾으세요. 자존감을 키우세요. 당신에게는 타고난 가치가 있으며, 다른 사람들을 위해 하는 일로만 자신을 판단할 수 없다는 것을 깨달으세요. 현재의 사고방식을 바꾸지 않으면, 당신의 몸은 박탈감을 느끼고 있다는 신호를 보낼 것이며 체중 문제가 나타날 것입니다.

클리닉 사례 연구:
체중 문제 사례 연구 ···
28세의 이사도라는 신뢰할 수 있고 시간을 잘 지키며, 일터나 가치 있는 일에 자원하는 데 빠르게 나서는 사람이었습니다. 체중 문제를 겪는 많은 사람과 마찬가지로, 그녀는 다른 사람을 돕는 것을 단순히 기꺼이 넘어서서 흥분할 정도로 좋아했습니다. 이사도라는 그것이 그녀의 삶에 목적과 방향을 부여한다고 말했습니다. 하지만 많은 선행에도 불구하고 그녀의 자존감은 거울을 볼 수 없을 정도로 낮았습니다.

이사도라에게 전문 가수로 활동하는 두 명의 자매가 있었고, 그들의 외모는 매우 중요했습니다. 이사도라는 그들의 머리와 메이크업을 담당했습니다. 그녀는 그들이 공연에서 깔끔하고 아름답게 보이게 하는 것에 큰 자부심을 느꼈고, "무명의" 자매가 되는 것을 개의치 않았다고 말했습니다. 자매들의 성공이 그녀에게는 충분했습니다. 이사도라가 헤어와 메이크업 아티스트라는 것은 그녀 자신 외모를 보고는 절대 짐작할 수 없었습니다. 그녀는 패션보다는 편안함을 추구했고, 스타일을 하지 않은 머리에 야구 모자를 쓰고, 대부분 메이크업하지 않았습니다. 저를 만났을 때 그녀는 80파운드가 넘은 과체중이었고, 운동이나 자기 개선을 위한 다른 시도를 포기했다고 인정했습니다.

체중 문제를 가진 사람을 돕는 일에서 중요한 것은 각 사례에 특유한 체중 증가의 의학적, 영양학적, 환경적, 호르몬적 원인을 파악하는 것입니다. 그다음 이러한 원인을 변화시켜 체중 감량을 도울 계획을 세웁니다.

체중 증가는 여러 요인에서 비롯될 수 있습니다.

- 의약품: 일부 일반적인 약물의 부작용 중 하나가 체중 증가입니다. 여기에는 경구 피임약(피임약), 스테로이드, 엘라빌과 같은 오래된 삼환계 항우울제, 팍실, 조로프트, 자이프렉사를 포함한 일부 신규 항우울제, 기분 안정제인 데파코트, 당뇨병 약물인 다이아비네스, 넥시움과 프레바시드와 같은 속쓰림 약물이 포함됩니다. 이 모든 약물이 반드시 체중 증가를 일으키는 것은 아니지만, 체중 증가를 일으킬 수 있다고 알려져 있습니다.
- 영양: 비만의 가장 흔한 원인 중 하나는 단순히 영양 습관입니다. 사람들이 무엇을 언제 먹는지는 그들이 얼마나 체중을 늘리는지에 큰 영향을 미칩니다.
- 환경: 이것은 하루 동안 얼마나 자주 움직이는지, 누구와 함께 있는지와 같은 문제를 고려합니다. 이것은 당신이 얼마나 체중을 나가는지에 큰 역할을 할 수 있습니다.
- 호르몬: 만약 당신이 스트레스를 많이 받고 있다면, 운동을 얼마나 많이 하고 식사를 얼마나 제한하든 간에 체중이 늘어날 것입니다. 슬픔, 우울증, 불안 모두 체중계의 숫자를 올리게 하지만, 가장 체중 증가를 유발하는 감정은 분노입니다. 지속적인 분노와 좌절은 부신에서 코르티솔 호르몬을 생산하게 하여, 췌장이 인슐린을 생산하게 됩니다!

이사도라의 특별한 상황을 조사하기 시작했을 때, 그녀가 체중 증가라는 알려진 부작용이 있는 세 가지 약을 정기적으로 먹고 있다는 것을 알게 되었습니다. 그녀는 피임약을 복용하고 있었고, 위와 역류 불편함을 돕기 위해 자주 넥시움과 프레바시드를 복용했습니다. 그녀의 식습관에 대해서는, 이사도라가 상당히 불규칙한 식사 일정을 가지고 있다는 것을 발견했습니다. 그녀는 낮 동안 정기적인 식사를 하지 않고 많은 간식을 먹었으며, 그것들은 건강에 좋지 않은 것들이었습니다. 그녀의 유일한 식사는 약 오후 8시에 하는 거대한 저녁 식사였습니다. 그리고 이 식사는 결코 잘 균형 잡힌 것이 아니었습니다―이사도라는 종종 탄수화물을 많이 섭취하기만 했고, 식판에 각 음식군이 잘 구성되어 있는지 확인하지 않았습니다. 그녀는 식사 때마다 탄수화물 섭취를 단백질과 맞추는 것이 혈당을 안정시키고 허기를 조절하는 데 얼마나 중요한지를 알지 못했습니다.

이사도라에게 영향을 미치는 환경적 요인에는 거의 움직임이 없고 지지하지 않는 사무실 환경이 포함되었습니다. 그녀가 2층에서 일했음에도 불구하고, 이사도라는 결코 계단을 사용하지 않았습니다. 그녀는 하루 종일 책상에 앉아 있었고, 유일한 휴식은 화장실로 가는 것 또는 리셉션 책상 위에 있는 사탕 그릇에 손을 대는 것이었습니다. 그녀의 사무실은 또한 회의실 바로 옆에 있었는데, 날 대부분에는 직원들이 먹을 수 있는 신선한 페이스트리와 구운 음식이 있었고, 그녀가 원할 때마다 무료 소다를 제공하는 기계가 있었습니다.

제어할 수 없는 체중과 바쁜 생활 사이에서 이사도라는 많은 스트레스, 좌절감, 그리고 불안을 경험했습니다. 그녀는 자신 몸을 싫어했고, 이는 수치심과 분노로 이어졌습니다. 불행하게도, 이러한 감정들은 불에 기름을 붓는 격이었습니다.

이사도라가 체중과 삶을 통제할 수 있도록 돕기 위해, 첫 번째로 해야 할 일은 의학적으로 유발된 체중 증가를 처리하는 것이었습니다. 저는 이사도라에게 의사에게 가서 체중 증가를 유발하는 것으로 악명 높지 않은 다른 형태의 피임 방법을 문의하도록 요청했습니다. 그 과정에서 그녀는 자신 위 문제가 산 역류가 아닌 불안 때문에 발생한 것임을 알게 되었고, 넥시움과 프레바시드 사용을 단계적으로 중단할 수 있었습니다. 이 약물들을 대체하고 불안으로 인해 겪는 실제적인 위 불편함을 완화해 줄 수단으로 그녀의 의사는 레몬밤을 추천했습니다. 그녀는 이것이 즉시 도움이 되었다고 보고했습니다.

이사도라에게 영향을 미치는 환경적 요인을 다루기 시작했습니다. 그녀는 리셉션니스트에게 사탕 그릇을 덜 눈에 띄는 곳으로 옮겨 달라고 부탁하여, 간식을 찾는 유혹을 받지 않도록 했습니다. 또한, '건강한 체중'이라는 단어가 굵은 검은 글씨로 적힌 고무 팔찌를 차서 사무실에서 음식 쟁반과 소다를 피하도록 상기시켰습니다. 이사도라가 이것들을 집으려는 충동을 느낄 때마다, 그녀는 팔찌를 늘렸다가 놓아 피부에 쾌감을 주며 자신 몸으로 돌아오게 했습니다. 이것은 그녀의 감정을 다시 집중시키고 체중 감량이라는 목표를 상기시켜 주는 데 도움이 되었습니다. 움직임을 늘리기 위해, 이사도라는 사무실로 가는 계단을 이용하기 시작했을 뿐만 아니라 여성 피트니스 클럽에 가입하여 일주일에 다섯 번, 30분 동안 유산소 운동을 했습니다.

더 많은 치유력을 더하기 위해, 그녀는 자신 지방을 유지하게 만드는 근본적인 생각 패턴을 다루기 위해 긍정 확언을 사용했습니다. 그래서 그녀는 강박적인 식사(나는 신의 사랑으로 보호받고 있다. 나는 항상 안전하고 보호받고 있다. 나는 성장하고 내 삶에 대한 책임을 지려고 한다. 나는 다른 사람들을 용서하고, 이제 내가 원하는 대로 내 삶을 만들어 간다. 나는 안전하다)와 비만(나는 내 감정과 평화롭다. 나는 내가 있는 곳에서 안전하다. 나는 나만의 안전을 만들어 간다. 나는 나 자신을 사랑하고 인정한다)에 대한 확언을 사용했습니다.

마지막으로, 우리는 그녀가 함께 만든 식사 일정에 맞는 건강하고 맛있으며 간편한 식사를 만들어 줄 수 있는 영양사를 만나는 것을 추천했습니다. 새로운 식사 요법을 더 재미있게 만들기 위해, 그녀는 자매들을 초대하여 함께 배우도록 했습니다. 그들은 함께 새롭고 건강한 생활 방식을 서로 지지했습니다. 이사도라와 그녀의 자매들 사이에는 새로운 친밀감이 생겼습니다. 그것은 그녀가 자매보다는 직원으로 더 많이 행동했을 때 빠져 있던 것입니다. 그리고 이 친밀감은 이사도라의 자존감을 높여주었고, 새로운 식사 요법을 지키기가 더 쉬워졌습니다.

이사도라가 다른 사람들에서 자신에게 초점을 옮긴 이 변화는 그녀가 자신의 가치를 인식하는 데 도움이 되었습니다. 그녀는 자신을 돌보기 위해 점점 더 많은 일을 하기 시작했습니다. 심지어 우리가 추천한 책임 휴가도 실천에 옮겼습니다. 그녀의 새로운 세계관과 주변 사람들로부터 받는 도움으로, 이사도라는 많은 체중을 감량하고 그 결과 더 건강하고 행복해졌습니다.

부신과 췌장

부신, 췌장, 그리고 혈당 문제를 가진 사람들은 종종 감정에 압도되어 다른 사람들을 위한 봉사에 자신의 정체성을 잃어버린 경우가 많습니다. 이런 사람들은 자신의 외적인 삶, 즉 체중이나 외모, 직업 생활보다 내적인 영적 생활에 대해 더 나은 기분을 느낍니다. 영성은 그들이 자기 가치와 자기 사랑을 구축하는 수단이 됩니다. 그것은 그들이 자신을 정의하는 방식입니다. 이런 경향 때문에 이런 사람들은 종종 자신 외모를 소홀히 하고 소화 건강이 급격히 나빠져 혈당 문제와 피로를 겪게 됩니다. 그들에게 영성은 우주이며, 자신 경력을 발전시키거나 지상에서의 외모나 웰빙을 돌보는 것은 그들의 기술 세트에 포함되지 않습니다.

부신과 혈당 문제의 증상으로 고통받는 수백만 명의 사람 중 한 명이라면, 첫 번째 단계는 의학적 조처를 하는 것입니다. 하지만 많은 감정 중심의 장애와 마찬가지로, 의학은 아마 급성 문제에만 효과 적일 것이며, 만성 문제는 치유를 위한 더 미묘한 접근이 필요합니다. 당신은 자신의 자존감을 구축하고 타인에 대한 책임을 관리할 필요 가 있습니다.

당신의 마음이 당신이 능력이 없거나 가치가 없다고 말하고, 당 신이 미달하거나 자기 자신을 방해한다면, 이것들은 코티솔 생산에 혼란을 일으키는 부정적인 생각과 행동입니다. 이는 쿠싱병과 같은 많은 부신 장애의 전조입니다. 반면에, 코티솔을 충분히 생산하지 못 하는 애디슨병은 심각한 감정적 영양실조와 관련이 있습니다. 그러 나 둘 다 같은 부정적인 마음가짐에서 비롯됩니다. 루이스의 확언 이 론은 일반 부신 문제와 관련된 생각과 행동을 "나는 나 자신을 사랑 하고 인정한다. 나 자신을 돌보는 것이 안전하다."라는 확언으로 바꾸 는 방법을 보여줍니다.

췌장염(췌장의 염증)과 췌장암을 포함한 췌장 장애는 종종 슬픔 의 감정에서 비롯됩니다. 당뇨병과 같은 심각한 혈당 문제가 있다면, 당신은 평생 이루지 못한 목표에 대한 실망이나 무엇이었을지에 대 한 깊은 슬픔을 다루고 있을 수 있습니다. 이 경우 확언은 "이 순간은 기쁨으로 가득 차 있다. 나는 오늘의 달콤함을 경험하기로 선택한다." 가 될 것입니다.

부신 기능 장애로 인한 코티솔 문제든, 췌장이 부적절한 수준의 인슐린을 생산하여 혈당 불균형이 생기든, 당신 몸의 직관은 당신이 무엇을 하고 있는지 재평가할 필요가 있다는 것을 알려줄 것입니다. 이러한 경고 신호를 무시하면 장기적인 코티솔 및 인슐린 문제가 고콜레스테롤, 고혈압, 심장 질환, 체중 증가, 만성 통증, 당뇨병, 신부전, 뇌졸중을 포함한 다른 상태를 유발할 수 있습니다.

부정적인 생각 패턴을 바꾸는 것은 고통스럽고 파괴적인 감정을 근절하는 데 있어서 핵심입니다. 하지만 평생의 패턴을 바꾸는 것은 시간, 헌신, 인내가 필요한 과정입니다. 영적 자아와 물리적 자아 사이에 있는 균형을 찾으십시오. 당신의 머리 일부는 영적인 구름 속에 있을 수 있지만, 동시에 지상에서의 물리적 외모를 다루기 시작하십시오. 체중과 낮은 자존감부터 시작합시다. 당신이 영적으로 큰 존경을 받고 있다는 것을 알고 있지만, 당신 자신과 당신의 몸도 사랑해야 합니다. 우리는 당신이 자기중심적이지 않으면서도 자신의 필요를 돌볼 수 있다는 것을 알려드리기 위해 여기 있습니다. 그러니 자신을 위한 시간을 갖고 자신을 다독여 보세요. 매니큐어를 받으세요. 머리를 하세요. 책을 읽으세요. 쇼핑하세요. 당신을 물리적 자아로 이끌어줄 것들을 시도해 보세요. 운동을 하거나 춤을 추거나 요가하는 것도 좋습니다. 이러한 활동들은 당신을 지상으로 되돌려놓을 것입니다.

우리는 다른 사람들의 필요에 집중하는 것이 중요하다는 것을 알고 있지만, 원하더라도 과하지 않게 하세요. 사람들을 돕는 것은 기분이 좋지만, 당신을 소진하기도 하므로, 도움을 제공하는 데 소비하는 시간을 제한하려고 노력하세요. 여러 단체에서 자원봉사를 한다면, 시간을 줄이세요. 아마도 일주일에 한 번만 자원봉사를 하세요. 이것은 여전히 도움을 주는 기쁨을 줄 것이지만, 당신이 자신을 돌볼 시간도 남겨줄 것입니다. 이 모든 행동은 당신의 자아상을 개선하고 건강한 영적 초점을 유지하는 데 도움이 될 것입니다.

이전에 말했듯이, 당신은 지상과 하늘에서 내재한 가치가 있습니다. 당신은 사랑받을 가치가 있으며, 매일 확언과 물리적 건강에 대한 헌신을 통해 이를 자신에게 상기시켜야 합니다. 일반적이고 건강한 확인은 "내 감정적 충족과 만족은 주변 사람들에게 빛을 발한다." 입니다.

클리닉 사례 연구:
부신과 췌장 ···

십대 시절인 지금 57세의 로린다는 동양 종교에 매료되어 이에 관해 탐구하기 시작했습니다. 그녀는 불교, 선, 도교에 대해 읽고, 기독교 신비주의자들에 관해 연구했습니다. 그녀는 어린 시절부터 '신성함'을 느낄 수 있었고, 이것은 그녀에게 평화와 흥분을 동시에 가져다주었습니다.

로린다는 대학에 진학하여 신학과 생물학을 복수 전공으로 졸업

했습니다. 결국 그녀는 유명한 물리학자와 결혼하여 네 명의 자녀를 두었습니다.

로린다는 똑똑하고 많은 독서를 했으며, 결혼 생활의 수십 년 동안 그녀는 남편에게 귀중한 자원이 되어 그가 여러 권의 책을 쓰는 데 도움을 주었습니다. 그녀의 결혼 생활과 자녀들과의 가정생활은 만족스러웠습니다. 어느 정도까지는. 하지만 로린다는 자신의 야망과 지적 생활을 희생했고, 이제 자신의 개성에 익숙하지 않게 되자, 그녀는 많은 불안과 두려움에 살게 되었습니다. 이것은 건강에 좋지 않았고, 그녀의 몸은 변화할 시간이 되었다는 것을 곧 알려주었습니다. 그녀는 자신 몸이 피로에 지쳐 버리는 것을 느꼈습니다. 그녀는 걷기도, 말하기도, 생각하기도 느렸고, 무거운 느낌에 지쳐 있었습니다. 그녀의 몸속 코티솔과 인슐린 수치는 완전히 불균형했습니다.

부신과 췌장—코티솔과 인슐린 생산을 조절하는 기관들—은 대부분의 사람에게는 미스터리입니다. 모든 사람은 두 개의 부신을 가지고 있습니다. 이를 오렌지로 생각해 보세요. 내부의 과육은 에피네프린을 생산하는데, 이는 카페인과 같은 자극 물질로 단기간 에너지가 필요할 때 방출됩니다. 부신의 외부층인 '껍질'은 장기간 에너지를 위해 몸의 지방에서 다양한 호르몬을 생산합니다. 이 중 가장 악명 높은 것이 코티솔입니다. 그러나 부신은 또한 몸의 지방에서 프로게스테론, DHEA, 테스토스테론, 에스트로겐을 포함한 다른 호르몬들도 생산합니다.

만약 당신이 갑자기 불안하거나 위협을 느끼거나 무언가에 대해 분노한다면, 당신의 뇌는 뇌하수체를 통해 부신에 에피네프린, 코티솔 및 기타 호르몬의 생산을 증가시켜 몸을 고도의 경계 상태로 만들라고 지시합니다. 위협이 사라지고 당신이 '진정'되면, 부신은 호르몬의 증가를 멈춥니다. 그러나 만약 당신의 마음이 불안과 위협적인 사건들에 대해 계속해서 곱씹는다면, "희망이 없다", "내 인생은 재앙이다", "상황은 달라져야 한다!", "이건 불공평하다!"와 같은 생각 패턴으로, 당신의 부신은 코티솔과 에스트로겐을 과다 생산하게 됩니다. 이것은 췌장이 더 많은 인슐린을 분비하게 만들고, 이에 따라 일반적으로 '부신 기능 고갈'로 알려진 증상들이 나타납니다.

부신 기능 고갈은 코티솔이 너무 적은지, 너무 많은지 항상 명확하지 않아 까다롭습니다. 그러나 당신의 증상과 혈액 및 소변 검사는 당신의 부신 불균형의 방향을 밝혀줄 것입니다. 이것은 알아야 할 매우 중요한 사항입니다. 왜냐하면 잘못된 상태에 대해 약물 치료를 하면, 증상이 완화되지 않을 뿐만 아니라 더 악화할 수 있기 때문입니다.

그래서 로린다의 경우에는, 우리는 그녀를 내분비 전문의에게 보냈습니다. 코티솔이 낮은 증상에는 불분명한 약화, 입 주변과 다른 점막 부위의 색소 침착 변화, 메스꺼움과 구토, 설사, 저혈당, 저혈압 등이 있습니다. 이 증상들은 미묘합니다.

코티솔이 과다하면 복부와 얼굴의 체중 증가, 혈압 상승, 혈당 수

치의 변동, 이상한 털 성장, 여드름, 우울증과 짜증, 뼈가 얇아짐, 근육 약화, 불규칙한 생리 등이 발생합니다.

의사 방문 후, 로린다는 전체 보고서를 가지고 돌아왔습니다. 의사는 가능한 모든 증상을 조사하고 그녀가 너무 많은 코티솔을 생산하고 있다고 결정했습니다. 로린다는 키가 5피트 4인치이고 몸무게는 180파운드로, 대부분의 체중이 복부에 집중되어 있었습니다. 그녀는 두피 정수리 부근에 약간의 탈모가 있었고, 윗입술과 턱에 털이 자라고 있었습니다. 그녀의 혈압은 140/85이고 혈당은 130으로, 둘 다 약간 높은 수준이었습니다. 그녀는 어깨, 등, 얼굴에 여드름이 있었습니다.

코티솔 과다로 인한 증상이라고 판단한 후, 그녀의 의사는 부신 질환인 쿠싱 증후군이 아닌지 확인하기 위한 검사를 하고자 했습니다. 다행히도 혈액 검사와 덱사메타손 억제 검사 결과는 정상이었습니다.

마침내, 로린다는 내분비 전문의에게 가서 부신 효소 이상에 대한 추가 검사를 받았고, 모든 검사 결과는 정상으로 나왔습니다. 그래서 로린다는 평범한 부신 피로를 겪고 있었습니다.

해결책은 무엇일까요? 그녀는 체지방을 일부 줄여서 부신이 코티솔과 혈당, 혈압, 털 성장을 증가시키는 다른 호르몬을 만드는 데 사용하는 건축 블록이 작아지도록 해야 했습니다.

그녀의 삶에서 변화를 만들기 위해 절실히 필요한 에너지를 제공하기 위해, 우리는 그녀에게 크롬을 시작하도록 했습니다. 이것은 그녀에게 에너지를 제공할 뿐만 아니라 혈당을 조절하는 데도 도움이 될 것입니다. 그녀는 많은 에너지를 제공하는 것으로 알려진 녹차 추출물을 복용하기 시작했고, 엽산, 판토텐산, 비타민 C, 철분, 마그네슘, 칼륨, 아연이 포함된 약국 급 종합 비타민을 복용하기 시작했습니다. 왜냐하면 비타민 결핍은 피로를 초래할 수 있기 때문입니다.

다음으로는 로린다의 불안을 다루어야 했습니다. 그녀가 세로토닌 약을 먹지 않고 있었기 때문에, 그녀의 의사에게 보충제 요법에 5-HTP를 추가하는 것이 괜찮은지 알아보도록 요청했습니다. 이 자연 세로토닌 보충제는 종종 불안을 진정시키는 데 사용되며, 이는 코티솔의 과다 생산에 이바지하는 요인일 수 있습니다. 그러나 그녀는 불안의 원인을 다루기 위해 상담사와도 대화할 필요가 있었습니다.

마지막으로 우리의 통합 의학적 권장 사항은 로린다가 침술사와 중국 한약사를 방문하는 것이었습니다. 황기, 감초, 시베리아 인삼, 동충하초, 로디올라 추출물, 바나바 추출물, 야생 귀리, 오미자 등 부신 호르몬 생산 불균형을 관리하는 데 도움이 된다고 알려진 여러 가지 약초들이 있습니다. 숙련된 실습자는 그녀에게 가장 적합한 조합을 찾는 데 도움을 줄 수 있습니다.

로린다는 체중 감량이 필요했지만, 그녀의 문제가 반드시 영양 부족만은 아니었습니다. 그녀는 때때로 영양 섭취가 좋지 않았지만, 이는 본능적으로 나쁜 음식을 먹고자 하는 것이 아니라 가족과 친구들에 대한 책임으로 너무 바빴기 때문입니다. 그래서 음식 다이어트에 초점을 맞추기보다는, 체중 부분에서 논의한 책임 휴가의 변형을 로린다에게 적용했습니다. 그녀는 사람들을 돕지 않고 하루를 보낼 필요는 없었지만, 다른 사람들을 향한 노력을 할당해야만 했습니다. 그녀는 항상 남편의 경력을 우선시했기 때문에, 그녀 자신의 경력 개발에 전념하는 시스템을 도입하기로 했습니다. 그녀가 남편의 일에 한 시간을 할애할 때마다, 그녀 자신 경력에도 한 시간을 할애하기로 했습니다. 로린다는 이 다이어트에 관해 이야기할 때 움찔했지만, 그것을 실천에 옮겼습니다.

로린다는 또한 태극권과 기공을 배워 다른 사람들의 프로젝트에 에너지를 쏟아붓는 대신 에너지를 관리하는 방법을 배웠습니다.

마지막으로, 아마도 그녀의 질병에 이바지할 수 있는 근본적인 사고 패턴을 바꾸기 위해, 로린다는 부신 문제(나는 나 자신을 사랑하고 인정한다. 나 자신을 돌보는 것이 안전하다), 피로(나는 삶에 대해 열정적이며 에너지와 열정으로 가득 차 있다), 췌장 건강(내 삶은 달콤하다)에 대한 긍정 확언을 사용했습니다.

로린다가 부신을 치유하기 위해 한 노력은 자신감을 불어넣어

주었습니다. 그녀는 영적인 면에서뿐만 아니라 지상에서도 위안을 찾을 수 있었습니다.

중독

중독에 취약한 사람들—우리 모두 어느 정도는 그렇지 않나요?—은 종종 자신의 자존감을 높이려는 강한 욕구가 있습니다. 그들은 개인적이고 창의적인 만족, 평화, 그리고 명료함을 원하지만, 다이어트와 운동 계획 또는 심지어 일정을 따르는 데 필요한 규율을 종종 갖추지 못합니다. 그들은 쾌락을 주는 것—음식, 알코올, 신용 카드로 구매—에 너무 통제되어 자신이나 때에 따라 다른 사람들을 돌볼 시간이나 관심을 찾는 데 어려움을 겪습니다. 모든 사람에게는 중독적인 행동에 대한 고유한 비책이 있습니다. 자존감과 만족을 추구하는 것은 짜릿할 수 있지만, 피곤하고 좌절감을 줄 수도 있습니다. 그리고 건강한 수준의 책임을 피하고 있다는 것을 알면서 오는 스트레스와 불안은 압도적일 수 있습니다. 우리는 종종 강한 감정을 다루기 위해 기분을 좋게 해주는 것들—알코올, 처방 약, 섹스, 도박, 음식—에 의지합니다.

그렇다면 중독을 이기기 위한 처방은 무엇일까요? 중독적인 행동을 포기하고 건강에 돌이킬 수 없는 손상으로부터 자신을 구하는 능력은 중독과 관련된 생각과 행동을 바꾸는 데 달려 있습니다. 시작하기 좋은 곳은 12단계 프로그램과 기타 회복 그룹과 같은 검증된 중독 치료법을 활용하는 것입니다. 다음 단계는 당신의 행동과 건강 사이의 연결에 대해 당신의 몸이 말해주는 것을 잘 살펴보는 것입니다. 문제가 무엇인지와 그것을 일으키는 감정이 무엇인지를 식별하면, 당신은 일상생활에 긍정적인 문장을 통합하기 시작할 수 있습니다.

루이스 헤이의 긍정 확언 이론은 중독이 두려움과 낮은 자존감에서 비롯된다는 것을 보여줍니다. 더 구체적으로, 중독적인 성격을 가진 사람들은 자신들이 누구인지를 모르고, 사랑하고 받아들이지 못하며 평생을 도망치며 삽니다. 중독 일반에 대한 좋은 긍정적인 문장은 "나는 이제 내가 얼마나 멋진지 발견한다. 나는 나 자신을 사랑하고 즐기기로 선택한다"입니다. 특히 알코올 중독은 죄책감, 부적절함, 자기 거부와 관련이 있습니다. 이러한 부정적인 감정을 상쇄하고 자기혐오를 자기 사랑으로 전환하기 위해, 루이스는 "나는 현재에 산다. 매 순간은 새롭다. 나는 내 자존감을 볼 수 있기를 선택한다. 나는 나 자신을 사랑하고 인정한다"라는 긍정적인 문장을 권장합니다.

한때 대부분의 사람은 중독적인 행동을 통해 자신의 자존감을 인위적으로 높이거나 다루기 힘든 감정을 약물로 치료했습니다. 우리가 알게 된 것은, 삶이 너무 혼란스러워질 때, 사람들은 현실이 너무 고통스러우므로 중독으로 도피할 가능성이 더 높다는 것입니다. 사람들은 알코올, 담배, 이베이나 페이스북, 컴퓨터 게임, 섹스와 같은 매우 구체적인 것들에 중독될 수 있습니다.

모든 중독—약물이든 음식이든 도박과 같은 행동이든—은 신체적 및 감정적 고통을 마비시키는 오피오이드를 방출합니다. 그러나 결국 물질은 효과가 사라지거나 행동은 더 이상 탈출구를 제공하지 않게 되고 현실이 돌아오며—그와 함께 고통도 돌아옵니다.

중독 문제가 있다면 할 수 있는 가장 중요한 일은 문제가 있다는 것을 인정하는 것입니다. 단순하게 들릴 수 있지만, 이 인정은 당신이 앞으로 할 모든 일의 무대를 설정합니다. 만약 당신이 문제가 있는지 확신이 서지 않는다면, 친한 친구나 가족에게 물어보세요. 그런 다음, 그들의 도움을 받아 다음 질문들을 자신에게 물어보세요. 당신은 마시거나, 먹거나, 도박하거나, 성관계를 하는 것을 통제할 수 없나요? 당신은 자신 행동에 대해 죄책감을 느끼나요? 심각한 건강 문제에 직면해도 멈출 수 없나요? 이러한 행동들이 당신의 직업이나 가정생활에 영향을 미치나요? 중독으로 고생한 가족 구성원이 있나요? 당신이 멈춰야 한다고 말한 적이 있나요? 당신은 변명하거나 당신이 하는 일을 숨기려고 하나요? 이 질문들에 두 개 이상 '예'라고 답한다면, 한발 물러나서 당신의 중독에 대해 진지하게 생각해 볼 시간입니다.

그리고 기억하세요, 중독과 싸우는 것은 힘든 일입니다. 당신의 힘과 감정에 접근하는 데 도움을 줄 수 있는 전문가뿐만 아니라 친구와 가족의 도움도 받아야 합니다. 지금 도움을 청하세요. 거의 모든 중독에 대한 지원 그룹이 있습니다. 당신의 문제에 공감하는 사람들을 찾으세요. 그들은 당신의 용기를 북돋우고 당신이 생각하지 못한

6장 새로운 태도

조언을 제공할 수 있습니다. 전문 상담가, 가족, 친구들, 그리고 당신이 찾은 어떤 지원 그룹의 도움을 받아, 중독을 멈출 수 있습니다. 이 사람들은 당신이 강한 자아감을 가지고 중독의 다른 쪽 끝으로 나올 수 있도록 도와주는 중요한 역할을 합니다.

또한, 당신의 중독이 당신을 피하게 하려는 절망감을 다루기 위해 혼자 할 수 있는 일들도 있습니다. 명상 연습을 시작해 보세요. 조용히 앉아 있기만 해도—단 1분이라도—당신의 생각과 감정을 더 잘 파악하는 데 도움이 됩니다. 당신의 생각들은 오고 갑니다. 그것들은 불변하지 않고 변할 수 있습니다. 이것들은 단지 당신의 뇌에 새겨진 태도들입니다. 그것들은 현실이 아닙니다. 당신의 생각을 바라보는 새로운 방법을 만들면, 그것들을 더 견딜 수 있게 만들고 심지어 긍정적인 문장을 사용하여 더 건강한 태도로 변화시킬 수 있습니다.

또한 일기 쓰기를 시작하는 것에 대해 생각해 볼 수도 있습니다. 때때로 단순히 생각을 말로 표현하는 것이 그것들을 새로운 빛으로 보게 해줍니다.

이 모든 행동과 관련하여 중요한 것은 당신이 누구인지에 대해 더 확신을 갖는 것입니다. 당신의 내재한 힘에 대해 배우세요. 우리는 모두 이 행성에서 생존하고 번영하기 위해 만들어졌습니다. 다음 사람만큼의 힘을 가지고 있습니다. 당신은 그것을 잡고 작동시켜야 합니다.

모든 것이 잘되고 있어

클리닉 사례 파일:

중독 사례 연구 ···

제니는 현재 49세이며, 어릴 때부터 늘 예민하고 긴장된 성격이었습니다. 그녀의 아버지는 사업가로 자주 출장을 다녔기 때문에 제니는 종종 외로움을 느꼈습니다. 그녀는 음식을 향해 돌아섰고, 그것은 그녀의 충실한 동반자가 되었습니다. 제니의 또 다른 열정은 발레 무용수가 되는 것이었지만, 발레 학교에 지원했을 때 그녀는 진지한 발레 경력을 위해 너무 무거웠다는 말을 들었습니다. 그녀는 계속해서 춤을 추었지만, 체중 관리에 어려움을 겪었고 자주 다쳤습니다. 특히 심한 무릎 부상 후, 제니의 의사는 통증에 대해 옥시코돈을, 관련된 불안에 대해서는 자낙스를 처방했습니다. 그러나 부상이 치유된 후에도 그녀는 불안과 두려움을 관리하기 위해 자낙스와 옥시코돈을 비롯한 다른 처방 약을 계속 사용했습니다. 결국 제니는 발레를 완전히 그만두었습니다.

제니는 결국 결혼을 하고 삶이 나아졌습니다; 그녀는 더 행복해졌고 약물에서 벗어날 수 있었습니다. 그러나 두 번째 아이가 태어난 후, 그녀의 우울증과 불안이 다시 돌아왔고, 그녀는 다시 처방 약에 의존하여 스트레스를 다루었습니다. 제니는 곧 만성 피로에서 과민대장 증후군, 주의력 결핍 장애에 이르기까지 다양한 질병으로 진단받은 증상들을 개발했고, 이 모든 새로운 문제들을 점점 증가하는 용량의 약물로 치료했습니다. 이 시점에서 한 의사는 문제를 인식하고 그녀에게 처방전을 쓰기를 거부하며 그녀가 중독 문제를 다루어야 한다고 말했습니다.

약물, 음식, 성, 도박, 구조 활동 또는 제니의 경우 처방 약에 대한 중독은 우리가 다루기 힘든 감정을 가리기 위해 사용됩니다. 그것들은 슬픔, 불안, 분노, 잃어버린 사랑, 지루함 또는 자존감 결여 등 끝이 없는 목록입니다. 중독은 또한 우리가 듣고 싶지 않은 직관적인 메시지를 차단합니다. 이 물질들은 우리조차 모르는 존재하는 "이름이 없는 공허함", 영적 공허를 채웁니다.

그러나 중독은 단순히 물질 사용이 아닙니다. 그것은 문제를 일으키는 지배적인 사용으로, 학교, 집, 또는 다른 관계에서 문제로 이어집니다. 중독은 우리가 책임을 소홀히 하면서 늦거나 결석하거나 해고되게 만듭니다. 때로는 중독이 신체적으로 위험한 정도로 확대되어 사고나 더 심각한 결과를 초래하기도 합니다. 그러나 우리는 그 부정적인 결과에도 불구하고 강박적인 행동을 멈출 수 없습니다.

제니는 잠을 자고, 불안으로부터 자유로워지며, 발과 척추의 오래된 발레 부상으로 인한 만성 통증을 다루기 위해 옥시코돈과 자낙스를 복용했습니다. 그래서 우리가 한 첫 번째 일은 그녀의 "새로운 질병들"—피로, 장 문제, 주의력 결핍 장애—이 약물 사용에서 비롯될 수 있는지를 파악하는 것이었습니다.

옥시코돈의 부작용에는 졸음, 피로, 주의력 및 기억력 저하, 변비

등이 포함됩니다. 자낙스와 다른 "벤조디아제핀"도 주의력과 기억력 문제를 일으킵니다. 저는 제니에게 그녀가 수면, 불안, 통증을 위해 복용하고 있는 약물들이 모든 새로운 건강 문제를 일으킬 수 있다고 제안했을 때, 그녀는 그것이 가치 있다고 말했습니다. 그녀는 옥시코돈 없이는 통증을 감당할 수 없다고 느꼈고, 이에 대해 매우 방어적이었으며, 왜 저를 "이해하지 못하느냐"고 물었습니다. 그녀가 진정한 후, 그녀는 자신의 인생에서 위기에 처해 있다고 말했습니다. 그녀는 이미 운전 중 취한 상태로 운전 면허를 잃었고, 그녀의 약물 사용이 결혼 생활과 가족생활에 큰 영향을 미쳤기 때문에 남편이 이혼하자고 위협했습니다.

저는 제니에게 그녀가 혼자가 아니며, 전 세계적으로 오피오이드 중독 문제가 증가하고 있어서 부끄러워할 것이 없다고 말했습니다. 모르핀, 코데인, 딜라우디드, 데메롤, 헤로인, 옥시코돈은 모두 기분, 자존감, 영적 충족, 통증, 수면에 영향을 미치는 "오피오이드" 수용체에 영향을 미치는 오피오이드입니다. 이 약물들을 사용하면, 의사가 처방하든 "거리에서" 구하든, 빠르게 내성이 생겨 원하는 효과를 느끼기 위해 점점 더 많은 약물이 있어야 하게 됩니다. 자낙스, 아티반, 발리움, 클로노핀은 다른 수용체인 GABA 수용체에 작용합니다. 이는 알코올에 의해 영향을 받는 것과 동일한 수용체입니다. 이 약물들의 힘은 너무 강렬해서 갑자기 중단할 수 없으며, 갑작스러운 금단 증상은 발작과 사망을 초래할 수 있습니다.

저는 제니에게 옥시코돈과 자낙스에서 벗어나기 위한 지원이 필요하다고 말했습니다. 재활에 들어가서 그녀의 몸이 약물에서 천천히 금단 되도록 돕는 것 외에도, 그녀는 불안, 수면 및 오래된 운동 부상을 관리하기 위한 새로운 기술을 배울 것입니다.

큰 우려에도 불구하고, 제니는 한 달 후에 처방 약 중독을 치료하는 약물 중독 회복 과정에 들어갔습니다. 의사들은 그녀가 복용하던 약물에서 매우 천천히 그녀를 떼어냈고, 그 후 그녀는 심장 두근거림을 치료하기 위해 비 중독성 약물인 클로니딘을 받았습니다. 남편과의 팀 회의에서, 그녀는 퇴원 후 옥시코돈으로 돌아가는 것을 방지하기 위한 다양한 약물 유지 프로그램을 제공받았습니다.

통증 치료 팀이 그녀의 척추와 발을 평가하고 발레를 한 해로 인한 관절염을 진단했습니다. 이를 해결하기 위해 제니는 비타민 C, 포도 씨 추출물, 그리고 글루코사민 황산염의 고용량을 공격적으로 사용하기로 했습니다. 이러한 보충제들은 매주 요가, 침술, 그리고 야무나 바디 롤링 치료와 함께 그녀가 자연 치유력을 발휘하는 데 도움을 주었습니다. 상황이 너무 나빠지면, 그녀는 메타돈, 레보메타딜LAAM, 날트렉손, 또는 부프레노르핀을 사용할 수 있었지만, 치료 팀의 엄격한 감독 하에만 사용할 수 있었습니다.

재활 단위에서 제니는 물질 남용 문제가 있는 사람들을 위해 맞춤화된 치료 프로그램인 '다이얼렉티컬 행동 치료DBT'에 참여했습니다. DBT는 마음 챙김 훈련의 한 형태로, 제니가 불안을 조절하는 방법을 배우는 데 도움을 주었습니다. 그녀는 약물 치료와 보완적인 치료를 결합하는 과학에 능숙한 정신과 의사와 함께 일했습니다. 그래서 열정꽃, 레몬밤, 그리고 5HTP와 함께 제니는 조로프트와 레메론을 처방받았습니다.

마지막으로, 제니는 직업 상담사 및 코치와 함께 강력한 장기 계획을 수립해야 했습니다. 그녀는 자신의 발레 경력이 단축된 후 방향성 부족으로 인해 약물 사용, 통증, 불안, 불면증이 발생했다는 것을 깨달았습니다. 그녀의 직업 상담사는 그녀가 좋아하는 것에 계속 관여할 수 있는 대안들을 식별하는 데 도움을 주었으며, 이에는 어린이를 위한 무용 학교를 시작하는 가능성도 포함되었습니다.

제니가 자신에 대해 배우고 자신감을 다지는 데 도움을 받은 것 외에도, 그녀는 중독에 이바지하는 감정들을 스스로 다루기 위해 노력했습니다. 그녀는 불안(나는 나 자신을 사랑하고 인정하며, 인생의 과정을 신뢰한다. 나는 안전하다), 우울증(나는 이제 다른 사람들의 두려움과 한계를 넘어선다. 나는 내 인생을 창조한다), 공황(나는 유능하고 강하다. 나는 내 인생의 모든 상황을 다룰 수 있다. 무엇을 해야 할지 안다. 나는 안전하고 자유롭다), 그리고 중독(나는 이제 내가 얼마나 멋진지 발견한다. 나는 나 자신을 사랑하고 즐기기로 선택한다)에 대한 긍정적인 문장을 사용했습니다.

이 모든 치료법을 결합하여 강력하고 통합된 계획을 수립함으로써 제니는 자신을 찾을 수 있었습니다. 그녀는 인생의 불확실성과 고통을 직면하고 자신의 중독을 치유할 수 있었습니다.

세 번째 감정 센터에서 모든 것이 잘 흘러가고 있습니다

세 번째 감정 센터는 가볍거나 심각한 소화 장애, 혈당 문제, 체중 및 중독 문제를 포함한 광범위한 건강 문제를 아우릅니다. 하지만 이 모든 문제의 핵심에는 자존감 부족과 내면의 필요와 외부의 책임 사이의 균형을 맞추지 못하는 능력이 있습니다. 당신이 기분이 좋고 건강한 자존감을 하고 있을 때, 당신은 제3 감정 센터에서 지속 가능한 건강을 창조할 수 있습니다. 당신의 몸이 당신에게 보내는 메시지에 주목하여 당신이 감정적으로나 신체적으로 얼마나 건강한지를 확인하세요. 당신의 불균형에 이바지하는 스트레스 요인을 식별하세요. 당신의 몸은 당신이 듣고 그 경고에 주의를 기울일 때 말해줄 것입니다.

일단 당신의 길을 가로막는 부정적인 생각 패턴과 행동을 바꾸고, 가족, 일, 또는 다른 사람을 위해 하는 일이 아닌 당신 자신이 누구인지로 자신을 정의하는 법을 배우면 건강을 되찾을 수 있습니다. 당신의 약점을 알되, 그것에 집착하거나 그것으로부터 도망치지 마세요. 자신의 가치를 먹여 살리고 당신에게는 타고난 선함이 있다는 것을 깨닫습니다. "나는 매우 좋다. 내 가치를 증명하기 위해 과로할 필요가 없다"라는 주장으로 당신이 누구인지에 대한 모든 부정적인 생각에 저항하세요.

자신을 사랑하면 모든 것이 잘될 것입니다.

7장

달콤한 감정

> ### 네 번째 감정 센터:
> 심장, 폐, 그리고 유방

제4 감정 센터는 당신의 필요와 당신이 관계를 맺고 있는 다른 사람의 필요 사이의 균형을 맞추는 것에 관한 것입니다. 이를 수행하지 못하면, 심장, 유방 또는 폐와 관련된 건강 문제, 예를 들어 높은 콜레스테롤, 고혈압, 심장마비, 낭종, 유방염 또는 심지어 암, 폐렴, 천식, 기침 또는 숨가쁨과 같은 건강 문제를 통해 당신의 몸이 알려줄 것입니다. 제4 감정 센터의 건강을 마스터하는 비결은 당신 자신의 필요와 감정을 표현하는 방법을 배우는 동시에 다른 사람의 필요와 감정을 고려하는 것입니다. 이것은 주고받는 문제입니다.

다른 감정 센터와 마찬가지로, 영향을 받는 신체 부위는 관계에서 감정을 다루는 방식에서 불균형을 일으키는 행동이나 부정적인 생각 패턴에 따라 달라질 것입니다. 감정과 접촉하지 못하는 사람들은 심장 문제를 경향이 있고, 감정에 압도당하는 사람들은 종종 폐문제를 경험하며, 감정의 긍정적인 면만을 표현하는 사람들은 유방문제를 발전시킵니다. 우리는 각 신체 부위를 다룰 때 더 구체적으로 다룰 것입니다. 하지만 일반적으로 말해서, 제4 감정 센터 건강과 관련된 부정적인 생각과 행동은 불안, 짜증, 우울증, 그리고 장기적인 감정 문제에서 비롯됩니다. 제4 감정 센터 건강 문제를 가진 사람들은 삶을 두려워하고 좋은 삶을 살 자격이 없다고 느끼며―그들에게는 기쁨이 부족한 것처럼 보입니다. 그들은 또한 과도하게 모성을 발휘하고 자신의 감정보다 다른 사람의 감정을 우선시하는 경향이 있습니다.

만약 당신이 심장, 유방 또는 폐 문제를 가지고 있다면, 당신의 몸은 관계의 감정 건강을 양육하는 동안 당신 자신의 감정 건강을 어떻게 유지하는지 검토할 필요가 있다고 말하고 있는 것입니다. 징후들은 심장마비나 유방암만큼 심각하지 않을 수 있습니다. 그것들은 유방의 압통, 약간 높아진 혈압, 또는 폐의 긴장감만큼 미묘할 수 있습니다.

이러한 건강의 작은 변화를 주목하는 것이 첫 번째 단계입니다. 항상 심각한 건강 문제에 대해서는 의학적 도움을 구하되, 이러한 건강 문제의 감정적 측면도 살펴보세요. 당신의 목표는 다른 사람을 돕기 위해 들이는 노력과 당신 자신에게 투자하는 에너지 사이에서 편

141

안한 균형을 찾을 수 있도록 행동과 생각을 변화시키는 것입니다.

제4 감정 센터 긍정적 자기 확언 이론과 과학

루이스의 긍정적 자기 확언 이론은 제4 감정 센터 장기의 건강 뒤에 있는 미묘한 감정적 차이를 탐구합니다. 이러한 영역에서 건강은 모든 감정을 완전히 표현할 수 있는 능력과, 소위 부정적인 감정으로 불리는 분노, 실망, 불안을 압도당하지 않고 경험할 수 있는 능력에 달려 있습니다. 오직 그때에만 진정으로 분노를 통과하고, 용서하는 방법을 찾고, 다시 사랑과 기쁨을 경험할 수 있습니다. 사랑과 기쁨, 두려움과 분노와 같은 모든 감정을 알고, 느끼고, 표현하는 것은 건강에 좋습니다. 이러한 감정들은 당신을 인생으로 꾸준히 움직이게 하며, 루이스가 말하듯이, 이것은 당신의 심장과 혈관을 통해 혈액이 흐르게 도와줍니다. 실제로 "감정emotion"이라는 단어는 "움직이다to move"를 의미하는 라틴어에서 유래했습니다.

최종 목표는 긍정적 자기 확언을 사용하여 부정적인 생각과 행동을 긍정적인 것으로 변환하고, 실제로 혈압과 콜레스테롤을 낮추거나, 천식 증상을 완화하거나, 유방 낭종 및 기타 유방 문제의 위험을 증가시키는 호르몬 수치를 균형이 있게 조절하는 등의 신체 변화를 일으키는 것입니다.

심장은 기쁨과 안정의 중심을 나타내므로, 심장 문제와 고혈압은 장기간의 감정 문제와 기쁨의 부족과 관련이 있습니다. 따라서 심장의 건강, 그리고 더 구체적으로 고혈압과 고콜레스테롤과 관련된 질병은, 인생에서 기쁨을 찾고 그 기쁨을 감정의 형태로 표현할 수 있는 능력에 달려 있습니다. 혈류에 저항하고 혈관이 좁아지고 경화되는 동맥경화증은 당신이 무엇이 당신 앞에 있는지 보는 것을 거부하고 저항하는 것과 관련이 있습니다. 심장에서 모든 기쁨을 짜내 돈이나 지위를 선호하는 것은 심장마비와 관련이 있습니다. 루이스의 긍정적 자기 확언 이론을 통해 호흡기 또는 폐 문제를 살펴보면, 호흡에 어려움이 있다면, 당신은 인생을 완전히 받아들이는 것을 두려워하거나 거부하는 것입니다. 그리고 마지막으로, 다른 사람을 과도하게 어머니처럼 돌보고, 파트너의 감정을 우선시하며, 자신을 영양분으로 채우지 못하는 경향은 유방 문제, 낭종, 압통, 그리고 혹과 연결되어 있습니다.

그렇다면 과학은 부정적인 생각과 행동과 제4 감정 센터 사이의 마음-몸 연결에 대해 우리에게 무엇을 말해줍니까? 의학 과학은 긍정적 자기 확언이 우리의 심장, 유방, 그리고 폐의 건강을 돕는 이론을 지지합니까?

네, 지지합니다! 우리의 불안, 좌절, 우울, 그리고 잃어버린 사랑의 "심장의 아픔"을 변화시킴으로써, 우리는 우리의 심장, 폐, 그리고 유방의 건강을 변화시킬 수 있습니다.[1] 실제로, 연구에 연구가 감정의 표현 방식과 제4 감정 센터의 장기 질환 사이의 연결을 보여주었습니다.

심장 질환만을 봐도, 남성과 여성이 심장마비를 경험하는 방식에서 이러한 예를 볼 수 있습니다. 전반적으로 여성은 남성과 다르게 심장 질환을 경험합니다. 심장마비를 겪는 남성은 더욱 두드러진 증상 유형을 보이는 경향이 있습니다: 전형적인 왼쪽 가슴 통증이 턱으로 방사되고 왼팔로 내려갑니다. 여성의 경우는 그렇지 않습니다. 심장마비를 겪는 여성은 하나의 고정된 증상 패턴이 없습니다. 그들은 갑작스러운 소화 불량을 갈비뼈 아래에서 경험할 수 있으며 불안함과 함께 다른 증상들을 겪을 수 있습니다.[2]

과학은 뇌에서 심장으로의 연결이 있다는 것을 보여주었으므로, 남성과 여성 사이의 심장마비 표현의 차이는 그들의 뇌 배선과 관련이 있을지도 모릅니다. 이를 염두에 두고 심장마비의 양상을 살펴보면, 그것들이 뇌에서 감정이 처리되는 방식을 반영하는 것으로 보입니다. 여성의 뇌는 사실과 감정의 정보를 지속해서 사용하도록 구조화되어 있지만, 남성은 감정을 뒤로하고 논리 영역을 주로 사용하려는 경향이 있습니다. 여성의 뇌가 더 통합적인 경향이 있어서, 여성은 감정을 말로 표현하는데 훨씬 더 쉬운 시간을 가지며, 따라서 어려운 문제를 주제로 토론에 참여하고자 합니다. 남성은 이를 하는 데 훨씬 더 어려움을 겪으며, 결과적으로 이러한 감정은 신체적 또는 생리적 반응으로 전환될 가능성이 높습니다.[3] 아마도 남성의 폭발적인 심장마비는 감정이 어떤 식으로든 나와야 하므로 발생하는 것일 수 있습니다. 그것들은 더 갑작스럽고 명백한 방식으로 나타납니다. 저는 모릅니다. 그리고 과학도 마찬가지입니다. 하지만 심장마비와 관련하여, 남성의 심장은 보일러처럼 끓지만, 여성의 심장은 어느 정도 끓어오르는 것처럼 보입니다. 감정과 심장마비 증상은 서로 관련이 있는 것으로 보입니다.

심장마비와 감정 사이에는 과학적으로 입증된 다른 중요한 연결 고리도 있습니다. 예를 들어, 사랑하는 사람의 죽음과 같은 주요한 상실을 다루는 데 어려움을 겪는 사람들은 슬픔의 첫해에 심장마비와 심장 질환으로 사망할 가능성이 더 높습니다. 또한 은퇴나 경력의 상실 직후에 심장마비가 발생하는 예도 종종 보입니다.[4] 이러한 손실과 함께 오는 절망감과 실패감은 매우 강력할 수 있으며 심장 건강에 영향을 줄 수 있습니다.[5] 실제로 한 연구에서는 이러한 위험이 하루에 담배 한 갑을 피우는 것과 같은 심장 질환을 유발하는 위험이 입증되었습니다.[6] 하나 또는 두 개의 담배가 아니라 전체 갑입니다!

다른 연구들은 "A형" 성격을 가진 사람들과 심장 질환 및 심장마비와의 연결을 밝혀냈습니다. 이러한 사람들은 공격적이고 지나치게 경쟁적인 상태에서 번성하는 경향이 있습니다. 이 상태를 유지하기 위해, 그들의 몸은 스트레스 호르몬의 지속적인 분비를 요구하며 이것은 혈압을 상승시키고 동맥을 막습니다.[7] 하지만 우리는 우리의 생각을 변화시키고 심장의 건강에 긍정적인 영향을 줄 수 있습니다. 예를 들어, 한 연구는 심장마비를 겪은 A형 성격의 남성들을 추적했습니다. 적대감과 분노를 표현하고 그것을 넘어서는 것과 관련된 장기간의 감정 문제에 대해 생각과 행동을 변화시키는 방법에 대한 상담을 받은 남성들은 상담받지 않은 남성들보다 심장 문제의 재발률이 낮았습니다.[8]

과학자들은 또한 억제된 감정—특히 불안, 우울증, 그리고 분노—이 고혈압과 혈관의 경화를 일으키는 데 역할을 한다는 것을 발견했습니다. 그렇다면 우울증에서 고혈압으로 이어지는 연쇄적인 사고 효과는 무엇일까요? 우울증은 뇌가 노르에피네프린을 방출하게 하여 부신을 스트레스받게 합니다. 이는 다시 부신이 너무 많은 코티솔을 방출하게 하고, 이것은 염증 물질의 연쇄 반응을 일으킵니다, 여기에는 사이토카인도 포함됩니다. 이 사이토카인들은 산소가 "자유 라디칼(불안정하고 높은 반응성을 지닌 짝없는 홀전자로 된 원자 혹은 원자 그룹-역자 주)"이 되게 하여, 혈액 속의 콜레스테롤이 굳어지고 동맥에 시멘트처럼 붙게 하여 혈관을 막고 혈압을 고혈압 범위로 상승시킵니다. 그렇습니다. 우울증에서 고혈압으로 이어지는 도미노 효과, 뇌에서 심장으로 이동하는 감정들입니다. 그리고 이것은 감정의 장애물이 혈액 흐름의 장애물을 일으킬 수 있음을 보여줍니다. 만성적인 좌절감을 다루는 사람들에게서도 비슷한 염증 반응이 관찰됩니다.[9]

억제된 감정과 혈관 건강 사이의 연결은 스트레스 심근병증이라고도 알려진 '부서진 심장 증후군'이라는 증후군을 조사한 수많은 연구에서도 나타났습니다. 이 상태는 슬픔(예를 들어, 사랑하는 사람의 사망 후), 두려움, 극심한 분노, 놀라움과 같은 다양한 감정적 스트레스 요인들이 뒤따른 후에 발생할 수 있습니다. 연구들은 자신의 분노를 깊숙이 억누르고 표현하지 않는 환자들이 혈관 수축률이 더 높고, 이에 따라 혈압이 상승하고 심장으로의 혈류가 감소하는 것을 발견했습니다.[10]

일반적으로, 과학은 억제된 감정, 특히 불안, 우울증, 그리고 분노가 혈압 문제에 역할을 한다는 주장을 지지합니다.[11] 감정을 표현하는 것과 건강 사이의 같은 연결은 우리의 폐에도 적용됩니다.[12] 한 연구에서는 천식 환자들에게 '감정 지능', 즉 마음 챙김 치료를 가르쳤고, 이것은 그들의 호흡 증상을 성공적으로 개선했습니다. 연구는 그들에게 자신이 경험하는 감정을 명명하는 방법; 그것을 유발한 시나리오를 지적하는 방법; 그리고 감정을 진정시키기 위한 건강하고 균형 잡힌 반응을 선택하는 방법을 가르쳤습니다. 감정 지능으로 행동하는 이 연습은 그들의 기관지 천식 발작 경향을 감소시키고 삶의 질을 향상했습니다.[13]

과학적 연구는 또한 감정 건강이 유방 건강에 영향을 미친다는 것을 보여주었습니다. 구체적으로, 평생 타인을 과도하게 돌보는 것, 분노를 표현할 수 없는 능력, 그리고 유방암 위험 사이에는 관계가 있습니다. 실제로, 자아 존중감과 여성 정체성의 원천으로 양육에 의

존하는 여성들은 유방암에 걸릴 위험이 더 큽니다.[14]

아마도 유방 문제가 있는 여성들(저도 그중 한 명입니다)은 자신의 감정을 억누르면서 다른 사람들을 돌보고 있다고 생각할지 모릅니다. 하지만 실제로, 순교는 아무도 돌보지 않으며 유방 건강에 좋지 않습니다. 장기간 건강하지 않은 분노, 우울증, 그리고 불안의 표현은 스트레스 호르몬 코티솔의 정상적인 수준을 방해하여, 암을 예방하는 신체의 면역 능력을 저하시킬 수 있습니다.[15] 한 연구에 따르면 유방암을 앓는 여성의 75%는 자기희생적이며 다른 사람들을 자신보다 더 돌보는 경향이 있었습니다.[16] 그리고 유방암에서 회복하는 것과 관련하여, 타인에게 주는 사랑과 보살핌만큼이나 사랑과 지지를 받는 것이 중요하다는 것이 밝혀졌습니다.[17]

그렇다면 이제 우리는 네 번째 감정 센터 확언 이론의 과학적 배경을 이해했으니, 이러한 질병들을 치유하기 위해 실제로 무엇을 해야 할까요?

심장 질환

가슴 통증, 심장 두근거림, 고혈압, 실신 증상 또는 동맥 폐쇄와 같은 심장 관련 건강 문제를 겪고 있는 사람들은 감정을 표현하는 데 어려움을 겪습니다. 그들은 터져 나올 준비가 된 거대한 억눌린 감정의 백로그(backlog, 기능과 우선순위)를 가지고 있으며, 가끔 야생적이고 열정적인 분노나 좌절의 발작 또는 설명할 수 없는 갑작스러운 철수로 표출됩니다. 감정이 없는 상태와 불타는 열정 사이의 변동은 이들이 주변 사람들과 관계를 맺는 것을 어렵게 만들고, 때로는 관계가 맺어오는 불안을 다루기보다는 고독한 삶을 선택하기도 합니다.

심장 관련 증상은—비록 양호해 보일지라도—심각할 수 있으므로, 심장 건강에 문제가 있을 수 있다는 징후를 경험하면 의사를 찾아가십시오. 하지만 행동과 생각 패턴을 바꾸는 장기적인 접근 방식을 취하는 것도 중요합니다.

건강 문제의 근본에 있는 감정에 대해 몸이 보내는 신호를 듣고, 그런 다음 확언을 통해 마음가짐을 바꾸도록 노력하십시오. 예를 들어, 일반적으로 심장 문제는 오랜 시간 동안의 감정적 문제에서 비롯되어 심장을 굳게 하고 행복과 기쁨을 막습니다. 그래서 우리는 심장을 열고 기쁨을 받아들여야 합니다. 부정적인 감정을 상쇄하는 좋은 일반적인 확언은 "기쁨. 기쁨. 기쁨. 나는 기쁨이 내 마음과 몸을 통해 흐르도록 사랑으로 허락하고 경험한다." 동맥경화증 또는 동맥경화는 저항하려는 의도, 굳어진 편협함, 삶의 좋은 점을 보려 하지 않는 거부에서 비롯됩니다. 이 문제가 있다면 "나는 삶과 기쁨에 완전히 열려 있다. 나는 사랑으로 보기를 선택한다."라는 확언으로 자신을 도와주십시오. 콜레스테롤 문제는 행복을 두려워하거나 받아들일 수 없는 것과 관련이 있습니다. 콜레스테롤과 관련된 막힌 기쁨의 통로를 열기 위해 "나는 삶을 사랑하기로 선택한다. 나의 기쁨의 통로는 넓게 열려 있다. 받아들이는 것이 안전하다."라는 확언을 사용하십시오. 고혈압과 관련된 해결되지 않고 오래된 감정적 문제를 줄이기 위해 "나는 기쁨으로 과거를 내보낸다. 나는 평화롭다."라는 확언을 사용하십시오. 이것들은 가장 흔한 심장 문제 중 몇 가지입니다. 루이스가 추천하는 더 구체적인 확언을 위해서는 255페이지의 표에서 구체적인 질병을 찾아보십시오.

심장 건강을 보호하기 위해 해야 할 중요한 일은 감정에 더 접촉하고 그것들을 표현하는 방법을 배워서 그것들을 통과할 수 있도록 돕는 것입니다. 감정에 주의를 기울이되, 그것들을 판단하지 마십시오. 감정을 불러일으킨 원인을 정확히 파악하려고 시도하십시오. 감정의 기원과 성격을 결정하기 위해 분석 기술을 시험하고 감정을 해부함으로써, 문제 해결 능력이 있는 왼쪽 뇌와 감정적인 오른쪽 뇌를 연결하고 있습니다. 이것은 까다로운 감정을 표현하는 법을 배우는 데 도움이 될 것입니다: 먼저 자신에게, 그리고 주변 사람들에게. 감정에 주의를 기울이는 것은 또한 당신의 진전을 추적하는 데 도움이 될 것입니다. 만약 당신이 여전히 다른 사람들 주변에서 감정을 관리하는 데 어려움을 겪고 있다면, 특정 상황에서 당황하거나 짜증나는 기분을 느낄 수 있습니다. 이러한 상황에 천천히 접근하여 압도당하거나 후퇴하거나 폭발하지 않도록 하는 것이 중요합니다.

또한 명상과 일기 쓰기와 같은 실천을 통해 감정에 접촉하는 작업을 하고 싶을 수도 있습니다. 온라인에는 감정 단어 목록을 제공하는 출처도 있습니다. 이 목록들을 확인하고 익숙해지십시오. 주변 사람들이 사용하는 단어를 인식하고 정의할 수 있게 되면 감정 어휘를 늘리는 데 도움이 될 것입니다.

일단 자신을 표현할 수 있게 되면, 관계를 맺는 것이 더 쉬워질 것입니다. 그리고 이것은 중요합니다. 고독한 삶을 살지 않도록 모든 것을 해야 합니다. 일주일 내내 사람들과 상호 작용하도록 강제하는 다양한 활동을 계획해 보십시오. 어쩌면 이 시간 중 일부를 자원봉사 위치를 통해 청소년들과 상호 작용하는 데 사용할 수도 있습니다. 이 아이들은 당신처럼 상호 작용 기술을 개발하려고 노력하고 있습니다. 그들의 성공과 실패를 관찰함으로써 많은 것을 배울 수 있습니다.

만약 당신이 감정을 식별하고 건강하거나 건설적인 방식으로 표현하는 방법을 배울 수 있다면, 심장 문제로 인한 경향을 줄일 수 있을 것입니다. 그렇지 않으면 당신의 좌절, 분노, 슬픔—심지어 사랑—은 고콜레스테롤, 고혈압, 그리고 심혈관 질환으로 변모하고 폭발할 것입니다.

클리닉 사례 연구:
심장 질환 ···
폴은 47세의 컴퓨터 엔지니어로, 가정에서나 직장의 칸막이 안에서는 매우 편안함을 느꼈습니다. 하지만 칵테일파티나 다른 사회적 자리에 참석하라고 하면, 그는 불안해하고 내성적으로 되었습니다. 그의 자연스러운 재능은 인간 상호 작용을 거의 필요로 하지 않는 삶을 향해 그를 이끌었고, 심지어 가족과 함께 집에 있을 때도 저녁 대부분을 컴퓨터 앞에서 보냈습니다.

문제는 폴의 자녀들이 자라서 가정을 떠났을 때 시작되었습니다. 이때 그의 파트너는 더 많은 감정적 연결을 원했지만, 폴은 응답할 수 없었고 평소보다 더 불안하고 소극적으로 되었습니다. 곧 그의 혈압은 치솟았고, 두근거림과 가슴 통증을 느끼기 시작했으며, 심장의 관상동맥이 막혔다는 진단을 받았습니다.

폴이 그의 심장과 혈관을 치유하기 위한 장기 계획을 세울 수 있도록 돕기 위해, 우리는 먼저 건강한 순환계가 어떤 것인지를 깨닫게 했습니다.

심장은 산소가 풍부한 혈액을 모든 동맥을 통해 몸의 모든 조직으로 보내는 근육입니다. 만약 동맥이 콜레스테롤로 막히고 동맥경화증이라는 질병을 통해 딱딱해지고 굳어진다면, 사람들은 고혈압, 즉 고혈압을 개발하게 됩니다.

몸의 방대한 동맥 네트워크 중에서, 우리는 관상동맥을 가지고 있습니다—심장 자체의 동맥입니다. 만약 이 동맥들이 높은 콜레스테롤 수치와 동맥경화증으로 인해 막히면, 심장은 충분한 산소를 얻을 수 없고 이것은 가슴 통증, 또는 협심증을 일으킵니다. 막힌 관상동맥이 광범위해지면, 심장의 근육은 심장마비 또는 심근경색이라고 불리는 과정에서 죽습니다.

폴의 첫 번째 문제는 동맥경화증이었습니다. 하지만 그는 또한 관상동맥 질환을 가지고 있었습니다. 그는 하나의 막힌 관상동맥을 가지고 있었고, 그가 경험하고 있는 가슴 통증은 협심증이었습니다. 그는 심장마비를 겪지 않았기 때문에 운이 좋았습니다. 폴은 그의 관상동맥의 90% 막힘을 제거하기 위해 긴급 심장 카테터 삽입술을 선택했습니다. 그러나, 그는 생활 방식을 바꾸지 않으면 다른 관상동맥들이 곧 막히리라는 것을 알게 되었습니다. 다행히도 폴에게는, 동맥경화증을 다루는 많은 해결책—콜레스테롤 수치를 낮추고 동맥벽의 경직을 완화하는 것—이 또한 관상동맥 질환을 치료합니다.

그렇다면 폴의 심장 두근거림은 어떨까요? 폴은 심실성 빈맥이라는 심장 리듬 장애로 진단되었습니다. 심장의 오른쪽 안에는 심박수와 리듬을 제어하는 복잡한 신경 섬유 시리즈인 SA 노드와 푸르킨제 섬유가 있습니다. 만약 근처의 관상동맥이 막히면, 정상적인 심장 리듬이 방해받고 빈맥이나 세동과 같은 부정맥이 됩니다. 여기서 해결책은 단순히 동맥을 여는 것이 아니라 비정상적인 리듬을 만든 손상된 신경계를 고치는 것이었습니다.

심장 두근거림에서 벗어나기 위해 폴은 생활 방식의 변화와 약물 치료를 모두 사용해야 했습니다. 폴의 심장 전문의는 가슴 통증을 경험할 때만 사용하는 경구용 니트로글리세린, 베이비 아스피린, 베라파밀이라는 처방전 칼슘 채널 차단제, 베타 차단제, 그리고 콜레스테롤을 낮추는 리피토를 포함하는 엄격한 단기 약물 처방을 내렸습니다. 또한 빠르거나 불규칙한 심장 박동을 일으킬 수 있는 발기 부전 약물인 비아그라 사용을 경고받았습니다.

하지만 이것은 단지 약물일 뿐입니다. 그가 질병을 피하고 심지어 관상동맥 우회 수술을 피하기를 기대한다면, 그의 건강에 해로운 생활 습관을 바꿔야 했습니다. 그래서 우리가 한 첫 번째 일은 그의 불안을 다루는 것이었습니다. 그는 상담사와 함께 그의 두려움을 돕고 그의 한 가지 대처 메커니즘인 흡연에서 벗어날 수 있는 적극적인 캠페인을 만들었습니다. 폴은 "신경"을 진정시키기 위해 담배를 사용했습니다. 폴과 그의 상담사가 설정한 이 프로그램에는 단기적으로 클로나제팜 약물 사용과 장기적으로 마음 챙김 운동과 인지 행동 치료를 사용하여 그의 불안과 혈압을 줄이고 금연을 돕는 것이 포함되었습니다.

폴에게는 체중 감량이 중요했습니다. 이미 알고 계시겠지만, 지방과 콜레스테롤 문제는 서로 밀접한 관련이 있습니다. 그래서 우리는 폴이 유지할 수 있는 운동 루틴을 찾는 데 도움을 주었습니다. 그는 매일 20분에서 30분 동안 고정식 자전거를 타고 20파운드를 감량했습니다.

그는 또한 영양 치료사를 만나서 약학 등급의 다중 비타민과 항산화제를 처방받았는데, 여기에는 엽산, B6, B12, 비타민 C, 칼슘, 크롬, 구리, 아연, 셀레늄, 알파-토코트리에놀이 포함되어 있었습니다. 이러한 보충제 계획을 만들 때는 이미 복용 중인 처방 약을 포함하여 개인의 독특한 사례에 따라 권장 사항을 변경할 수 있어서 숙련된 전문가와 함께 작업하는 것이 중요합니다. 혈압에 대해서는 폴이 의사와 상의한 후 스테비아, 산사나무, 민들레, 리코펜을 사용했습니다.

위에 나열된 것들 외에도 처방된 매우 중요한 보충제는 코엔자임 Q10이었습니다. 이 보충제는 폴이 스타틴 계열의 리피토를 복용하고 있었기 때문에 필수적이었습니다. 스타틴 약물은 심장 질환의 위험을 낮출 수 있지만, 동시에 몸의 코엔자임 Q10 수치를 낮춥니다. 이 물질은 모든 세포의 기본 기능에 필수적인 것으로, 몸에서 자연적으로 생성됩니다. 그래서 이를 보충하는 것이 중요합니다.

만약 폴의 심장 전문의가 리피토의 부작용이 너무 크다고 판단한다면, 폴을 더 자연스러운 경로로 전환할 수 있습니다. 홍국미는 주요 스타틴과 유사한 결과를 내는 대체 영양 보충제입니다. 실제로, 인기 있는 처방 약인 로바스타틴은 홍국미에서 합성됩니다. 미세조류, 연어, 송어, 새우에서 발견되는 항산화제인 아스타잔틴 카로티노이드도 콜레스테롤에 대해 스타틴과 유사한 효과가 있습니다.

폴은 또한 그의 동맥 막힘을 안정시키고 기분을 안정시키는 데 도움이 되는 DHA를 복용하기 시작했습니다. 그는 심장과 뇌를 보호하기 위해 아세틸-L-카르니틴을 복용했습니다. 마지막으로, 폴은 심장 건강을 개선하고 우울증을 완화하는 데 도움이 되는 시베리아 인삼을 복용하기 시작했습니다. 그는 의사의 허락을 받고 침술사와 중국 한약사를 방문하여 콜레스테롤과 혈압에 도움이 되는 일부 한약 처방을 시작했습니다. 여기에는 익모초, 라뮬러스, 황금, 그리고 자소엽과 같은 약초가 포함되었습니다.

폴은 또한 고압 산소 치료를 고려했는데, 이는 장기적인 스트레스와 고혈압으로 인한 혈관 손상이 이 치료로 개선될 수 있기 때문입니다. 하지만 결국 그는 이 치료를 제공하는 클리닉까지 가는 물류 문제 때문에 이를 선택하지 않았습니다.

또한 신체적 질환을 다루면서, 폴은 그의 건강을 해치는 것으로 보이는 행동과 기저 신념을 바꾸기 위해 노력했습니다. 그는 일반 심장 건강(내 심장은 사랑의 리듬으로 뛴다)을 위한 긍정 확언, 심장 문제(기쁨. 기쁨. 기쁨. 나는 사랑으로 기쁨이 내 마음과 몸을 통해 흐르도록 허락하고 경험한다)를 위한 긍정 확언, 동맥 건강(나는 기쁨으로 가득 차 있다. 그것은 내 심장의 모든 박동과 함께 나를 통해 흐른다)을 위한 긍정 확언, 불안(나는 나 자신을 사랑하고 인정하며, 삶의 과정을 신뢰한다. 나는 안전하다)을 위한 긍정 확언을 사용하여 노력했습니다. 그는 또한 감정에 대해 배우기 위해 노력했습니다. 그는 감정 단어 목록을 공부했고, 그가 가장 가까운 사람들에게 자신의 필요를 표현하기 시작하는 것부터 천천히 연습했습니다. 그가 감정에 압도당하는 느낌을 받았을 때, 그는 단지 도망치거나 폭발하는 대신에 무슨 일이 일어나고 있는지 멈추고 살펴볼 수 있었습니다.

생각과 행동을 바꾸면서, 폴은 다른 사람들을 포함한 건강하고 행복한 미래를 만들어 낼 수 있었습니다. 그는 자신의 감정을 표현하고 주변 사람들의 감정을 듣는 법을 배웠습니다.

폐 질환

폐렴, 기관지염, 콧물, 기침, 천식, 꽃가루 알레르기 등 폐나 호흡과 관련된 문제를 겪는 사람들은 감정의 구름을 헤치며 숨 쉬려고 애쓰면서 삶에 완전히 몰입하는 데 어려움을 겪습니다. 그들의 감정적인 다공성과 민감성은 매우 커서 순식간에 최고의 기쁨에서 최악의 절망으로 전환될 수 있으며, 주변의 모든 것에 의해 감정이 영향을 받습니다. 심장 문제를 겪는 사람들과 정반대로, 폐 문제를 겪는 사람들은 감정에 너무 몰입하고, 감정에 너무 휩쓸려 사회나 관계에서 편안하게 기능하기 어려워합니다.

그렇다면 콧물, 기침, 천명음을 어떻게 극복할까요? 먼저, 모든 급성 신체 문제와 마찬가지로 의사나 간호사에게 의학적인 문제를 상담하세요. 하지만 언제나처럼, 건강 상태에 대해 몸이 보내는 미묘한 메시지에 주의를 기울이세요.

호흡 문제는 사랑하고 돌보는 사람들과의 일상적인 상호 작용에서 감정을 다루는 능력을 살펴봐야 함을 나타냅니다. 만약 다른 사람들의 감정―화, 짜증, 슬픔―에 지나치게 민감하다면, 천식 발작, 감기, 독감 또는 기타 호흡기 문제에 취약할 수 있습니다.

폐 문제에 대한 마음-몸 개선을 완성하기 위해서는 너무 오랫동안 우리의 행동을 지배해온 부정적인 사고 패턴을 정복해야 합니다. 루이스의 폐 문제에 대한 긍정 확언은 삶을 최대한 살아가고 참여하는 데 대한 두려움과 관련된 문제를 다룹니다. 감기와 독감에 맞서는 좋은 긍정 확언은 "나는 안전하다. 나는 내 삶을 사랑한다"입니다. 기침은 세상에 자신을 보이고 들어달라는 욕구를 표현합니다. 반복되는 기침에 대해 루이스는 치유의 긍정 확언은 "나는 가장 긍정적인 방식으로 주목받고 사랑받는다"를 권장합니다.

폐렴, 폐기종, 만성 폐쇄성 폐 질환COPD과 같은 폐 문제는 삶을 충분히 살지 못하거나 삶에 대한 가치를 느끼지 못하는 것과 관련된 우울, 슬픔, 두려움에 관한 것이므로, 이에 맞서기 위해 "나는 삶의 충만함을 받아들일 수 있는 능력이 있다. 나는 사랑으로 삶을 최대한 살아간다"라는 긍정적인 말을 사용하세요. 폐 질환은 감정을 다루는 방법을 모르는 강렬한 감정을 가진 우리 중 많은 사람에게 너무나 흔합니다. 폐기종의 경우, 삶을 받아들이는 데 대한 두려움뿐만 아니라 이 사람들은 아예 숨쉬고 싶지 않습니다. 그렇다면 다음의 말들을 크게 해보세요. "나는 완전히 자유롭게 살 권리가 있다. 나는 삶을 사랑한다. 나는 나 자신을 사랑하고 소중히 여긴다. 삶은 나를 사랑한다. 나는 안전하다." 폐렴은 삶에 지쳐 있고, 치유되지 않은 감정적 상처를 가지고 있다는 것을 의미합니다. 오래된 상처를 치유하고 새롭게 시작하기 위해 "나는 생명의 숨결과 지성으로 가득 찬 신성한 아이디어를 자유롭게 받아들인다. 이것은 새로운 순간이다"라고 반복해 보세요.

천식은 숨쉬기 어려움, 억압되거나 질식하는 느낌과 관련이 있습니다. 천식이 있고 억압된 느낌이 든다면, "나는 이제 내 삶을 스스로 관리하는 것이 안전하다. 나는 자유를 선택한다"라는 말을 명상해 보세요. 더 많은 긍정적인 말을 원한다면, 255페이지에 있는 특정 질병에 대한 루이스의 권장 사항을 참조하세요.

이 새로운 사고방식에 익숙해지고 긍정적인 말을 사용하는 데 능숙해지면서 부정적인 생각과 행동이 변하기 시작할 것입니다. 이것은 중요한 시기이므로 계속 노력하세요. 오래된 습관을 형성하는 데 몇 년이 걸렸고, 그것을 깨는 데도 시간이 걸릴 것입니다. 하지만 분명히 할 수 있습니다.

폐 문제를 가진 사람들은 자신의 감정을 통제하는 법을 배워야 하며, 그 감정에 압도당하지 않고, 다른 사람들의 감정에 지나치게 영향받지 않도록 해야 합니다. 직관에 반하는 것처럼 보일 수 있지만, 이를 위한 한 가지 방법은 감정과 다른 관계를 맺는 것입니다―새로운 방식으로 감정에 귀를 기울이는 것입니다. 명상과 같은 수행은 마음을 진정시키는 법을 가르쳐 줄 수 있습니다. 이는 감정과 더 안정적인 관계를 맺는 데 도움이 될 수 있습니다. 또한 뇌를 재 배선하여 감정을 통제하고 그 존재에 지나치게 반응하지 않도록 배울 수 있도록 도와줍니다.

극적인 감정의 영향을 조절하는 데 도움이 되는 또 다른 수행은 타임아웃 구조를 만드는 것입니다. 과거의 감정 폭발을 살펴보고 왜 일어났는지 파악해 보세요. 무엇이 그것들을 유발했나요? 그것들이 일어나기 전에 어떤 기분이었나요? 결정적인 순간은 무엇이었나요? 자신의 트리거(Trigger, 특정한 동작에 반응해 자동으로 필요한 동작을 실행하는 것)와 그에 대한 몸의 반응을 파악할 수 있다면, 그 순간에 감정적인 장악을 인식하고 그것이 일어나지 않도록 할 수 있을 것입니다. 처음에는 자연스럽게 오지 않을 수 있지만, 결국에는 올 것입니다. 몸에서 압도적인 신호를 인식하게 되면, 더 건설적인 방식으로 반응할 수 있게 됩니다. 이는 격렬한 상황에서 신체적으로 떠나거나 단순히 정신적으로 한발 물러나 감정이 조금 덜 격렬해지도록 하는 것을 의미할 수 있습니다. 명상과 긍정적인 사고 패턴을 일상적인 루틴의 일부로 만들면서, 감정에서 물러나야 할 필요성이 점점 줄어들 것입니다.

모든 것이 잘 되고 있어

이러한 행동과 긍정적인 말은 더 균형 잡힌 감정적인 삶으로 나아가는 데 도움이 될 것입니다. 건강한 폐를 원한다면, 감정을 더 차분하고 통제된 방식으로 표현하는 법을 배워야 합니다. 침착하고 통제된 상태에서도 여전히 흥미롭고 감정적일 수 있습니다—파티의 중심이 될 수 있습니다. 중요한 파트너들의 필요와 감정을 균형 있게 조화시키는 법을 배우고, 네 번째 감정 센터의 건강이 개선되는 것을 지켜보세요.

클리닉 사례 연구:
폐 질환 ···

60세인 내 환자 메리는 자신을 "인간 감정의 토네이도"라고 묘사합니다. 그녀는 항상 예민했으며, 그녀의 기분은 연애 상태, 은행 계좌에 있는 돈의 양, 심지어 날씨에 따라 변합니다. 메리는 한순간 웃다가 다음 순간 울 수 있다고 말합니다.

최상의 상태에서는 열정적이고, 최악의 상태에서는 감정적으로 불안정한 메리는 어떤 일이든 절반만 하지 않으며, 그것은 그녀가 느끼는 각각의 감정의 깊이를 포함합니다. 메리의 기분 변화는 그녀의 친구들에게 피곤함을 주며, 그들은 그녀의 행동에서 무엇을 기대해야 할지 모릅니다. 항상 새로운 드라마가 있는 것 같습니다. 메리는 자신의 감정을 왜 그렇게 통제할 수 없는지 알아보기 위해 치료를 시작했습니다. 한 치료사에 의해 양극성 II 장애(양극성 장애의 덜 조증적인 형태)로 진단받았고, 다른 치료사에 의해 경계선 성격 장애로 진단받았습니다. 진단 라벨이나 그 치료법은 메리가 안정적인 관계를 유지하거나 일자리를 유지하는 데 도움이 되지 않았습니다.

메리는 사춘기부터 천식을 앓았으며, 호흡 곤란의 가장 심각한 에피소드를 치료하기 위해 스테로이드를 복용해야 할 때 기분이 더 나빠졌다고 느꼈습니다. 십대 후반에, 폐에 해롭다는 것을 알면서도, 메리는 기분 변화를 진정시키는 유일한 방법처럼 보이는 흡연을 시작했습니다. 특히 힘든 이별 후에, 그녀는 평소보다 더 많이 담배를 피우기 시작했습니다. 어느 저녁, 그녀는 기침을 멈출 수 없었고 응급실에 갔습니다. 그녀를 치료한 의사는 흡연을 그만두라고 경고했습니다. 그녀는 폐기종, 즉 만성 폐쇄성 폐 질환COPD의 초기 단계에 있었습니다.

메리는 두 가지 의학적 문제, 즉 기분과 폐 문제를 가지고 있었으며, 폐 건강을 회복하기 위해 기분 변화를 해결해야 했습니다. 그래서 우리는 그 지점부터 시작했습니다.

메리는 자신의 기분 문제에 대한 병명을 알고 싶어했습니다. 주요 우울증이었나요? 양극성 II 장애였나요? 경계선 성격 장애였나요? 현대 정신의학은 우리의 감정적 고통을 완화하는 데 많은 도움을 주었지만, 다른 의학 전문 분야와 달리 혈액 검사, CT 스캔, MRI 또는 기타 객관적 검사를 사용하여 확실한 진단을 내리지 않습니다. 대신,

정신과 의사, 심리학자, 간호사, 또는 다른 치료사는 고객이 가진 증상과 징후를 살펴보고 이러한 패턴을 DSM-V, 정신 진단을 위한 안내서에 나열된 상태와 일치시키려고 합니다. 따라서 진단을 뒷받침하거나 반박할 실험실 데이터는 없습니다.

그런데도, 메리가 세 명의 다른 정신과 전문가로부터 세 가지 다른 진단을 받았기 때문에, 그녀에게 중요한 것은 그녀의 기분이 적절하게 치료되는 것이었습니다.

메리는 마침내 진단 라벨을 강조하지 않고 이러한 초점을 지원하는 정신과 팀과 함께 치료를 시작하기로 결심했습니다. 그들의 주요 관심사는 명확한 치료 목표를 가진 계획을 수립하는 것이었습니다. 심리치료사의 도움으로 메리는 자신의 감정 증상 목록을 작성했습니다. 그녀가 발견한 것은 다음과 같습니다:

- 매일 불안정한 기분을 경험합니다.
- 기분은 "나쁜 머리 모양" 날, 교통 체증, 또는 성질 나쁜 상사 등 주변 상황에 따라 달라집니다(감정 불안정성).
- 과식, 과다 수면, 피로, 자존감 저하, 집중력 부족, 절망감 등의 문제가 있습니다(가벼운 우울증 또는 우울증).
- "도로 분노" 에피소드와 배우자를 때리고 격분한 몇 차례의 충동적인 순간을 경험합니다.
- 대부분의 항우울제 약물이 그녀의 증상에 효과가 없다는 것을

발견했습니다.

- 누군가가 갑자기 떠나면 자살하고 싶은 생각이 들지만, 나쁜 기분은 빨리 지나갑니다(일시적인 자살 생각).

메리의 치료 팀은 그녀를 '변증법적 행동 치료DBT'라는 감정 기술 훈련 수업에 빠르게 참여시켰습니다. 티베트 불교와 마음 챙김에 기반한 DBT는 메리가 기분을 안정시키고 일상 활동을 조절하는 기술을 배우게 해주어 과식과 과다 수면에 덜 취약하게 만들었습니다. 또한, 그녀는 위기 체인 분석을 통해 분노를 변화시키고 일시적인 자살 생각을 다루는 방법을 배웠습니다. 이 과정에서 그녀는 압도적으로 보이는 위기를 이해할 수 있는 부분으로 나누고, 각 부분과 관련된 감정을 식별하며, 각 단계를 통해 자신을 진정시키는 방법을 배웠습니다. 그녀는 매주 두 시간의 수업과 한 시간의 일대일 코칭 세션을 통해 이러한 매우 강력한 방법들을 소개받았습니다.

감정 기술 훈련과 함께 정신과 의사는 그녀의 기분을 안정시키는 데 도움이 될 수 있는 최소한의 약물을 처방했습니다. 메리는 기분 안정제인 토파맥스와 피로와 집중력 문제에 도움이 되는 항우울제 웰부트린 XL을 복용했습니다.

이어서 우리는 메리의 폐 문제에 집중했습니다.

천식에서는 기관지와 기관지 영역이 알레르기, 약물 부작용, 기분, 불안, 그리고 물론 담배 연기 등 여러 이유로 매우 "민감해집니다". 메리가 천명, 숨이 가쁨, 기침으로 고통받기 시작했을 때, 그녀는 (다른 사람들처럼) 알부테롤 또는 벤톨린이라는 자극제가 들어 있는 클래식 흡입기를 꺼내 사용했습니다. 일시적인 안도를 위한 한 번의 퍼프. 그러나 그 일시적인 안도가 지속되지 않았을 때, 의사들은 알레르기/자가면역 반응을 진정시키는 스테로이드가 포함된 흡입기로 치료 수준을 높였습니다. 메리는 애드베어, 풀미코트, 플로벤트와 같은 여러 강화된 흡입기를 시도했지만, 때때로 이것들조차 충분하지 않았습니다.

그녀의 침대 옆에는 네뷸라이저라는 더 오래 지속되는 흡입기 같은 장치가 있었는데, 이는 약물을 그녀의 호흡기에 더 깊숙이 전달했습니다. 특히 어려운 시기에는, 메리는 신체의 알레르기 반응을 진정시키기 위해 경구용 스테로이드를 복용했지만, 곧 이 약물들이 기분 변화, 짜증, 골다공증, 체중 증가 등의 부작용이 있다는 것을 알게 되었습니다. 곧 메리는 싱귤레어와 같은 로이코트리엔 억제제를 복용하기 시작했는데, 이는 그녀의 면역 체계의 또 다른 부분을 억제함으로써 천식을 도왔습니다. 이러한 약물들은 모두 부작용이 있지만, 당시 그녀에게 다른 선택지가 없었기 때문에 그녀의 생명을 구하는 데 도움이 되었습니다.

그러나 메리가 마음 챙김과 긍정 확언을 약물과 함께 사용했을 때, 그녀는 불안을 진정시키고 흡연을 중단할 수 있었으며, 이는 그녀의 천식과 폐 문제를 크게 완화했습니다.

메리는 폐과 전문의와의 월간 및 연간 검진을 계속했습니다. 또한 그녀는 침술사와 중국 한약사를 방문하여 호흡 문제를 조절하는 데 도움이 되는 다양한 한약 혼합물, 예를 들어 레스피린 추출물, 크로코디 스무스 티 필, 안드로그라피스, 브롱키얼 케어 치료제 등을 사용했습니다.

메리의 공식 DBT 수업이 끝난 후에도, 그녀는 마음 챙김 연습을 계속했습니다. 또한 일반적인 폐 건강을 위한 확언(나는 완벽한 균형으로 삶을 받아들인다); 폐 문제를 위한 확언(나는 삶의 충만함을 받아들일 수 있는 능력이 있다. 나는 사랑스럽게 삶을 최대한 살아간다); 폐기종을 위한 확언(나는 완전하고 자유롭게 살 권리가 있다. 나는 삶을 사랑한다. 나는 나 자신을 사랑한다); 호흡기 질환을 위한 확언(나는 안전하다. 나는 내 삶을 사랑한다); 만성 폐쇄성 폐 질환COPD을 위한 확언(나는 삶의 충만함을 받아들일 수 있는 능력이 있다. 나는 사랑스럽게 삶을 최대한 살아간다); 호흡 문제를 위한 확언(나는 완전하고 자유롭게 살 권리가 있다. 나는 사랑받을 가치가 있다. 나는 이제 삶을 완전히 살기로 선택한다)을 사용하여 자신을 완전히 치유하는 데 도움을 받았습니다.

메리는 생활 방식을 바꾸고, 불안을 해결하며, 부정적인 신념에 맞서 삶을 살아가며 호흡 문제의 고통 없이 살아갈 수 있었습니다.

유방 문제

유방에 낭종, 혹, 통증(유방염), 심지어 암과 같은 문제를 겪는 여성과 남성은 종종 다른 사람들을 돌보고 양육하는 데 있어 지나치게 강압적일 수 있습니다. 이들은 자신의 문제를 해결하고 자신의 고통을 위로하는 것보다 타인의 문제를 해결하고 타인의 고통을 위로하는 데 훨씬 더 편안함을 느낍니다. 그들은 안정적인 관계를 유지하기 위해 자신의 감정을 숨깁니다. 극단적일 때 절대 불평하지 않고, 항상 행복한 척합니다.

본성적으로 타인을 돌보는 사람이라면, 필요한 사람들을 돌보지 않기가 어려울 수 있습니다. 당신이 사랑하고, 배려하며, 관여하는 인간이 되는 것을 포기하라는 말이 아닙니다. 하지만 왜 당신이 다른 사람들을 강박적으로 돌보면서 자신에 대해서는 걱정하지 않는지를 생각해 볼 필요가 있습니다. 또한, 당신이 어떻게 돌보는지를 살펴보고 사랑하는 사람들을 돌보는 데 있어 조금 덜 강압적인 방법을 찾아볼 수도 있습니다. 그렇다면 당신의 삶에 조금 더 균형을 가져오기 위한 처방은 무엇일까요?

항상 그렇듯이, 유방에 혹이나 통증이 있는 급성 문제가 있다면—특히 유방암을 앓은 가까운 친척이 있다면—즉시 의사를 만나야 합니다. 하지만 당신은 장기적인 유방 건강에도 집중해야 합니다. 이는 당신의 몸에 스트레스를 주는 생각 패턴과 행동을 바꾸는 것을 의미합니다.

　루이스의 확언 시스템으로 바로 들어가 보겠습니다. 유방은 양육과 영양과 관련이 있습니다. 하지만 영양은 양방향으로 이루어져야 합니다—들어오는 것뿐만 아니라 나가는 것도. 이 영역에서 균형을 추구하도록 상기시켜 주는 좋은 일반적인 확언은 "나는 완벽한 균형으로 영양을 받아들이고 내보낸다."일 것입니다. 구체적으로 유방 문제는 다른 사람을 먼저 생각하면서 자신을 돌보는 것을 거부하는 데 관련이 있습니다. 이러한 양육 방식의 불균형을 상쇄하기 위해 "나는 중요하다. 나는 존재한다. 나는 이제 사랑과 기쁨으로 나 자신을 돌보고 영양을 준다. 나는 다른 사람들이 그들 자신이 되는 것을 허용한다. 우리는 모두 안전하고 자유롭다"라는 확언을 반복해 보세요.

　네 번째 감정 센터에서 균형을 이루는 일부는 표면 아래에 머물러 있던 생각들에 목소리를 내는 것입니다. 당신은 다른 사람의 감정적인 고저에 직면하는 데는 문제가 없을 수 있지만, 두려움, 슬픔, 실망, 우울, 분노 또는 절망과 같은 자신의 부정적인 감정을 다루지 못할 수 있습니다. 그렇다면 이러한 감정을 어떻게 표현하게 될까요? 핵심은 천천히 시작하는 것입니다. 이제 당신의 감정을 표현하는 것—좋은 것과 나쁜 것 모두—이 생명을 구할 수 있다는 것을 알게 되었으니, 바로 지금부터 감정적인 무감각의 벽을 허무는 것을 시작할 수 있습니다. 그리고 이를 위한 최고의 방법은 두 가지입니다: 당신의 삶에서 때때로 덜 행복한 모습을 보이는 사람들에 대한 자신의 감정을 평가하고, 감정적인 조산사를 찾는 것입니다.

이러한 단계 중 첫 번째는 많은 사람에게 어려운 깨달음입니다. 다른 사람들에 대한 당신의 감정을 평가하는 것은 관계의 현실을 더 잘 이해하는 데 도움이 될 것입니다. 당신이 항상 행복하므로 사람들이 당신을 좋아하는 것이 아닙니다. 그들은 당신이 당신이기 때문에 당신을 좋아합니다. 그리고 그들은 당신이 인간임을 받아들입니다. 당신의 친구들이 실망을 겪을 때, 당신은 그들을 돕고 싶어 합니다. 그들도 당신에게 같은 것을 하고 싶어할 것입니다. 그리고 그들이 화를 낼 때, 당신은 그들의 분출을 용인하고 심지어 이해합니다. 당신이 화나거나 좌절을 보일 때 그들이 보답할 것이라고 가정하는 것이 정말 잘못된 것일까요? 당신의 친구들은 당신이 항상 쾌활하지 않다고 해서 당신을 버리지 않을 것입니다. 사실, 당신의 전체 감정 범위를 표현하는 것은 당신의 관계를 더 깊고 견고하게 만들 것입니다.

감정적인 조산사에 대해서는, 당신이 부정적인 것을 표현하는 방법을 배우는 동안 안전한 피난처를 제공할 친구나 치료사를 찾는 것을 의미합니다. 이것이 당신이 집중하고 있는 것이라고 그들에게 알리고, 그들의 도움을 요청하세요. 당신을 책임지게 해달라고 요청하세요. 만약 당신이 이 환경에서 슬픔, 분노, 실망에 관해 이야기하는 법을 배울 수 있다면, 당신은 이 언어를 더 넓은 세상에서 사용하는 데 훨씬 더 편안해질 것입니다.

그리고 기억하세요: 부정적인 감정을 표현한다고 해서 부정적인 태도를 양육하는 것은 아닙니다. 당신이 주변 사람들과 정당한 불만을 논의한다고 해서 불평 많은 늙은 꼰대가 되는 것은 아닙니다.

그러니 이 건강한 확언을 당신의 삶에 통합하려고 노력하세요.
"나는 내 모든 감정을 솔직하고, 자발적으로, 그리고 능숙하게 표현한다."
당신의 감정에 목소리를 내고, 네 번째 감정 센터에서 더 나은 건강을 경험하세요.

클리닉 사례 연구:
유방 문제 ···

니나는 33세의 여성으로, 필요한 모든 이에게 어머니와 같은 존재였습니다. 예상치 못한 방문객을 위해 푸짐한 식사를 준비하거나, 힘든 시기를 겪고 있는 친구를 위해 맛있는 디저트를 만드는 데 언제나 의지할 수 있었습니다. 그녀는 가까운 사람들뿐만 아니라, 가난한 사람들을 돕고, 어려움을 겪는 아이들과 여성들에게 상담을 제공하며, 최근 이민 온 사람들에게 영어를 가르치는 데 자신의 시간을 자원했습니다. 니나는 암울하거나 낙담하는 상황에 직면해도 항상 긍정적이고 쾌활했습니다.

소셜 미디어가 등장하기 훨씬 전부터, 니나는 그녀의 삶의 모든 단계에서 친구들과 연락을 유지했습니다. 또한, 니나는 결혼하여 네 명의 자녀를 두었습니다. 사람들은 그녀가 어떻게 그녀의 삶의 모든 측면을 적은 노력으로 조율하는지 놀라워했습니다. 그러던 중 정기 건강 검진에서 니나의 의사는 그녀의 유방에서 혹을 발견하고 양성 섬유낭성 유방 질환으로 진단했습니다.

섬유낭성 유방 질환은 유방암이 아닙니다. 이 상태에서는 유방의 특정 부위에 더 조밀한 결합 조직이 있습니다. 많은 사람은 이를 질병으로 보지 않지만, 이러한 고려에도 불구하고 니나는 걱정 했습니다. 그녀의 어머니는 유방암으로 사망했고, 그녀는 우리에게 건강한 유방을 만들기 위한 도움을 요청했습니다.

우리가 한 첫 번째 일은 그녀를 크리스티안 노스럽의 책 '여성의 몸, 여성의 지혜Women's Bodies, Women's Wisdom'로 안내하는 것이었습니다. 이 책에는 유방 건강을 만드는 방법에 대한 전체 섹션이 있기 때문입니다. 하지만 우리는 그녀에게 그녀만의 프로그램을 제공하고 싶었습니다.

우리가 논의한 첫 번째 것은 그녀가 주변 사람들을 어머니처럼 돌보는 경향이었습니다. 그녀의 유방에 생긴 혹은 그녀의 삶이 균형을 잃었다는 신호였습니다. 그녀의 직관적인 몸은 그녀에게 모든 사람과 모든 것에 자신을 과도하게 헌신하는 것을 멈출 시간이라고 말하고 있었습니다. 니나의 생활 방식은 종종 부신 스트레스와 에스트로겐 우세로 기울어진 호르몬 불균형을 초래했습니다. 이 호르몬 상태는 암세포를 포함하여 세포의 과성장을 촉진합니다.

니나는 또한 가능한 한 적은 에스트로겐을 생성하도록 식단을 구성할 필요가 있었습니다. 그녀는 동물성 지방 섭취를 최소화해야 했는데, 이는 몸이 더 많은 에스트로겐을 생성하는 데 연관될 수 있기 때문입니다. 그녀는 대변을 통해 몸에서 에스트로겐을 배출하는 데 도움이 되는 고섬유질 식단으로 전환했습니다. 그리고 그녀는 브로콜리, 브뤼셀 콩나물, 그리고 어두운 잎이 많은 채소를 훨씬 더 많이 섭취했는데, 이것들은 인돌-3-카르비놀을 통해 몸이 에스트로겐을 대사하는 방식을 변화시킵니다.

그녀의 식단은 또한 과도한 지방을 줄이는 데 중점을 두어야 했으므로, 에스트로겐 중심의 식단 변화 외에도, 우리는 그녀에게 매 식사에 건강한 단백질(해산물, 닭고기, 저지방 유제품 등)을 섭취하도록 지시했습니다. 그녀는 또한 큰 아침 식사와 점심 식사, 그리고 탄수화물이 없는 작은 저녁 식사를 포함하는 식사 패턴을 설정해야 했습니다. 그리고 우리는 그녀의 알코올 섭취를 하루에 한 잔으로 제한했습니다.

체중 감량을 위한 추가 노력으로, 우리는 그녀가 일주일에 다섯에서 여섯 번, 하루에 30분씩 참여할 수 있는 유산소 운동을 찾도록 도왔습니다. 그녀는 체육관의 엘립티컬 기계와 고정식 자전거를 번

모든 것이 잘되고 있어

갈아 가며 집 근처 호수 주변을 산책하기로 했습니다.

우리는 그녀가 유방암을 예방하는 데 도움이 되는 건강한 세포 기능을 촉진하는 항산화제 셀레늄과 코엔자임 Q10을 복용하도록 권장했습니다.

니나는 또한 그녀의 우울증을 적극적으로 치료하고 부정적인 감정을 표현하는 방법을 배워야 했습니다. 그녀는 일기를 쓰기 시작했고, 그녀의 슬픔을 극복하기 위해 치료사의 도움을 받았습니다. 그녀는 또한 최고의 친구에게 추가적인 감정적 조산사가 되어달라고 요청했습니다.

니나가 자신과 다른 사람들을 돌보는 방식에서 불균형을 바로잡기 위해, 그녀는 유방 건강을 위한 확언(나는 영양을 완벽하게 균형 있게 섭취하고 제공한다); 유방 문제를 위한 확언(나는 중요하다. 나는 존재한다. 나는 이제 사랑과 기쁨으로 나 자신을 돌보고 영양을 공급한다. 나는 다른 사람들이 그들 자신이 되는 것을 자유롭게 허용한다. 우리는 모두 안전하고 자유롭다); 그리고 우울증을 위한 확언(나는 이제 다른 사람들의 두려움과 제한을 넘어서 나의 삶을 창조한다)을 사용했습니다.

생활 방식과 생각을 바꾼 후, 니나는 20파운드를 감량했으며, 자신과 다른 사람들을 돌보면서 모든 감정을 표현하는 길을 걷고 있습니다. 단순한 행복한 사람 중의 한명이 아닙니다.

네 번째 감정 센터에서 모든 것이 잘 되고 있습니다

건강한 심장, 유방, 폐를 만들기 위해서는, 인간(남성과 여성 모두)이 의학이나 영양 및 허브 보충제에만 의존해서는 안 된다는 것을 인식해야 합니다. 물론, 급성 건강 문제를 의학적으로, 의사의 감독하에 해결하는 것이 중요합니다. 하지만 네 번째 감정 센터의 장기적인 건강을 위해서는, 여러분의 삶에서 자신의 필요와 다른 사람들의 필요를 어떻게 균형 있게 조절하는지에 주의를 기울이는 것이 좋습니다.

여러분은 감정적으로 강합니다. 모든 것이 잘 되고 있습니다.

제 8장
대화할 주제

다섯 번째 감정 센터:
입, 목, 갑상샘

다섯 번째 감정 센터의 건강은 여러분이 얼마나 잘 소통하는지를 나타냅니다. 소통에 어려움을 겪는다면―남들의 말을 듣지 않거나 자신을 효과적으로 표현하지 못하는 문제가 있다면―입, 목, 갑상샘 부위에서 건강 문제가 발생할 가능성이 높습니다. 다섯 번째 감정 센터에서 건강을 유지하는 열쇠는 일상적인 상호 작용에서 소통 방식을 균형 있게 찾는 것입니다.

소통은 양방향 과정임을 기억하세요. 듣고 말하는 것 모두 필요합니다. 효과적인 소통은 듣고 들리는 것에 관한 것입니다. 여러분은 자신의 의견을 전달하는 동시에 다른 사람들의 지식과 의견을 받아들여 그에 따라 행동을 조정할 수 있어야 합니다.

소통 기술이 부족함으로 인해 영향을 받는 신체 부위는 문제를 만드는 생각 유형과 행동에 따라 다릅니다. 이 감정 센터에서 질병으로 이어지는 세 가지 소통 문제가 자주 발생합니다. 입—치아, 턱, 잇몸—의 문제는 개인적인 실망을 표현하고 다루는 데 어려움을 겪는 사람들에게 자주 발견됩니다. 목의 문제는—정기적으로 완벽한 소통 기술을 가진 사람들도—상황의 결과를 통제할 수 없을 때 융통성이 없고 좌절감을 느끼는 사람들에게 자주 발견됩니다. 마지막으로, 갑상샘 문제를 가진 사람들은 종종 매우 직관적이지만, 평화를 유지하거나 사람들의 인정을 얻기 위해 고군분투하며 자신이 보는 것을 표현하는 데 어려움을 겪습니다. 이 장에서 나중에 신체 부위별로 각 경향의 구체적인 사항을 논의할 것입니다. 이것만 기억하세요: 갑상샘, 턱, 목, 목구멍, 입 문제가 있다면, 여러분의 몸이 소통 기술을 점검하라고 말하고 있는 것입니다.

다섯 번째 감정 센터 긍정적 자기주장 이론과 과학

루이스 헤이의 긍정적 자기주장 이론에 따르면, 목, 턱, 갑상샘, 입의 건강은 자신의 목소리를 가지는 것에 달려 있습니다. 특히 목구멍 문제는 자신의 의견을 말하는 데 어려움이 있고 창의성이 억제된다는 느낌과 관련이 있으며, 편도선 주변에서 발생하는 편도 주위 농양(목의 감염)은 자신을 위해 말하거나 필요한 것을 요구할 수 없다는 강한 믿음과 관련이 있습니다. "목에 덩어리가 있는 느낌"은 자신을 표현하는 것에 대한 두려움과 연관되어 있습니다.

목으로 내려가면, 경추 문제는 자신의 의견에 고집이 세고 마음이 닫혀 있는 것과 관련이 있습니다. 다른 사람의 관점을 보려 하지 않는 것도 뻣뻣한 목과 다른 경추 문제의 원인이 될 수 있습니다.

긍정적 자기주장 이론에 따르면, 갑상샘 장애는 사람들이 굴욕을 당하고 원하는 것을 할 수 없을 때 발생하는 경향이 있습니다. 자신의 의지를 주장할 수 없는 것은 저하된 갑상샘 기능으로 이어질 수 있습니다. "절망적으로 억제된" 느낌이 든 사람들은 이 장애에 걸릴 위험이 더 큽니다.

의학 과학은 목, 갑상샘, 입 문제와 같은 다섯 번째 감정 센터 장애의 심신 연결에 대해 어떻게 설명할까요?

갑상샘은 신체에서 큰 내분비샘 중 하나로, 모든 호르몬에 매우 민감하게 반응하며, 소통 능력에 크게 영향을 받습니다.[1]

여성은 특히 폐경기 이후에 남성보다 갑상샘 문제를 겪을 가능성이 훨씬 더 높습니다.[2] 이유를 알아보기 위한 연구들은 종종 성별 간의 생물학적 차이를 지적합니다. 갑상샘 문제가 종종 사춘기—우리 몸이 테스토스테론, 에스트로겐, 프로게스테론의 새로운 수준으로 넘쳐나는 시기—에 처음 시작되고, 여성의 몸에서 호르몬 수치가 폐경기 주변에서 가장 낮을 때 다시 발생하기 때문에, 과학자들은 호르몬 차이가 갑상샘 기능과 관련이 있다고 추측합니다.[3]

그러나 호르몬만으로는 성별 간 갑상샘 문제의 다른 발병률을 완전히 설명할 수 없습니다. 일반적으로 말하자면, 남성은 테스토스테론 수치가 더 높아 생물학적 및 사회적으로 말하기에서 더 공격적일 수 있는 경향이 있습니다.[4] 과도한 주장이나 자신을 능숙하게 표현하는 데 어려움은 갑상샘 질환의 위험을 증가시킵니다.[5] 여성은 폐경기를 겪기 전에 몸에 에스트로겐과 프로게스테론 수치가 더 높습니다. 그러나 다른 요인들도 작용합니다. 이러한 호르몬 수치와 감정과 언어를 더 지속해서 혼합하는 뇌 스타일은 자기반성 경향으로 이어집니다. 폐경기를 겪지 않은 여성들은 본능적으로 소통에서 덜 공격적이고 충동적이어서, 관계와 가족 유대를 유지하기 위해 실제로 생각하는 것을 말하지 않을 가능성이 더 높습니다. 이러한 소통 스타일은 긴장된 상황을 해결할 수 있지만, 관련된 여성의 개인적인 필요를 반드시 해결하지는 않습니다. 이는 젊은 나이에 갑상샘 문제로 이어질 수 있습니다.[6]

폐경 후 여성의 소통 스타일과 갑상샘 문제 발생률은 크게 달라집니다. 실제로 폐경기 이후 여성의 갑상샘 문제 발생률은 남성이나 젊은 여성보다 높습니다. 여성이 폐경기에 접어들면서 에스트로겐, 프로게스테론, 테스토스테론의 비율이 변하며, 처음 두 호르몬은 감소하고 마지막 호르몬은 증가합니다. 이 시점에서 여성들은 더 충동

모든 것이 잘되고 있어

적이고 반성적이지 않게 되며, 이 새로운 소통 스타일은 종종 그들의 관계와 가족 내에서 새로운 문제를 일으킵니다. 그러면 갑상샘 장애의 발생률이 증가합니다. 여성들은 폐경기 이후 반응하고, 움직이고, 더 많이 표현함으로써 자신을 주장하려는 생물학적인 경향이 있습니다.[7] 자신의 필요를 명확히 하지 못하거나 욕구를 비효율적으로 표현하는 것이 문제이든, 소통을 잘 못하는 것은 갑상샘 문제로 이어집니다. 효과적으로 자신을 주장하지 못하고 절망적으로 억제되었다고 느끼거나 지속해서 논쟁에 휘말리면 갑상샘 문제의 위험이 증가합니다.

다른 연구들은 억제된 성격과 자신을 위해 말하는 데 어려움을 갑상샘 질환과 연결하게 합니다. 특히 과거의 외상 경험이 있고 나중의 관계에서 권력 역학에 자주 어려움을 겪는 사람들은 갑상샘 문제를 가질 가능성이 높습니다. 과거의 경험으로 인해 그들은 순종적이고 지나치게 순응적이며 자신을 주장하는 데 어려움을 겪습니다. 그들은 자신 삶에서 "말할 권리"가 없으며 독립과 자립에 대한 동기가 부족합니다.[8]

목으로 넘어가면, 다시 한번 소통과 건강 사이의 상관관계를 볼 수 있습니다. 무엇을 말해야 할지 모를 때 목구멍에 덩어리가 있는 느낌은 목 근육의 수축으로 인해 발생합니다. 극단적인 상태에서는 불안과 공포가 목의 스트랩 근육으로 전달되어 목구멍을 조여 덩어리가 있는 느낌을 줍니다. 이 현상은 내성적이거나 불안하거나 소통

을 억제하는 경향이 있는 사람들에게 더 자주 발생합니다.[9]

입과 턱의 건강도 자신의 필요를 표현하고 주장하는 건강한 능력과 관련이 있습니다. 이 능력을 갖추고 삶의 스트레스를 다루는 방법을 찾는 것이 실제로 사람의 잇몸병 위험을 낮출 수 있다는 것이 밝혀졌습니다. 잇몸 질환이 있는 사람들은 스트레스의 생화학적 "지문"인 코르티솔과 베타 엔돌핀 수치가 몸에서 교란됩니다.[10]

따라서 더 나은 소통을 위해 노력하십시오—말하기와 듣기 모두—그러면 다섯 번째 감정 센터에서 더 나은 건강을 경험하게 될 것입니다.

구강 문제

입 주변 부위에서 건강 문제가 발생하기 쉬운 사람들—예를 들어 충치, 잇몸 출혈, 또는 턱 통증이나 측두하악관절TMJ 장애와 같은 관련 문제들—은 소통의 여러 측면에서 어려움을 겪습니다. 이러한 사람들은 감정적 실망에 관해 이야기하고 해결하지 않기 때문에 문제를 경험합니다. 그들이 편안함을 느끼는 곳에서는 말하지만, 친밀한 관계에서 그들을 괴롭히는 것에 대해서는 논의하지 않습니다. 이러한 자기 고백적인 대화는 그들을 당황하게 하거나 자존심을 상하게 할 것입니다. 그들이 불편하거나 열정을 느끼지 못하는 상황에 부닥치면, 그들은 무관심하고 조용해지며 종종 혼자 있기를 선호합니다. 입의 문제들은 모두 개인적인 필요와 실망을 효과적으로 소통하지 못하는 것과 관련이 있습니다.

입과 턱과 관련된 문제로 고통받는 경우, 의료 전문가나 치과 전문가를 찾아가는 것이 중요하지만, 이러한 문제로 이어진 생각 과정과 행동에도 주의를 기울여야 합니다. 몸이 보내는 직관적인 메시지를 들어야 하며, 그렇지 않으면 근본적인 질병이 다시 돌아올 것입니다.

입의 건강은 소통, 새로운 아이디어의 수용, 그리고 영양과 관련이 있습니다. 하지만 화가 날 때 소통이 막힐 수 있습니다. 화나거나 원한을 품고 있으면 다른 사람의 관점을 열린 마음으로 받아들이거나 결정을 내리기 어려워지므로, 이에 따라 치아 문제가 발생할 수 있습니다. 이러한 결정 불가능성을 뒤집고 건강하고 강한 치아를 만들기 위해서는 "나는 진리의 원칙에 기반하여 결정을 내리고, 내 삶에서 올바른 행동만 이루어지고 있다는 것을 안심하며 쉬고 있다"라는 긍정적인 생각을 사용하세요. 턱 문제나 잠긴 턱, TMJ는 통제 욕구나 감정 표현 거부와 관련이 있습니다. 턱 문제와 TMJ에 깔린 분노, 원한, 고통을 치유하기 위한 긍정적인 생각은 "이 상태를 만든 내 안의 패턴을 바꾸려는 의지가 있다. 나는 나 자신을 사랑하고 인정한다. 나는 안전하다."입니다. 충치가 있는 사람들은 쉽게 포기하는 경향이 있으며 "나는 사랑과 연민으로 내 결정을 채운다. 나의 새로운 결정들은 나를 지지하고 강화한다. 나는 새로운 아이디어를 가지고 행동에 옮긴다. 나의 새로운 결정에서 나는 안전하다"라는 긍정적인 생각을 시도해 볼 수 있습니다. 치아 질환 또는 충치로 인해 루트 치료를 받아야 하는 사람들은 자신의 깊이 뿌리박힌 믿음이 파괴되고 있다고 느낍니다. 그들은 더 이상 아무것도 깊게 물어볼 수 없습니다. 삶이 믿을 수 없게 느껴집니다. 그들의 새로운 생각 패턴은 "나는 나 자신과 내 삶을 위해 견고한 기반을 만든다. 나는 나를 기쁘게 지지하는 믿음을 선택한다. 나는 나 자신을 신뢰한다. 모든 것이 잘될 것이다"가 되어야 합니다.

신체적, 정서적 건강의 길로 나아가면서, 앞으로의 삶에 행동 변화를 통합하는 것이 중요합니다. 가까운 마음에 있는 문제에 관해 이야기하는 법을 배우는 것이 중요합니다. 그러한 논의를 단순히 제쳐두지 마세요.

이것은 또 다른 경우로, 감정을 표현할 수 있는 안전한 공간을 만들기 위해 상담사나 다른 감정적 조력자와 함께 일하는 것이 좋습니다. 처음에는 어색할 수 있지만, 건강한 소통 스타일로 자연스럽게 나아가는 것이 좋습니다.

또한 사람들이 자신의 감정을 어떻게 식별하는지 더 잘 이해하는 것도 도움이 됩니다. 감정 언어의 미묘함을 눈뜨게 해줄 수 있는 문헌을 찾아보세요. 이러한 감정 용어의 정확한 의미를 알면 그에 대해 이야기하는 것이 더 편안해질 수 있습니다.

마지막으로, 세상으로부터 자신을 차단하려는 충동을 저항하는 것이 중요합니다. 다른 사람들과 진정한 연결을 만들어 내는 것을 목표로 삼으세요—자신의 모든 면을 표현할 수 있는 연결을 말입니다. 관계에서 소통 기술을 균형 있게 배우면, 더 건강한 입과 턱을 만들 수 있습니다.

클리닉 사례 연구:
구강 문제 ···

시에라가 우리를 찾아왔을 때, 그녀는 61세였고 많은 고통을 겪고 있었으며, 볼에 얼음주머니를 대고 있었습니다. 친구들이 교회에서 부어오른 턱을 보고 치과에 가보라고 걱정하며 권유했다고 합니다. 시에라는 "몇 달" 동안 어느 정도의 통증을 무시해 왔다고 인정했습니다. 치과에서는 심각한 치과 방치로 인해 발생한 골수염, 즉 뼈의 감염을 진단했는데, 그녀의 여덟 개의 치아에 충치가 있었고 다른 네 개는 감염되어 있었습니다.

시에라는 자신이 정말로 행복한 어린 시절과 삶을 보낸 드문 사람 중 하나라고 말했습니다.
그녀의 부모님, 자매, 형제들은 모두 사랑스럽고 지지적이었으며, 남편과 자녀들도 마찬가지였습니다. 그녀의 삶은 그녀가 바랄 수 있는 모든 것이었습니다―남편이 사망할 때까지는요. 그녀의 자녀들과 손주들은 모두 멀리 이사 가서 바쁘다는 핑계로 거의 전화나 편지를 하지 않았습니다. 시에라는 "부담이 되고 싶지 않아서" 자주 그들을 방문하지 않았습니다. "이제 그들에게는 자신들의 삶이 있으니까요." 그녀는 인생에서 처음으로 길을 잃고 외로움을 느꼈습니다. 그녀는 교회 활동에 몰두했지만, 그것은 잠시 도움이 되었을 뿐입니다. 그녀는 혼자 집에 앉아 있는 것이 더 편안했습니다.

시에라의 경우에서 힌트는 그녀의 자녀들이 전화나 편지를 하지 않았다는 것이었습니다. 남편이나 자녀들 없이, 그녀의 삶에서는 소통의 교착 상태가 있었습니다. 새로운 과부의 신분에 익숙하지 않아, 그녀는 자녀들의 가족생활에 어떻게 통합될지, 남편 없는 삶에 어떻게 적응할지 몰랐습니다. 이제 아무도 먼저 움직이지 않자, 시에라는 자신이 무시당하고 원하지 않는다고 느꼈습니다. 그녀는 먼저 움직이고, 자녀들에게 전화를 걸어 방문해도 될지 묻는 것이 자신의 존엄성, 자존심, 자존감을 상하게 할 것으로 생각했습니다. 그래서 존엄성, 자존심, 슬픔과 함께 분노, 불만, 실망이 모여 그녀의 입에서 감염으로 이어졌습니다.

시에라의 건강을 회복시키고 그녀의 치과 문제 뒤에 숨겨진 신비를 해소하기 위해, 우리는 그녀에게 건강한 입이 어떤 모습인지 이해시키는 것부터 시작했습니다. 우리는 32개의 치아를 가지고 있으며, 각 치아의 70%는 뼈로 이루어져 있습니다. 치아의 치수 핵심은 신경 감각이 있는 부분으로, 신체에서 가장 단단한 물질인 법랑질로 코팅되어 있습니다. 치수 핵심은 치아 뿌리로 이어져 턱뼈로 들어갑니다. 뿌리 부위는 신경과 혈관을 통해 치아를 몸과 연결합니다.

입의 나머지 부분은 잇몸(치은), 혀, 그리고 침샘을 포함합니다. 박테리아는 항상 잇몸을 덮고 있지만, 우리 몸의 면역 체계는 이들이 과도하게 번식하여 치은염이라는 염증을 일으키는 것을 막습니다.

우리가 시에라를 위해 처음으로 해결하기로 한 문제는 치은염이었습니다. 그녀의 심각한 치과 방치로 인해 박테리아가 통제 불능으로 번식하여 치아 법랑질을 부식시키는 산성 플라크를 생성하고 잇몸을 염증이 생기게 하고 후퇴시켰습니다. 이에 따라 그녀의 치아 뿌리와 턱이 더 많은 박테리아에 노출되었습니다. 바로 이 박테리아 축적이 그녀의 통증, 충치, 농양, 그리고 골수염으로 이어졌습니다.

방치 외에도, 우리는 시에라에게 치과 문제의 위험을 증가시키는 다른 습관들을 검토하도록 했습니다. 그녀는 하루 종일 간식을 먹고 다양한 당분이 많은 음료를 끊임없이 마셨다고 말했습니다. 또한 그녀는 위식도역류질환GERD을 앓았고 20대의 폭식증과 구토증을 겪었는데, 이에 따라 그녀의 치아가 위산과 접촉하게 되었습니다.

이에 따라, 우리는 시에라에게 그녀의 행동 계획을 제시했습니다. 우선, 그녀는 신뢰할 수 있는 치과의사와 약속을 잡아 장기적인 구강, 턱, 치아 치료 계획을 세웠습니다. 그녀가 직면한 주요 결정 중 하나는 치과 임플란트를 받을지 아니면 치아를 뽑고 틀니를 사용할지였습니다.

시에라는 치과 임플란트를 선호했기 때문에, 그녀는 대체 치과 의사와 함께 입안의 면역 체계를 강화하여 임플란트를 더 잘 지지할 수 있도록 작업하기 시작했습니다. 치과 영양 계획은 코엔자임 Q10, 라벤더 오일, 칼렌듈라, 오레곤 포도, 그리고 제약 등급의 항산화제로 시작되었습니다. 또한, 그녀는 염증을 개선하고 통증을 완화하며 박테리아 수를 줄이기 위해 잇몸에 바르는 에키나시아 크림을 받았습니다. 치과 문제로 인한 입 냄새를 해결하기 위해, 시에라는 자연적인 입 냄새 제거제로 식사에 파슬리를 추가하고, 말린 로즈마리 1티스푼, 말린 민트 1티스푼, 그리고 회향씨 1티스푼을 끓인 물 2½컵에 15~20분간 우려낸 후 허브와 향신료를 걸러내어 만든 수제 항균 구강 세정제를 사용하기 시작했습니다.

우리는 또한 시에라에게 골밀도 검사를 받도록 요청했습니다. 골밀도 감소는 턱에서 치아를 잃게 하고 결국 남은 치아가 더욱 헐거워지고 박테리아에 노출됩니다. 검사 결과 시에라는 실제로 골다공증을 앓고 있었으며, 이는 지난 5년 동안 2인치의 키가 줄어들고 어금니 하나를 잃은 것을 설명해 주었습니다.

그녀의 뼈를 강화하기 위해—따라서 그녀의 턱뼈를 강화하기 위해—시에라는 내과 의사와 함께 일하는 침술사 및 중국 허브 전문가를 찾아 골 건강 계획을 세웠습니다. 그들은 칼슘, 마그네슘, 비타민 D, DHA, 그리고 고품질의 종합 비타민을 포함한 보충제 조합을 처방했습니다.

시에라는 자신의 폭식증과 위식도역류질환GERD이 치아 부식과 관련이 있다는 것을 결코 연결하지 못했지만, 간식이 문제 일부인 것은 알고 있었습니다. 그녀는 건강한 간식을 먹으려고 노력했지만— 그녀는 가방에 유기농 건포도와 말린 과일을 가지고 다녔습니다— 이것은 그녀의 치아 건강에 도움이 되지 않았습니다. 자주 먹는 어떤 간식이든 치아에 해로울 수 있습니다. 간식 외에도, 그녀는 Tic Tacs와 다른 입 냄새 제거제에 중독되어 있었으며, 이를 사용하여 입 냄새를 가렸습니다.

시에라는 통합 영양학자와 함께 그녀의 감정적이고 신체적인 식습관 문제를 다루는 계획을 세웠습니다. 하루 종일 끊임없이 간식을 먹는 대신, 영양학자는 그녀에게 3시간마다 의식적으로 식사를 하고 식사 후 입을 물로 헹구도록 지시했습니다. 인지 행동 치료사와 함께, 그녀는 남편이 사망한 이후 그녀의 삶이 어떻게 변했는지에 대한 그녀의 분노를 식별하는 방법을 배웠습니다. 치료사와 함께 일한 후, 그녀는 가족과의 관계에서 먼저 움직이면 자존심이 상할 것이라는 생각을 극복했습니다. 시에라는 자녀들과 손주들에게 연락하여 그들을 방문하고 그들을 가족의 집에 머물도록 초대했습니다. 또한 그녀는 오랜 친구들과 사교를 시작하고 새로운 사람들과 커피 데이트 및 기타 외출을 계획했습니다.

마지막으로, 그녀는 구강 및 치과 문제에 이바지할 수 있는 근본적인 생각을 바꾸기 위해 노력했습니다. 시에라는 턱 문제에 대한 긍정 확언(나는 이 상태를 만든 내 안의 패턴을 바꾸려고 한다. 나는 나 자신을 사랑하고 인정한다. 나는 안전하다); 일반적인 염증에 대한 긍정적인 말(내 생각은 평화롭고 차분하며 집중되어 있다); 접미사(각종 ~염, 예 비염, 구강염 등)를 포함하는 건강 상태에 대한 긍정적인 말(나는 모든 비판의 패턴을 바꾸려고 한다. 나는 나 자신을 사랑하고 인정한다); 일반적인 뼈 건강에 대한 긍정적인 말(나는 잘 구조화되어 있고 균형이 잡혀있다); 뼈 변형에 대한 긍정적인 말(나는 생명을 충분히 들이마신다. 나는 삶의 흐름과 과정을 믿고 편안하게 있다), 충치에 대한 긍정적인 말(나는 내 결정에 사랑과 연민을 채운다. 나의 새로운 결정은 나를 지지하고 강화한다. 나는 새로운 아이디어를 가지고 행동에 옮긴다. 나는 나의 새로운 결정에서 안전하다); 그리고 골수염에 대한 긍정적인 말(나는 삶의 과정에 평화롭게 있으며 믿는다. 나는 안전하고 확실하다)을 사용했습니다.

시에라의 새로운 식습관, 약물, 행동 수정, 그리고 긍정적인 말은 그녀가 구강에 영향을 미치는 통증과 염증을 극복하는 데 도움이 되었으며, 동시에 그녀는 건강하고 지속적인 관계를 맺고 있었습니다.

목 문제

~~~~~~

목 통증, 관절염, 그리고 뻣뻣함은 종종 뛰어난 의사소통 능력을 갖춘 사람들에게 찾아옵니다—듣기와 말하기 모두입니다. 거의 모든 상황의 양면을 보려고 노력하는 이들은, 자신의 의사소통 능력이 기대한 대로 작동하지 않을 때 종종 아프게 됩니다. 대화로 해결되지 않는 논쟁이나, 그들의 삶에서 잘못되어 제어할 수 없는 일이 생길 때, 그들은 종종 짜증을 내고 고집을 부리며, 자신의 의견에 매달리고 다른 관점을 고려하지 않습니다. 의사소통의 붕괴로 이어지는 이러한 좌절감은 종종 목 부위의 질병을 만들어 냅니다.

목 통증, 뻣뻣함, 관절염, 채찍질에 의한 손상, 디스크 탈출증 등 목 문제로 고통받는 수백만 명의 사람 중 한 명이라면, 수술, 카이로프랙틱, 침술, 견인, 요가, 통증 완화 약물 등 다양한 치료법을 시도해 보셨을 것입니다. 이들 중 어떤 것도 일시적인 완화를 제공할 수는 있지만, 아마도 영구적인 치료는 제공하지 못할 것입니다. 그렇다면 고통스러운 목 문제로부터 지속적인 완화와 더 나은, 균형 잡힌 의사소통을 위한 처방은 무엇일까요?

의학적 치료와 행동 변화 외에도, 건강 문제를 유발하는 부정적인 생각을 식별하고 바꿔야 합니다. 루이스의 긍정 확언 이론에 따르면, 건강한 목과 경추는 유연성과 대화의 양면을 볼 수 있는 능력을 나타냅니다. 하지만 융통성 없는 사고방식이나 고집을 도입하면 건강은 질병으로 바뀌고, 이 경우에는 뻣뻣하거나 통증이 있는 목이 됩니다. 일반적으로 목 문제가 있는 사람들은 고정된 의견에 매달리고 새로운 아이디어를 차단하기 때문에 의사소통의 듣기 측면에서 그다지 능숙하지 않습니다. 그들은 종종 고집스럽고 융통성이 없으며 다른 사람들의 관점을 보거나 이해할 수 없습니다. 일반적인 목 문제와 관련된 융통성 부족과 고집을 대처하는 좋은 긍정적인 말은 "나는 새로운 아이디어와 개념을 환영하고 소화 및 흡수를 준비합니다. 나는 삶과 평화롭습니다"입니다. 일반적인 주제가 의사소통이라 할지라도, 당신의 긍정적인 말은 통증의 원인과 기저에 있는 감정에 따라 달라질 것입니다. 예를 들어, 목의 디스크 탈출증은 삶에 의해 지지받지 못하는 느낌과 결정을 내리지 못하고 자신 생각이나 필요를 명확하게 전달하지 못하는 것과 관련이 있습니다. 따라서 치유를 위해 "나의 모든 생각은 삶에 의해 지지가 되므로, 나는 나 자신을 사랑하고 인정하며 모든 것이 잘 됩니다"라는 말을 명상하세요.

일상생활에서 긍정적인 말을 통합하면서, 당신은 생각하는 방식에서 변화를 느끼기 시작할 것입니다.

목이 건강해지면, 앞으로 나아가면서 균형을 유지하기 위한 몇 가지 근본적인 변화가 필요합니다. 토론 중에 감정적 한계를 받아들이는 것은 목 문제를 개선하는 데 중요한 열쇠입니다. 당신은 직관적으로 듣고 이해하며 논리적인 논쟁을 하는 놀라운 기술을 가지고 있습니다. 그러나 당신의 이성적인 추론과 의사소통 능력이 끝나는 지점을 받아들여야 합니다. 해결할 수 없는 갈등에 부딪힐 때, 상황의 좌절감을 더하지 않도록 고집스럽게 의견을 밀어붙이지 마세요. 대신 모든 문제에는 여러 가지 해답이 있다는 것을 상기시키세요. 당신의 역할은 해결책 일부분에 불과하다는 것을 깨닫고, 통제할 수 있는 것과 통제할 수 없는 것 사이의 균형을 찾고, 갈등에서 물러날 때가 언제인지 아는 것이 다섯 번째 감정 센터의 건강으로 이끌 것입니다.

목 문제가 있을 수 있는 사람들에게 중요한 실천은 명상과 마음챙김입니다. 명상은 당신의 감정과 더 깊이 연결되도록 도와주며, 마음 챙김으로 살아가는 것은 이러한 감정이 순간에 어떻게 영향을 미치는지 이해하는 데 도움이 됩니다. 당신의 의사소통 스타일이 외교관에서 독재자로 바뀌는 것을 나타내는 감각과 감정을 식별할 수 있게 되면, 더욱 주의 깊게 듣는 선택을 의식적으로 할 수 있습니다. 열린 마음을 유지하기 위해 더욱 노력할 수 있습니다. 따라서 어려운 갈등을 경험할 때, 새로운 관점과 평화의 감각으로 그것에 접근할 수 있을 것입니다. 사람들이 서로 다른 관점에 동의하지 않을 수 있지만 여전히 서로 조화롭고 평화롭고 사랑할 수 있다는 것을 깨닫는 것이 중요합니다. 얼마나 멋진 개념인가요.

우리는 종종 우리의 태도로 자신에게 많은 문제를 만듭니다. 고집, 융통성 부족, 그리고 상대방의 의지에 반하여 다른 사람을 고치려는 시도는 모두 목 문제에 이바지할 수 있습니다.

클리닉 사례 연구:
목 문제 ··

52세의 레일린은 가족들 사이에서 논쟁을 해결하는 능력으로 유명했습니다. 모든 당사자가 만족할 수 있는 해결책을 종종 제시했죠. 뉴스에 큰 법적 분쟁이 나올 때마다 가족들은 레일린이라면 문제없이 이길 수 있을 거라고 농담했습니다. 가족 간의 다툼이든 직장에서의 불화든, 레일린은 진정한 협상의 달인이었습니다—논쟁의 양면을 모두 볼 수 있었죠. 하지만 그녀는 때때로 고집스럽고 완고했습니다. 뼈다귀를 물고 놓지 않는 개처럼, 포기하지 않으면서도 듣지 않았습니다. 이런 경우에는 공격적이고 화가 나서 사람들을 불편하게 만들었습니다.

레일린은 대부분의 삶을 열정적인 본보기로 이끌며, 간호사로 일하면서 혼자 두 아이를 키웠습니다. 그녀는 긍정적인 사고의 힘을 믿었고, 자신의 아이들과 환자들에게 마음먹기에 따라 무엇이든 가능하다고 가르쳤습니다. 하지만 레일린의 자녀들은 잘 성장하지 못했습니다. 두 아이 모두 어린 나이에 법적 문제에 휘말렸고, 레일린은 그들을 돕기 위해 끊임없이 노력했습니다.

성인이 된 자녀들이 계속 어려움을 겪으면서, 레일린은 목에 날카로운, 쏘는 듯한 통증과 함께 일부 손가락에 약함, 저림, 따끔거림을 느끼기 시작했습니다.

모든 것이 잘 되고 있어

레일린의 건강한 목을 만들기 위해, 우리는 그녀에게 건강한 목이 어떤 모습인지 알려주어야 했습니다. 우리의 척추는 서로 위에 쌓인 척추뼈로 구성된 일련의 뼈로 구성되어 있으며, 이들 사이에는 충격을 흡수하는 부드러운 베개 같은 디스크가 있습니다. 척추뼈와 디스크는 뇌에서 몸의 모든 움직이는 부분으로 이어지는 척수와 그 신경을 보호하는 데 중요합니다.

레일린의 증상이 갑자기 나타난 것은 그녀에게 무서웠고, 심지어 그녀의 의사들도 상당히 걱정했습니다. 목 문제가 레일린처럼 빠르게 악화할 때, 신경과 의사들은 디스크나 더 심각한 것이 신경이나 척수를 압박하고 있을 것으로 의심합니다. 레일린은 통증을 걷어내고 싶어 했지만, 우리는 그녀의 신경과 의사의 제안을 따라 목 상태를 더 잘 이해하기 위해 MRI를 받을 것을 권했습니다.

레일린에게는 두 가지 가능성이 있었습니다. 그녀는 디스크 돌출증을 가질 수 있었는데, 이는 충격 흡수 디스크가 약간 변형되었지만, 척수가 움직일 여전히 공간이 있는 상태입니다. 이렇게 심각하지 않은 부상은 아스피린이나 애드빌과 같은 일반적인 진통제로 치료될 수 있습니다. 그녀는 또한 침술, 기공, 야무나 바디 롤링을 통해 목 위아래의 근육을 강화하여 증상을 예방할 수 있습니다.

다른 가능성은 디스크 탈출증이었고, 이것이 레일린의 문제였습니다. MRI는 그녀가 목의 C7 척추에서 경추 디스크 탈출증을 가지고

193

있음을 확인했습니다. 또한 디스크가 척수를 압박하고 척추뼈에 밀착되어 있음을 보여주었습니다. 레일린의 의사들은 이것이 신경학적 손상으로 악화할까, 봐 우려했습니다.

레일린의 증상이 빠르게 진행되고 디스크가 척수를 압박하고 있다는 사실을 고려할 때, 그녀의 의료팀은 수술이 최고의 선택이라고 결정했습니다. 레일린은 자신이 신뢰하는 신경외과팀을 선택했고, 우리는 수술 전에 그녀가 마취과 의사를 만나고 좋아하도록 했습니다.

수술 준비를 위해, 우리는 레일린에게 이미지 연습을 사용할 것을 제안했습니다. 시각화와 이미지 작업은 환자를 진정시키고 이완시키며 수술 중과 후에 조직 치유를 촉진하는 것으로 나타났습니다. 우리는 레일린이 수술실에서 외과 의사가 그녀의 목에서 무엇을 할지 정확히 시각화할 수 있도록 도와주었으므로, 그녀는 마취되어 있음에도 불구하고 자신 수술을 "도울" 수 있었습니다. 수술 전 테이블에 눕기 전에, 레일린은 신경외과 의사들이 그녀의 목 앞쪽으로 들어가 척추뼈 일부를 '압박 해소'하거나 제거하고, 디스크를 제거한 후 그 자리에 금속 인공 '케이지'를 넣어 목을 더 튼튼하게 만들 것임을 알고 있었습니다.

수술 후, 레일린은 놀랐습니다; 그녀는 100퍼센트 통증이 없었습니다. 하지만 그녀는 목을 건강하게 유지하고 싶었습니다. 운동은 재활의 매우 중요한 부분이지만, 수술 후 몇 달 동안은 운동을 할 수 없을 것입니다. 우리는 그녀가 마침내 체육관에 돌아갈 때, 달리기를 포기하고 대신 엘립티컬 트레이너를 사용할 것을 제안했습니다. 사이벡스 아크Cybex arc 트레이너는 목 부상을 유발하는 앞으로 기울어지는 자세를 방지하기 위해 특별히 설계되었습니다. 또한, 우리는 그녀에게 충격 저항이 뛰어난 고품질의 신발을 구입할 것을 권장했습니다. 나이키 속스Nike Shox, 아식스 젤-킨제이Asics Gel-Kinsei 신발 또는 유사한 지지력을 가진 다른 신발들은 그녀의 발밑을 따라서 그녀의 척추 밑에 쿠션을 제공할 것입니다.

성격 장애가 없음에도 불구하고, 레일린은 마샬 리네한Marsha Linehan의 '경계선 성격 장애 치료를 위한 기술 훈련 매뉴얼'Skills Training Manual for Treating Borderline Personality Disorder이라는 책을 사들여 디어맨DEAR MAN이라고 불리는 커뮤니케이션 기술 연습을 배웠습니다. 이 마음 챙김-단호함 연습은 어떻게 적절한 볼륨과 적절한 단어 및 억양을 사용하여 긍정적인 결과를 극대화할 수 있는지 가르쳐줍니다. 이를 통해 그녀는 자녀, 환자 또는 사랑하는 사람들에게 무엇을 언제 어떻게 말할지, 그리고 언제 놓아줄지 배울 수 있습니다. 그녀는 또한 매일 명상을 시도하여 자신의 감정과 더 조화를 이루게 되었습니다. 이러한 기술을 통해 그녀는 논쟁의 열기 속에서 느끼는 좌절감을 식별하고 아마도 한 발짝 물러서서 고집을 부리지 않을 수 있을 것입니다. 마지막으로, 레일린은 스트레스를 완화하기 위해 기공을 배우기 시작했습니다.

레일린은 또한 일반적인 목 건강을 위한 긍정적인 말들(나는 삶과 평화롭다); 목 문제를 위한 말들(나는 유연함과 쉽게 모든 문제의 양면을 본다. 일을 보고 하는 방법은 무한하다. 나는 안전하다); 퇴행성 디스크를 위한 말들(나는 나 자신을 사랑하는 법을 배우려고 한다. 나의 사랑이 나를 지지하도록 허락한다. 나는 삶을 신뢰하고 그 풍요를 받아들이는 법을 배우고 있다. 나는 신뢰하는 것이 안전하다); 일반적인 통증을 위한 말들(나는 과거를 사랑으로 놓아준다. 그들은 자유롭고 나도 자유롭다. 모든 것이 잘 되고 있다); 관절 건강을 위한 말들(나는 변화와 함께 쉽게 흐른다. 내 삶은 신성하게 인도되며, 나는 항상 최선의 방향으로 가고 있다)과 함께 일했습니다.

그녀 삶의 모든 것에서처럼, 레일린은 긍정적인 태도를 유지하고 그녀의 목 문제로 이어진 생각 패턴과 행동을 극복하기 위해 노력했습니다. 그녀는 곧 삶과 커뮤니케이션에 대한 더 나은 관점을 가지고 게임에 다시 돌아왔습니다.

갑상샘 문제

갑상샘 문제를 겪는 사람들은 종종 다른 사람들의 삶에서 무엇이 개선되어야 하는지를 볼 수 있을 정도로 직관적이고 통찰력이 있습니다. 불행히도, 그들의 해결책은 종종 인기가 없으며, 이러한 사람들은 자신이 알고 있는 것을 사회적으로 받아들일 수 있는 방식으로 표현하는 방법을 자주 모릅니다. 그들은 종종 간접적으로 자신을 표현하려고 시도하며, 무엇을 원하는지 암시하거나 매우 주저하며 모든 것을 갈등을 피하기 위한 노력으로 합니다. 그러나 상황이 너무 나빠지거나 그들의 좌절감이 너무 강해지면, 사람들을 불쾌하게 하고 말하는 것을 듣지 못하게 만드는 강렬한 감정의 홍수를 터뜨립니다. 어느 상황에서든, 갑상샘 질환에 취약한 사람의 의사소통 스타일은 효과적이지 않습니다.

갑상샘 문제는―그레이브스병과 같은 과다 활동이든, 하시모토병과 같은 저하 활동이든―종종 두 가지 감정 중심에 의해 지배됩니다. 이러한 의사소통 패턴은 안전하지 않은 가족 또는 친구 그룹에서 매우 전형적이므로, 첫 번째와 다섯 번째 감정 중심이 종종 함께 영향을 받습니다. 첫 번째 감정 중심은 특정 종류의 갑상선 문제에 면역 구성 요소가 보통 있으므로 관련이 있습니다. 따라서 갑상샘을 치유할 때 면역 체계를 살펴보는 것이 도움이 됩니다. 그러나 이 장에서는 갑상샘에 미치는 의사소통 스타일의 영향에만 집중할 것입니다.

우리가 논의한 모든 건강 문제와 마찬가지로, 핵심은 질병을 유발하는 생각과 행동 패턴을 식별하고 이를 긍정적이고 치유적인 것으로 변환하는 것입니다. 예를 들어, 일반적인 갑상선 문제는 의사소통과 함께 굴욕감과 관련이 있습니다―자신이 원하는 것을 결코 할 수 없거나 언제 자신의 차례가 될지 항상 궁금해하는 느낌. 따라서 대화에서 말하는 것과 듣는 것을 균형 있게 조절하는 데 어려움을 겪거나, 대화에서 차례를 지키는 데 어려움을 겪거나, 논쟁 중에 너무 수동적이라면 갑상샘 장애의 위험이 증가합니다. "나는 오래된 한계를 넘어서 이제 자유롭고 창의적으로 표현할 수 있도록 나 자신을 허용한다"라는 긍정 확언을 사용하여 의사소통 방식을 바꾸십시오. 사용하는 긍정적인 말은 갑상샘 문제의 근본이 되는 약간 다른 생각 패턴과 행동에 따라 달라질 것입니다. 예를 들어, 갑상선 기능 항진증(갑상샘 기능이 향상한 상태)을 겪고 있다면, 대화에서 배제된 것에 대한 분노를 경험할 가능성이 높습니다. 분노를 완화하고 자신이 대화의 중심에 있다는 것을 상기시키기 위해 "나는 삶의 중심에 있으며, 나 자신과 내가 보는 모든 것을 인정한다"를 반복하십시오. 반면, 갑상선 기능 저하증(갑상샘 기능이 낮은 상태)은 포기하고 절망적으로 억눌린 느낌과 관련이 있습니다. 이것이 당신이라면, 치유를 위한 긍정적인 말은 "나는 나를 완전히 지지하는 새로운 규칙으로 새로운 삶을 창조한다"입니다.

목표는 특히 의사소통 방식에서 삶의 균형을 찾는 것입니다. 때로는 뒷자리에 앉아 다른 사람들이 이끌도록 하는 것이 현명합니다. 때로는 자신의 의견을 스스로에게만 남겨두는 것이 현명합니다. 그러나 시간이 지남에 따라 이러한 단호하지 않음은 건강, 관계 및 재정적 안정성에 파괴적일 수 있습니다. 당신은 저녁 식사 장소를 논할 때조차도 자신이 생각하는 것을 옹호하고, 적시에 생각하는 법을 배워야 합니다. 더 나아가, 아무 말도 하지 않을 때와 모든 것을 말할 때를 알아야 합니다. 또는 그 사이 어딘가에 있을 수도 있습니다. 까다롭습니다.

분명히, 이 새로운 의사소통 스타일로 나아가는 것은 쉽지 않을 것입니다. 만약 여러분이 몇 년 동안 조용히 지냈다면, 작은 방법과 안전한 장소에서 의견을 표현하기 시작하는 것이 가장 좋습니다. 예를 들어, 콜라를 주문했을 때 서버가 "펩시도 괜찮나요?"라고 물었을 때 '아니요'라고 말하는 것만큼 간단한 것도 사람들에게 자신의 느낌을 말하는 것에 대한 맛을 줄 수 있습니다. 또한, 결정이 내려질 때 당신을 책임지게 해 줄 지지하는 친구들을 옆에 두는 것도 좋습니다. 친한 친구들에게 당신이 처음에 어떤 선택을 해도 상관없다고 말했을 때 당신의 진정한 의견이 무엇인지 물어보도록 요청하십시오.

당신의 주변 사람들은 당신이 목소리를 찾으려고 시도할 때 당신을 지지해야 합니다. 그들이 어떻게 반응할지 상상하는 데 시간을 덜 쓰고 아이디어에 대해 더 많이 논의하십시오. 그러나 다른 방향으로 너무 멀리 가지 않도록 조심하십시오. 사람들은 괴롭힘을 당하는 것에 잘 반응하지 않습니다. 의사소통 대부분과 마찬가지로 균형이 핵심인 것을 기억하십시오.

클리닉 사례 연구:
갑상샘 문제···

38세의 랄프는 장인인 샘에 의해 가족 사업을 이어받을 준비를 하고 있었습니다. 샘은 원래 더 일찍 은퇴할 계획이었지만, 경제가 약해진 탓에 은퇴를 연기했습니다.

랄프는 샘과 함께 몇 년 동안 회사를 운영해 왔지만, 동등한 파트너는 아니었습니다. 샘의 사업 결정에 동의하지 않을 때도, 랄프는 장인을 제지할 권한이 없었으며, 심지어 시도조차 하지 않았습니다.

자신의 의견을 억누르며 보낸 수년 후, 랄프의 건강이 악화하기 시작했습니다. 그는 지쳐 있었고 우울했으며, 사지에 감각이 없어지고 체중이 증가했으며 변비를 겪었습니다. 우리를 만났을 때, 랄프는 이미 하시모토병으로 진단받았고, 이는 저하된 갑상선 기능의 가장 흔한 원인입니다. 랄프는 약을 꾸준히 먹고 있었음에도 완전히 나아지지 않아 우리에게 도움을 요청했습니다.

우리는 랄프가 완전한 치유를 경험할 수 있도록 하고자 했으므로, 우선 그에게 갑상선에 대해 모든 것을 가르쳤습니다. 갑상선은 기본 대사율을 조절하는 데 도움이 되는 호르몬인 티록신T4과 트리요오드티로닌T3을 생성합니다. 이 호르몬들은 또한 팔다리 근육, 소화관 점막 및 심장의 근육을 포함한 모든 근육의 세포 기능에 도움을 줍니다. 또한, 이 갑상샘 호르몬은 뇌, 신장, 생식계의 기능을 돕습니다.

따라서 하시모토 갑상선 기능 저하증과 같이 갑상샘 호르몬이 낮으면 대사가 느려지고 근육이 약해집니다. 피로, 무기력, 체중 증가, 오한, 건조한 머리카락, 건조한 피부, 여성의 경우 월경 불규칙 등은 갑상샘 문제의 징후일 수 있습니다. 갑상선 기능 저하증에서 근육 약화는 변비, 뻣뻣하고 경련이 나는 사지, 느린 움직임, 그리고 더 깊은 목소리의 형태로 나타납니다.

하시모토 갑상선 기능 저하증은 자가면역 질환에 의해 발생하므로, 우리가 랄프에게 한 첫 번째 일은 내과 의사에게 가서 갑상선 기능 저하증과 함께 치료해야 할 다른 미치료된 자가면역 질환이 있는지 확인하는 것이었습니다. 이러한 다른 질환에는 쇼그렌 증후군(만성 건조한 눈), 루푸스, 류머티즘성 관절염, 육아종증, 경화증, 당뇨병 1형 등이 포함됩니다. 다행히도 랄프는 이러한 다른 장애가 없었으므로, 우리는 오로지 갑상샘 문제에만 집중할 수 있었습니다.

다음으로 랄프의 의사는 리튬, 타목시펜, 테스토스테론 대체, 인터페론 알파 또는 스테로이드나 에스트로겐의 고용량과 같은 약물 복용으로 인해 갑상샘 호르몬 수치가 떨어질 수 있는 모든 가능한 신체적 원인을 조사했습니다. 뇌하수체 또는 시상하부 장애도 원인이 될 수 있습니다. 랄프는 이러한 약물을 복용하지 않았으며 뇌하수체 또는 시상하부 장애도 없었으므로, 그의 의사는 현재 갑상샘 문제에 대해 복용하고 있는 약물을 살펴보았고, 이것이 단서를 제공했습니다.

랄프는 T4 호르몬만을 보충하고 있었습니다. 일부 사람들은 이러한 보충제에 반응하지만, 일부는 T4와 T3 둘 다 필요합니다. T4보다 더 강력한 T3는 뇌에서 더 쉽게 사용된다고 알려져 있습니다. 랄프는 T4와 T3 보충제를 함께 복용하기 시작했습니다.

T3가 뇌의 세로토닌 기능을 조절하는 데 시간이 걸리므로, 우리는 랄프에게 의사에게 세로토닌 수치를 더욱 높이는 데 도움이 될 몇 가지 보충제를 복용해도 되는지 문의해 보라고 제안했습니다. 랄프는 5HTP를 복용하기 시작했습니다. 이것으로 충분한 완화가 되지 않으면, 그는 대신 SAMe를 시도할 수 있습니다.

다음으로, 랄프는 처음에 하시모토병을 유발한 자가면역 문제를 해결해야 했습니다. 그의 갑상선 기능 저하증은 그의 면역 체계가 갑상샘에 대한 염증성 항체를 생성함으로써 발생했습니다. 이는 여러 가지 요인에 의해 유발될 수 있지만, 가장 흔한 유발 요인은 바이러스나 식품 알레르기입니다. 그러나 랄프는 제한적인 식단을 다루고 싶지 않다고 말했으므로, 알레르기 검사를 받고 싶어 하지 않았습니다.

우리는 랄프가 자신의 면역 체계와 비정상적인 갑상샘을 치유하는 데 추가적인 지원을 받기 위해 침술사와 중국 약초 전문가에게 가도록 했습니다. 그는 해조류, 호장근, 대추, 반하 등을 복용하기 시작했는데, 이것들은 그의 변비, 체액 저류, 피로, 그리고 허약함을 회복해 주었습니다.

마지막으로, 우리는 랄프를 코치에게 보내어 그가 더욱 단호하고 능숙하게 목소리를 낼 수 있도록 가르치도록 했습니다. 특히 열띤 비즈니스 상황에서 그렇게 하도록 말이죠. 랄프는 또한 그의 가장 오래된 친구의 도움을 요청했는데, 이 친구는 랄프가 자신의 의견을 표현해야 하는 상황을 특별히 만들어 주었습니다.

랄프는 일반 갑상샘 건강을 위한 긍정 확언(나는 오래된 제한을 넘어서 이제 자유롭고 창의적으로 표현할 수 있게 되었다); 갑상선 기능 저하증을 위한 말들(나는 나를 완전히 지지하는 새로운 규칙들과 함께 새로운 삶을 창조한다); 우울증을 위한 말들(나는 이제 다른 사람들의 두려움과 제한을 넘어서 나의 삶을 창조한다)을 사용하기 시작했습니다. 우리는 또한 그가 갑상샘 문제로 인해 느끼는 증상들에 대한 긍정 확언들을 사용하도록 했습니다―피로(나는 삶에 대해 열정적이며 에너지와 열정으로 가득 차 있다); 감각 상실(나는 내 감정과 사랑을 나누며, 모든 사람에게 있는 사랑에 반응한다); 과체중(나는 내 감정에 평화롭고, 내가 있는 곳에서 안전하다. 나는 나만의 안전을 창조한다. 나는 나 자신을 사랑하고 인정한다).

건강팀의 약간의 훈련과 일부 지도를 통해, 랄프는 언제 말해야 하고 언제 말을 아껴야 하는지를 배웠습니다. 그는 건강과 삶에서 다시 올바른 길로 돌아왔으며, 심지어 직장에서도 자신을 더 많이 옹호하기 시작했는데, 이것은 그의 장인이 실제로 은퇴할 때가 되었다고 생각하게 했습니다.

다섯 번째 감정 센터에서 모든 것이 잘 풀리다

~~~~~~

의학, 직관, 그리고 긍정적인 말들을 사용하여 건강한 목, 갑상샘, 그리고 입을 만들어 내는 힘이 여러분에게 있습니다. 과도하게 공격적이거나 지나치게 수동적이라는 단호함에 문제가 있다면, 이미 이러한 부위에서 건강 문제를 겪고 있을 수 있습니다. 몸의 신호를 듣고 나서 생각과 행동을 바꾸어, 의사소통 기술을 갈고닦고 몸을 치유하며, 동시에 관계에 접근하는 방식을 변화시킬 수 있습니다.

가족, 자녀, 어머니, 아버지, 상사와 어떻게 말해야 이해받을 수 있는지 알아내십시오. 의사소통 문제가 있다면, 그것이 무엇인지 정확히 파악하여 해결 방법을 찾고 다섯 번째 감정 센터에서 건강을 되찾을 수 있도록 해야 합니다.

세상은 듣고 있습니다. 모든 것이 잘될 것입니다.

제 9 장
갑자기 보이기 시작하다

여섯 번째 감정 센터:

뇌, 눈, 그리고 귀

여섯 번째 감정 센터는 뇌, 눈, 그리고 귀의 중심입니다. 이 센터의 건강은 여러분이 지성적이고 신비로운 모든 영역에서 정보를 얼마나 잘 받아들이고, 이 정보를 여러분의 삶에서 사용할 수 있는지에 달려 있습니다. 이는 여러분의 사고방식이 얼마나 유연하며, 자신과 다른 관점에서 배울 수 있는 능력에 달려 있습니다. 여섯 번째 감정 센터에서 건강을 창조하기 위해서는 변화의 바람에 따라 유연하게 움직이며, 어떤 상황에서는 고집스럽게 자리를 지키는 태도에서 다른 상황에서는 더 탐구적이고 자유로운 사고방식으로 전환할 수 있어야 합니다. 이러한 균형은 시대와 함께 성장하고 변화할 수 있게 해주며, 지나간 방식에 필사적으로 매달리고 시간을 되돌리고 싶어하는 대신 눈앞에 펼쳐지는 일에 집중하게 해줍니다.

여섯 번째 감정 센터와 관련된 건강 문제는 뇌, 눈, 귀의 질병부터 학습 및 발달 문제의 더 넓은 주제에 이르기까지 다양합니다. 다른 감정 센터와 마찬가지로, 우리가 신체 일부를 논할 때, 질병은 종종 특정한 생각과 행동 패턴에 의해 발생합니다. 그러나 더 큰 주제를 논할 때는, 생각과 행동이 원인으로 서지 않고, ADHD나 난독증과 같은 특정 경향을 악화시키는 요소에 불과합니다. 이 장에서 신체 부위와 문제에 대해 더 구체적으로 다루면서 자세히 알아보겠습니다.

여섯 번째 감정 센터에서 건강에 어려움을 겪는 사람들은 세상을 보고 배우는 방식에서 불균형이 있습니다. 어떤 사람들은 지성적인 영역에 뿌리를 두고 있으며, 더 큰 우주와의 연결이 없는 반면, 다른 사람들은 신비로운 영역과 완전히 연결되어 있지만 지성적인 영역에 발을 딛지 못하고 있습니다. 인생의 기복을 마주할 때 이 두 영역의 입력을 균형 있게 조절하는 방법을 찾는 것이 여섯 번째 감정 센터에서 건강을 가져다줄 것입니다.

여섯 번째 감정 센터 긍정적 자기주장 이론과 과학

루이스 헤이의 긍정 확언 이론에 따르면, 여섯 번째 감정 센터인 뇌, 눈, 귀의 건강은 정보를 수용하는 능력과 상황에서 벗어날 수 있는 유연한 사고와 추론 능력과 관련이 있습니다.

뇌는 정보를 받아들이고, 처리한 후 적절한 기능을 수행하는 컴

모든 것이 잘 되고 있어

퓨터와 같습니다. 정보는 우리 몸의 모든 부분에서 뇌로, 그리고 뇌에서 몸으로 전달되지만, 두려움, 분노, 유연성 부족과 같은 감정적 요소에 의해 뇌의 업무가 방해받을 수 있습니다. 예를 들어, 파킨슨병을 앓는 사람은 두려움과 모든 것과 모든 사람을 통제하려는 강렬한 욕망에 지배될 수 있습니다.

눈과 귀는 외부 세계에 대해 배우는 통로이며, 이러한 각 영역의 건강은 여러분이 받아들이는 정보에 대한 불만족과 관련이 있습니다. 예를 들어, 눈의 모든 문제는 여러분이 처한 상황에 대한 두려움이나 분노와 관련이 있습니다. 눈 문제를 가진 어린이들은 아마도 가족 내에서 일어나는 일을 보고 싶지 않을 수 있으며, 백내장에 영향을 받는 노인들은 미래에 대한 두려움을 가질 수 있습니다.

그렇다면 의학 과학은 여섯 번째 감정 센터의 질병에 근거한 심신 연결에 대해 어떻게 말하고 있을까요?

성격 스타일이 메니에르병이나 다른 귀 질환에 걸릴 위험을 증가시킬 수 있다고 제안하는 문헌이 많이 있습니다. A형 성격을 가진 사람들은 이 질환에 걸릴 위험이 큽니다. 연구에 따르면 A형 성격을 가진 사람들은 관계에서 대화할 때 들은 내용의 20%만을 듣는 경향이 있다고 합니다.[1] 외적으로는 침착하고 통제력을 가진 것처럼 보이지만, 메니에르병 환자들은 외부 세계와의 평생 문제를 가지고 있으며, 불안, 공포증, 우울증, 통제력 상실에 대한 느낌을 경험하는 경향이 있습니다.[2] 본질적으로, 이 상태를 개발하는 사람들은 변화의 불확실성을 다루지 못할 가능성이 더 높습니다.

눈의 질환인 안검염(창자), 건조한 눈, 녹내장은 수천 년 동안 전통 중국 의학에서 감정적인 좌절, 분노, 짜증과 관련이 있다고 알려져 왔습니다. 과학적 연구에서도 이제 눈 질환의 심리적 측면을 보고 있습니다. 한 연구에서 눈 통증을 호소하는 사람들은 견디기 힘들 정도로 고통스러울 것이라고 두려워하는 감정을 적극적으로 "차단"하고 있다고 말했습니다.[3]

파킨슨병을 앓는 사람들은 평생 우울증, 두려움, 불안, 감정과 환경을 통제하려는 경향을 보입니다. 과학적 연구에 따르면, 이러한 환자들은 태어날 때부터 도파민 수치가 낮아 위험을 피하고 변화를 꺼리는 성격 스타일을 가질 수 있습니다. 파킨슨병 환자들은 대체로 냉정하고 법을 준수하는 사람들입니다. 그들은 신뢰할 수 있는 시민이며, 근면하고 많은 조직에 속해 있습니다. 그들은 통제하고 지배하는 위치에 있을 가능성이 높습니다.[4]

이 영역의 질병에 대한 과학적 배경을 읽으셨다면, 여섯 번째 감정 센터 문제를 치유하기 위한 다음 단계는 무엇일까요?

뇌 관련 문제

두통, 불면증, 발작, 기억력 문제, 뇌졸중, 다발성 경화증, 알츠하이머병, 파킨슨병과 같은 뇌 관련 문제를 가진 사람들은 발을 단단히 땅에 붙이고 살아가려고 합니다. 그들은 창의적인 오른쪽 뇌와 구조화된 왼쪽 뇌를 모두 사용하는 활동에서 능숙해지길 원합니다. 이러한 사람들은 종종 기하학에서 역사, 그림, 음악에 이르기까지 삶의 여러

분야에서 숙련되고자 합니다. 이런 방식으로 오랫동안 살아가다 보면, 새로운 관점에서 세상을 보기 시작하도록 강요하는 위기에 직면하게 됩니다. 뇌 장애가 있는 경우, 그들은 더 이상 항상 사용해 온 학습 경로에 의존할 수 없게 되며, 더 높은 힘으로부터의 정보와 신념과 같은 추가적인 지능의 원천으로 전환해야 합니다.

위에서 언급한 뇌 문제가 있다면 먼저 의사를 찾아보세요. 효과적인 약물과 치료법이 있습니다. 그러나 현대 의학과 대체 요법은 일정한 한계가 있습니다. 급성 증상을 통제하고 나면, 치유의 다음 단계로 나아가세요. 장기적인 건강은 뇌의 작동에 영향을 미치고 질병을 유발하는 부정적인 생각과 행동을 바꾸는 데 달려 있습니다. 심각한 질병을 유발하는 때도 있습니다.

새로운 형태의 지능을 배우고 신념의 눈을 통해 세상을 경험하는 것은 뇌 장애의 발병 가능성을 줄이고 이미 존재하는 증상을 완화하는 데 도움이 될 수 있습니다. 뇌 장애 진단을 받은 대부분 사람은 많은 두려움과 불안을 느낍니다. 긍정적 자기주장은 중요합니다. 그것은 질병을 악화시키는 생각 패턴에서 뇌를 재 배선하고, 새로운 사고방식을 습득하며, 우주에 대한 믿음을 가져다줍니다. 실제로 치유를 다음 단계로 끌어올립니다.

새로운 사고방식으로 뇌를 재 배선하고 경험에서 신념을 찾는 것은 질병을 악화시킬 수 있는 생각을 없애는 데 도움이 될 수 있습니다. 예를 들어, 긍정적 자기주장 이론에서 간질과 관련된 생각 패턴은 삶을 거부하고, 지속적인 투쟁, 박해감입니다. "나는 삶을 영원하고 기쁘게 보기로 선택한다. 나는 영원하고 기쁘며 평화롭다"라는 긍정적 자기주장으로 삶을 받아들이고 그 안의 좋은 점을 볼 수 있습니다. 불면증은 두려움과 죄책감, 삶의 과정을 신뢰하지 않는 감정과 관련이 있습니다. 불면증과 불안을 겪고 있다면, "나는 하루를 사랑으로 내려놓고 평화로운 잠에 빠져들며 내일은 알아서 잘 해결될 것임을 알고 있다"라는 긍정적 자기주장으로 신경을 진정시키고 더 잘 잘 수 있습니다. 마찬가지로, 편두통은 삶을 거부하고 밀어붙이거나 몰아가는 두려움과 관련이 있습니다. "나는 삶의 흐름에 몸을 맡기고 삶이 필요한 모든 것을 쉽고 편안하게 제공해 줄 것임을 믿는다. 삶은 나를 위한 것이다"라는 긍정적 자기주장을 반복하며 편두통에서 안도감을 얻을 수 있습니다.

알츠하이머 및 기타 치매 형태는 현실 세계를 다루기를 거부하고, 오래된 사고방식에 머무르며, 새로운 아이디어를 두려워하고, 무력감과 분노를 느끼는 것과 관련이 있습니다. 이러한 상황이 당신과 비슷하다면, "나에게는 항상 삶을 경험하는 새롭고 더 나은 방법이 있다. 나는 과거를 용서하고 놓아준다. 나는 기쁨으로 나아간다"라는 긍정 확언으로 새로운 방식으로 삶에 접근하는 마음과 마음을 열어 보세요. 노화와 기억력 상실에 대해 걱정하고 자신이 궤도에 갇혀 있다고 느낀다면, "나는 모든 나이에 나 자신을 사랑하고 받아들인다. 삶의 모든 순간은 완벽하다"라는 긍정 확언으로 이 판단적인 마음가짐을 놓아주세요. 파킨슨병은 두려움과 모든 것과 모든 사람을 통제하려는 강렬한 욕구와 관련이 있습니다. "나는 안전하다는 것을 알며 편안하게 쉰다. 삶은 나를 위한 것이며, 나는 삶의 과정을 신뢰한다"라는 긍적 확언을 명상하며 이러한 통제력 일부를 포기하세요. 다발성 경화증은 유연성 부족과 정신적 강직, 강철 같은 의지와 관련이 있습니다. 그래서 우리는 "사랑과 기쁨이 가득한 생각을 선택함으로써, 나는 사랑과 기쁨이 가득한 세상을 만든다. 나는 안전하고 자유롭다"라는 긍정적 자기주장으로 경직된 마음을 부드럽게 해야 합니다.

이것들은 가장 흔한 뇌 관련 장애 중 일부입니다. 뇌의 다른 장애에 대한 루이스가 추천하는 긍정 확언을 찾으려면 255페이지에서 특정 문제를 찾아보세요.

여섯 번째 감정 센터의 뇌 문제를 치유하는 데 필요한 더 건강한 마음가짐을 달성하기 위해서는, 다른 형태의 지능과 영성을 삶에 도입하는 데 힘써야 합니다. 그리고 여기서 말하는 영성은 종교를 의미하는 것이 아닙니다. 우리가 말하는 것은 자신보다 더 큰 것과의 연결입니다. 이 문제들은 공부나 논리로 해결되지 않을 것입니다. 명상과 기도를 통해 해결될 것입니다. 모든 것을 연결하는 것에는 정의할 수 없는 힘이 있다는 것을 이해하는 것이 중요합니다.

당신이 치유하고자 한다면 신성과의 연결을 위해 노력해야만 합니다. 이것은 매우 개인적인 문제입니다. 매일 아침 명상하는 시간을 따로 설정할 수도 있고, 판단하거나 생각하거나 계산하지 않고 자연 속을 걷는 공간을 만들 수도 있습니다. 단순히 존재하는 아름다움을 경험하세요.

당신이 신성한 것과 지상 세계의 새로운 지능의 입력을 균형 있게 조절할 수 있다면, 여섯 번째 감정 센터에서 건강하게 살 수 있을 것입니다.

제9장 갑자기 보이기 시작하다

클리닉 사례 연구:
뇌 사례 ···

27세의 프리랜서 웹 디자이너인 바네사는 미술부터 화학에 이르기까지 모든 것에 대해 놀라운 기억력과 광범위한 관심이 있습니다. 고등학교를 졸업한 후 정규 대학에 다닐 여력이 없었지만, 그녀는 교육받겠다는 결심을 하고 지역 커뮤니티 칼리지에서 야간 수업을 들었습니다. 뛰어난 지성을 가진 바네사는 대화에 절대로 막히지 않아 파티와 만찬에서 인기 있는 손님이었으며 쉽게 친구를 사귀었습니다.

정규 고등 교육을 받지 못했음에도 불구하고, 바네사는 번창하는 프리랜서 경력을 개발했습니다. 그녀는 돈을 벌었고 창의적으로 도전을 느꼈습니다. 하지만 사업을 시작한 지 몇 년 후, 그녀는 팔과 손에 따끔거리는 저림을 느끼고 항상 피곤하며 심한 두통을 겪기 시작했습니다. 컴퓨터 앞에서 긴 시간을 보내는 것이 목 부상 때문이라고 생각한 그녀는 사무실에 인체공학적 장치를 사는 데 수백 달러를 썼습니다. 하지만 아무것도 도움이 되지 않았습니다. 그러던 어느 날 바네사는 시력이 흐려지고 발걸음이 불안정해진 채로 깨어났습니다. 그녀는 의사에게 예약을 잡았고, 의사는 그녀를 신경과 전문의에게 의뢰했습니다. 의사는 바네사가 다발성 경화증MS을 가질 수 있다고 말했습니다. 그는 이를 "뇌와 척수의 신경섬유 경로가 손상되는 진행성 신경 장애"라고 설명했습니다. 그는 더 많은 검사를 원했지만, 그녀는 재방문을 너무 두려워했습니다.

바네사가 우리에게 왔을 때, 우리가 한 첫 번째 일은 MS 진단이 세상의 끝이 아니라는 것을 이해시키는 것이었습니다. 올바른 치료

모든 것이 잘되고 있어

를 받으면 많은 사람이 자신을 완화 상태로 만들고 생산적이고 행복하며 편안한 삶을 살 수 있습니다. 하지만 닥터 필의 말을 인용하자면, "이름을 지을 수 없다면 고칠 수 없다"라고 하니, 바네사는 신뢰하는 신경과 전문의를 찾아 중추신경계, 뇌, 척수에서 무슨 일이 일어나고 있는지 알아보도록 격려했습니다. 한 달 이내에 그녀는 의사를 만나 뇌나 척수의 손상을 찾기 위한 MRI, 특정 단백질인 올리고클로날 밴드를 검사하기 위한 요추 천자, 뇌의 전기 활동을 측정하는 시각 유발 전위VEP 검사를 예약했습니다. 바네사의 MRI와 요추 천자는 그녀가 실제로 MS를 가지고 있음을 시사했습니다. 추가 혈액 검사는 그녀의 증상이 라임병, 뇌졸중, 에이즈와 같은 다른 장애에 의해 발생하지 않았는지 확인했습니다.

바네사는 MS 치료를 위한 다음 단계를 살펴볼 다양한 의료팀을 구성했습니다.

바네사의 뇌 건강 프로그램을 설정하기 위해, 우리는 먼저 건강한 뇌와 신경계가 어떻게 보이는지에 대한 상상을 만들도록 도왔습니다. 우리의 중추신경계인 뇌와 척수는 막대기에 꽂힌 오렌지와 같습니다. 오렌지처럼, 뇌는 내부의 밝은 신경 섬유 영역을 둘러싼 바깥쪽의 단단하고 어두운 세포층을 가지고 있습니다. MS는 백혈구가 이 밝은 내부 영역을 공격하는 항체를 생성하는 자가면역 질환입니다. MS에서는 뇌 내부의 신경 섬유와 척수로 내려가는 신경 섬유가 흰색 플라크로 흉터 지며, 따라서 뇌와 몸 사이의 신호를 정상적으로 전달하지 못합니다. 이 지식을 바탕으로 바네사는 자신의 신경 섬유가 건강해지고 흉터 없이 회복되는 것을 시각화할 수 있었습니다. 우리는 그녀에게 MS 환자를 위한 CD인 '다발성 경화증을 돕기 위한 명상'을 포함한 가이드 이미지의 오디오 버전을 찾는 데 도움을 주었습니다. 이 CD는 가이드 이미지의 선구자 중 한 명인 벨러루스 나파스텍이 만들었으며, 이러한 치료법의 유익한 효과를 입증하는 데 도움을 준 사람입니다.

둘째, 바네사를 신경과 전문의에게 다시 보내어 MS를 치료하기 위해 사용 가능한 약물을 보여주었습니다. 이 질환의 경우, 의사들은 증상 치료, 재발을 방지, 그리고 질병의 장기적 경로 수정 등의 세 가지 이유로 약물을 사용합니다.

바네사의 증상은 손과 발의 저림, 따끔거림, 그리고 불안정함(의학적으로는 경직과 운동실조라고 함)이었습니다. 그녀는 또한 피로, 시력 흐림, 그리고 심한 두통을 겪었습니다. 바네사의 의사들은 사지 증상에 대해 바클로펜, 단트롤렌, 그리고 물리치료를 제안했고, 피로에 대해서는 아만타딘과 기타 자극제를 제안했습니다. 간헐적인 두통과 시력 흐림과 같은 갑작스러운 증상에 대해서는 스테로이드 치료 과정을 제안했습니다. 의사들은 장기적인 질병의 영향을 완화하기 위해 베타-인터페론, 글라티라머 아세테이트 또는 기타 약물을 권장했습니다. 이러한 약물들은 재발률을 30%에서 60% 이상 줄일 수 있다고 알려졌지만, 심각한 부작용의 위험도 있습니다. 많은 고민 끝에, 증상이 경미했기 때문에 바네사는 단기간의 스테로이드 치료를 선택했습니다. 그녀는 다른 약물들은 피하고자 했지만, 증상의 수준을 관찰하기 위해 신경과 전문의와 지속해서 연락을 유지하기로 했습니다.

다음으로, 바네사는 증상과 질병 예방적 관점에서 그녀의 질병에 접근할 수 있는 통합 의학 의사와 영양사를 찾았습니다. 영양사는 그녀의 뇌와 척수를 "공격하는" 제어 불가능한 면역 체계를 균형 있게 조절하는 데 도움을 주었습니다. 바네사는 DHA, 칼슘, 마그네슘, 구리, 셀레늄, 그리고 티아민, B6, B12를 포함한 제약 등급 B 복합체를 복용하기 시작했습니다. 바네사는 카페인 음료와 아스파탐이나 MSG가 포함된 음료나 음식을 끊었으며, 이들은 MS 환자에게 영향을 미칠 수 있다고 알려져 있습니다. 또한 밀에 대한 내성이 증상을 악화시킬 수 있다고 생각한 바네사는 식단에서 밀을 제거하기 시작했습니다.

그녀의 다음 방문지는 사지의 경직과 두통, 피로를 줄이기 위해 특정 지점과 약초를 사용하는 침술사와 중국 허브 전문가였습니다. 그는 뇌의 자가면역 공격을 감소시킬 수 있는 보스웰리아 세라타와 MS 환자의 뇌에서 염증 반응을 줄이는 것으로 나타난 은행나무를 제안했습니다. 그녀는 또한 항염증 효과와 부종 감소(부기 감소) 효과가 있는 또 다른 허브인 말밤 나무도 복용했습니다. 그는 심지어 그녀의 이상적인 면역 체계를 "재설정"하기 위해 일시적으로 거시적 식단을 따르라고 제안했습니다.

바네사 팀의 마지막 멤버는 그녀의 개별적인 필요에 맞는 허브 조합을 찾는 데 도움을 준 티베트 허브 전문가였습니다. 이러한 조합은 근육 강도를 증가시키는 것으로 나타났으며, 이를 복용하는 환자들은 신경학적 검사에서도 일부 개선을 보였습니다.

이러한 신체적 프로그램 외에도, 바네사는 그녀의 상태를 악화시킬 수 있는 생각 패턴을 바꾸는 작업을 시작했습니다. 그녀는 다발성 경화증(사랑과 기쁨의 생각을 선택함으로써 나는 사랑과 기쁨의 세계를 창조한다. 나는 안전하고 자유롭다)과 그것이 일으키는 증상들— 저림(나는 내 감정과 사랑을 나눈다. 나는 모든 사람에게 있는 사랑에 반응한다); 피로(나는 삶에 대해 열정적이며 에너지와 열정으로 가득 차 있다); 두통(나는 나 자신을 사랑하고 인정한다. 나는 사랑의 눈으로 나 자신과 내가 하는 일을 본다. 나는 안전하다); 일반적인 눈 건강(나는 사랑과 기쁨으로 본다); 눈 문제(나는 내가 바라보기 좋아하는 삶을 창조한다)에 대한 긍정적인 말을 사용하기 시작했습니다.

물론, 우리는 그녀에게 신성과의 연결을 만드는 것의 중요성을 강조했습니다. 처음에는 주저했지만, 그녀는 시도해 보기로 했습니다. 그녀는 매일 아침 반 시간을 집 근처 숲에서 그저 앉아 명상하는 시간을 가지기로 했습니다.

이러한 광범위한 치유 노력을 통해 바네사는 MS의 증상을 억제하고 건강하고 생산적인 삶을 계속 살 수 있었습니다. 그녀는 여전히 성공적인 개인 사업가였으며 파티의 중심이었지만, 이제는 더 큰 것이 있었습니다. 그것은 우주에 대한 믿음입니다.

학습 및 발달 문제

많은 사람이 학습 및 발달 문제를 뇌 장애로 분류하지만, 우리는 이를 다르게 바라봅니다. 모든 인간은 태어날 때 특정한 방식으로 뇌가 연결되어 있습니다. 어떤 사람들은 공간적, 감정적인 오른쪽 뇌를 더 많이 사용하는 경향이 있고, 다른 사람들은 논리적이고 체계적인 왼쪽 뇌를 더 많이 사용합니다. 학습 문제와 관련하여, 이러한 사람들이 학습 장애를 겪게 만드는 환경에서 살고, 배우며, 일한다는 것을 발견했습니다. 학교와 직장에서 반복적으로 실패한 후, 그들은 자신을 멍청하고, 게으르며, 실패자라고 믿는 건강하지 못한 사고방식을 갖게 됩니다. 그들이 겪는 많은 문제는 뇌의 한쪽 면, 즉 오른쪽이나 왼쪽에서 더 많이 기인하는 극단적인 사고방식에서 비롯됩니다. 이러한 사고방식에는 장단점이 있습니다. 예를 들어, 오른쪽 뇌를 더 많이 사용하는 사람들은 종종 상황의 큰 그림을 볼 수 있고 완전히 새롭고 흥미로운 각도에서 그것을 볼 수 있지만, 우리 사회의 체계적인 세부사항을 다루는 데 어려움을 겪습니다. 왼쪽 뇌를 더 많이 사용하는 사람들은 종종 수학과 과학과 같은 세부적인 것들에 뛰어나지만, 삶의 감정적인 부분을 다루지 못합니다. 이러한 조건들은 단순히 뇌의 한쪽이 다른 쪽보다 더 우세한 문제가 아니라, 다른 쪽의 특성을 활용할 수 있는 능력 없이 한 방향으로의 극단적인 지능 불균형에 관한 것입니다.

학습 및 발달 문제의 증상을 돕는 치료법과 때에 따라 약물이 있습니다. 여섯 번째 감정 센터에서 건강한 전체적인 그림을 만들기 위해서는 문제를 악화시킬 수 있는 행동과 기저에 있는 사고 패턴을 함께 다루는 것이 필요합니다.

발달 및 학습 장애를 살펴보면, 난독증, ADHD, 아스퍼거 증후군 등에서 극단적인 경우를 볼 수 있습니다. 언어 기반 학습 장애인

난독증을 가진 사람들은 대체로 왼쪽 뇌보다 오른쪽 뇌가 더 강하며—언어의 세부 사항에 집중할 수 없습니다. 아스퍼거 증후군(만연성 발달 장애)을 가진 사람들은 왼쪽 뇌가 더 강하며 집착적이고 세부 지향적이며 수학적 기술이 뛰어납니다. 모든 사람의 뇌는 약간씩 다르게 작동하며, 각자의 독특한 강점과 약점을 가지고 있습니다. 그러나 ADD, ADHD, 아스퍼거 증후군, 난독증을 가진 사람들은 그들의 뇌가 연결된 방식에서 과장된 발달 차이를 보입니다. 이것이 루이스의 긍정적인 확언 이론이 이러한 문제들을 진정한 장애로 접근하지 않는 이유입니다—대부분은 우리는 모두 이러한 문제의 측면을 가지고 있기 때문입니다. 중요한 것은 뇌가 가능한 가장 효과적인 방식으로 기능하도록 가르치는 것입니다. 이를 위한 한 방법은 지적 선물을 모두 얻는 데 방해가 되는 부정적인 사고 패턴을 식별하고 변경하는 것입니다.

ADHD에 근거한 사고 패턴을 다루기 위해 루이스는 "삶이 나를 사랑한다. 나는 있는 그대로 나 자신을 사랑한다. 나는 나에게 맞는 기쁨이 가득한 삶을 창조할 자유가 있다. 내 세계는 모두 잘 되고 있다"라는 긍정 확언을 제안합니다. 그러나 그녀는 또한 이 장애의 일반적인 특성을 다루는 다른 긍정적인 말들을 사용할 것을 권장합니다.

예를 들어, ADHD와 관련된 과잉 활동은 종종 압박감과 조급함이라는 생각 유형을 동반합니다. 그러므로 만약 여러분이 과잉 활동적이거나 집중력이 부족하다면, 불안과 걱정을 놓을 수 있도록 진정시키는 긍정적인 말이 필요할 수 있습니다. 좋은 일반적인 긍정적인 말은 "나는 안전하다. 모든 압박감이 사라진다. 나는 매우 좋다."입니다. 난독증과 관련된 행동인 말 더듬은 불안정과 자기표현 부족에서 발전할 수 있습니다. 말더듬이 있다면, 천천히 하고 "나는 나 자신을 위해 말할 자유가 있다. 나는 이제 나의 표현에서 안전하다. 나는 사랑으로만 소통한다."라는 긍정적인 말로 자신에게 힘과 자신감을 상기시키세요. 아스퍼거 증후군은 종종 우울증과 관련이 있으므로, 이로 고통받는 경우 "나는 이제 다른 사람들의 두려움과 한계를 넘어선다. 나는 내 삶을 창조한다"라는 긍정적인 말을 사용할 수 있습니다.

루이스의 긍정 확언을 여러분의 삶에 통합하기 시작하면, 여러분을 짓누르던 과거의 생각과 행동들이 변화하기 시작하는 것을 볼 수 있을 것입니다. 덜 불안하고 초조해지고, 더 차분하고 집중력이 높아지는 것을 느낄 수 있습니다. 오랜 시간 동안 그렇게 살아왔기 때문에, 오래된 패턴으로 돌아가는 순간들이 여전히 있을 수 있습니다. 즉각적인 치유를 기대하지 마세요. 여러분이 만든 변화에 대해 자신에게 신뢰를 주고, 아직 개선이 필요한 부분을 인지하세요.

극단적인 뇌 구조를 가진 사람으로서, 여러분은 정말 관심 있는 주제를 추구할 자유가 필요할 수 있습니다. 예상치 못한 변화, 규칙, 과제, 요구사항들이 여러분을 억제할 수 있습니다. 하지만 학습 장애가 항상 고군분투하거나 삶에서 불행할 것이라는 의미는 아닙니다. 주의력 문제와 다른 학습 및 발달 문제를 가진 사람들이 이 마음-몸 변화를 따르면, 산만하고 조직되지 않은 상태로 에너지를 낭비하고 있었다는 사실에 놀랄 것입니다. 여러분의 약속을 추적하는 몇 가지 새로운 습관을 채택하면 놀라운 창의력을 키울 시간을 확보할 수 있습니다. 큰 그림을 유지하면서 세부 사항에 주의를 기울일 수 있습니다. 이것은 여러분이 생각하고 행동하는 방식을 바꾸는 문제입니다. 창의적인 마음을 키우면서 현실 세계에 발을 딛고 있는 균형을 이루려고 노력하세요. 여러분은 유능하고 강한 인간입니다. "나는 내 뇌의 조작자다. 나는 있는 그대로 나 자신을 사랑한다. 나는 매우 좋다. 모든 것이 잘 되고 있다"라는 긍정적인 말로 자신에게 계속 상기시키세요.

긍정 확언 외에도, 발달 및 학습 문제를 가진 사람들의 뇌의 균형을 가져오는 데 도움이 될 수 있는 여러 행동 변화가 있습니다. 감정적 치유를 시작하기 위해, 뇌의 다른 쪽으로 나아가려고 노력하세요. 예를 들어, 세부 사항과 구조를 사랑하는 왼쪽 뇌 사람들은 자유롭게 흐르는 감정과 창의성을 삶에 더 많이 통합하기 위해 할 수 있는 모든 것을 해야 합니다. 이것은 매우 무서울 수 있으므로 혼자 하지 마세요. 신뢰하는 사람에게 하루나 한 시간을 계획해 달라고 요청하고, 그들이 제안하는 것에 따라가 보세요. 무슨 일이 일어날지 모르겠지만, 여러분의 최선을 다하는 사람이 구조를 만들었다는 것을 알고 여정을 시작할 수 있습니다. 이러한 유형의 즉흥성에 점차 적응하는 것은 안전한 구조를 제공합니다, 비록 그렇게 느껴지지 않을지라도. 전문 치료사의 도움을 받는 것도 중요합니다. 인지 행동 치료사나 변증법적 행동 치료사를 찾아 불안과 두려움으로 이어지는 생각 패턴을 식별하고 다루는 데 도움을 받으세요.

자유롭고 창의적인 오른쪽 뇌 사람이라면, 정반대의 일을 하고 싶을 것입니다. 천천히 삶에 구조를 도입하는 데 집중해야 합니다. 한

번에 모든 것을 던져버리면 압도당해 노력이 무너질 수 있습니다. 사용할 수 있는 유용한 전략 중 하나는 '두 단계 기법'입니다. 결정을 내리거나 문제를 해결하기 위해 충분히 집중할 수 없다면, 두 단계씩 진행하세요. 이를 위해 펜과 종이를 준비하고, 상황에 대해 알고 있는 두 가지 사실을 적어보세요. 그런 다음 관련된 두 가지 사실을 더 찾아보세요. 그리고 또 두 가지를 찾아보세요. 이 과정을 반복하면 결국 문제의 핵심에 도달하게 됩니다. 이 기법은 여러분의 뇌가 산만하더라도 집중력을 달성하는 데 도움이 될 것입니다.

또한 조직에 적응하는 데 도움을 줄 수 있는 사람을 찾아보세요. 교육 코치는 더 구조화된 삶을 살기 위한 기본 원칙들을 소개할 수 있습니다. 그들은 또한 여러분에게 맞는 도구를 찾는 데 도움을 줄 수 있습니다. 일정 책, 인덱스카드 또는 여러분이 사물을 정리하는 데 도움이 되는 다른 방법이 될 수 있습니다. 정말 대담하게 도전하고 싶다면, 창의적인 기술을 사용하면서도 세부 사항에 집중해야 하는 시간제 직업이나 인턴십을 찾아보는 것도 좋습니다.

클리닉 사례 연구:
학습 장애 ···

30대인 타라는 군대의 부대처럼 운영되는 집에서 자랐습니다. 그녀의 아버지는 해병대 출신이었고, 그는 규율, 구조, 그리고 집중을 강조했습니다. 어떤 아이들은 이러한 양육 방식에 잘 반응할 수도 있지만, 타라는 그렇지 않았습니다. 더 나쁜 것은, 그녀가 다닌 학교가 군사 기지 내에 있었고, 암기와 기타 전통적인 교수법을 사용하는 엄격한 철학을 가지고 있었다는 것입니다. 타라는 길을 잃었습니다. 그녀는 집중할 수 없었고, 과제를 제시간에 마치는 데 어려움을 겪었습니다. 학업 성적에 대해 걱정한 그녀의 부모님은 정신과 의사에게 그녀를 데려갔고, 그곳에서 ADHD 진단을 받고 리탈린 처방을 받았습니다.

타라의 집중력은 조금 나아졌지만, 리탈린은 그녀의 주된 문제를 해결할 수 없었습니다. 그녀는 전통적인 교육에 반응하지 않았습니다. 성인이 되자마자, 타라는 뉴욕시로 이사하여 디자인 학교에 다니며 패션 분야에서 일하는 것으로 그녀의 상당한 창의력을 집중하기로 했습니다. 거의 즉시 그녀는 학업 요구사항을 충족하는 데 문제를 겪었습니다. 디자인은 그녀에게 자연스러웠지만, 사업을 조직하고 계획하는 데 능력이 부족하여 필요한 시험을 치르고 사업을 완성하는 데 어려움을 겪었습니다. 그녀의 지도 교수들이 그녀의 디자인과 창의적인 마음을 칭찬했음에도 불구하고, 그녀는 학업 경고를 받았습니다. 집중력 부족이 어릴 때 학교에서 그녀를 좌절시켰고, 이제 다시 그런 일이 일어나고 있었습니다.

타라는 ADHD에 대한 긍정확언(삶은 나를 사랑한다. 나는 있는 그대로 나 자신을 사랑한다. 나는 나에게 맞는 기쁜 삶을 창조할 자유가 있다. 나의 세계는 모두 잘 되고 있다)을 사용하여 생각을 재프로그래밍하기 시작했습니다. 그녀가 우리를 찾아왔을 때, 우리는 불안(나는 나 자신을 사랑하고 인정하며, 삶의 과정을 신뢰한다. 나는 안전하다)과 과잉 활동성(나는 안전하다. 모든 압박감이 사라진다. 나는 아주 좋다)에 대한 긍정적인 확언도 사용할 것을 권장했습니다.

그녀는 의사에게 가서 다시 리탈린을 고려하고 있었지만, 학습에 도움이 될 수 있는 모든 선택사항에 대해 알고 싶어했습니다. 그래서 우리가 한 첫 번째 일은 집중하고 주의를 기울일 수 있는 사람들의 뇌가 일반적으로 어떻게 기능하는지 그녀에게 가르쳐 주는 것이었습니다. 우리가 그녀에게 말한 것은 다음과 같습니다: 오른쪽 뇌는 주로 형태, 색상, 감정, 그리고 전체적인 주제에 집중합니다; 왼쪽 뇌는 세부 사항, 단어, 그리고 논리에 더 매력을 느낍니다. 인간으로서 우리는 주의를 기울일 수 있는 네 가지 방법이 있습니다:

- 집중된 주의: 우리는 주변의 방해 요소를 무시하고 무엇에 먼저, 다음, 그리고 마지막으로 주의를 기울일지 우선순위를 정할 수 있습니다.
- 분산된 주의: 이것은 우리가 환경 속의 여러 가지에 우리의 집중을 퍼뜨릴 수 있게 해줍니다.
- 지속적인 주의: 이 상태는 경계와 정신적인 인내를 포함합니다.
- 감정적이고 직관적인 주의: 이 스타일은 우리 또는 우리 주변의 누군가가 곤경에 처하거나 사랑에 빠지거나 다른 감정적으로 충전된 상황에 있는 우리의 삶의 요소에 우리의 집중을 유도합니다.

우리의 뇌 구조는 우리가 특정한 주의 스타일에 더 취약하게 만들지만, 이것은 나이와 함께 변화하기도 합니다. 세 살에서 네 살 때는 감정적이고 직관적인 주의가 우리의 삶을 지배하므로, 우리는 우리가 원하는 것에 집중합니다. 그것이 사탕이든 낮잠이든 말이죠. 나이가 들면서, 우리의 주의 네트워크의 다른 구성원들이 보통 참여하기 시작합니다. 우리는 집중된, 분산된, 지속적인, 그리고 감정적인 주의에 대한 우리의 능력을 개발하기 시작합니다. 예를 들어, 대부분의 우리가 고등학교에 다닐 때쯤이면, 우리는 선생님이 말하는 것과 우리의 "짝사랑"이 그 순간에 무엇을 하는지에 대해 우리의 주의를 나누는 법을 배웠습니다. 또한, 숙제에 집중하는 동안 음악의 방해를 차단하는 데 더 나아질 수도 있습니다. 저는 "대부분의 우리"라고 말합니다. 왜냐하면 모든 사람이 이러한 능력을 개발하는 것은 아니기 때문입니다. 하지만 이것은 그들이 우리 모두 안에 있는 어떤 주의 스타일도 활용할 수 없다는 것을 의미하지는 않습니다. 우리 각자는 교육적, 약물적, 영양적 지원으로 해결할 수 있는 강점과 약점을 가지고 있습니다.

타라는 그녀의 뇌 스타일을 정확히 파악하기 위해 신경심리학적 평가를 받았습니다. 예상대로, 예술가인 타라는 3차원 형태와 다른 오른쪽 뇌 요소에 대한 좋은 주의력을 가지고 있었지만, 왼쪽 뇌의 세부 사항에 쉽게 산만해졌습니다. 그녀는 서면이나 말로 지시를 받을 때 완전히 길을 잃곤 했습니다. 사실, 그녀의 왼쪽 뇌 발달 언어 결함은 처음으로 난독증으로 진단되었습니다.

타라의 신경심리학자가 그녀의 진정한 뇌 스타일을 설명해 주었을 때, 그녀는 기뻤습니다! 갑자기 그녀는 왜 그녀가 독서 과제를 제시간에 마치는 것이 그렇게 어려웠는지 깨달았습니다. 그녀는 바보가 아니었습니다. 그리고 그녀의 오른쪽 뇌 "시각공간" IQ 점수가 뛰어나거나 "도표에서 벗어날 정도로 높다"라는 사실은 그녀의 뇌가 예술가의 뇌로 태어났음을 나타냈습니다. 그녀는 단지 그녀의 학습 스타일을 적응시켜 필요한 독서를 하고 수업에서 세부 사항에 주의를 기울여 과제를 마칠 수 있도록 해야 했습니다.

새로운 자신감을 얻은 타라는 멘토를 찾았고, 난독증과 ADHD가 있었지만 어떻게든 훈련의 미로를 통과한 교수를 찾았습니다. 그의 지도로, 그녀는 (1) 일정을 유지하기 위한 색상 코드가 있는 달력 시스템 사용; (2) 한 세부 사항에 빠져들기 시작할 때 과제를 완성하기 위해 다른 주위를 끄는 것에 시선을 주지 않아야 한다는 것을 상기시켜 줄 타이머 설정; (3) 우선순위와 시간 관리를 더 잘 할 수 있도록 과제를 시각적으로 보여주는 우선순위를 만드는 도구 등 다양한 보상 기법을 배웠습니다.

그녀 의사의 지도와 지원 아래, 그녀는 가장 압박을 느낄 때는 메타데이트라는 리탈린과 유사한 자극제를 복용하고, 그렇게 많은 압박을 받지 않을 때는 덜 강력한 자극제인 웰부트린을 복용하는 시스템을 마련했습니다. 심지어 그녀는 의사와 함께 실제로 약물을 복용하지 않는 휴가 기간을 보내기도 했습니다. 하지만, 우리는 그녀가 집중력을 돕기 위해 아세틸-L-카르니틴, DHA, 그리고 은행잎 추출물을 매일 보충제로 복용하도록 권장했습니다.

식이 요법 측면에서, 우리는 타라에게 카페인 섭취를 최소화하라고 말했습니다. 왜냐하면 이것도 자극제이며, 그녀의 주의 문제를 복잡하게 만들 수 있기 때문입니다. 마지막으로, 우리는 그녀에게 알코올을 마시거나 마리화나를 피우고 난 후의 정신 상태를 주의 깊게 평가하라고 말했습니다. 결국, 타라는 이러한 물질들이 그녀의 마음을 혼란스럽게 만들기 때문에 이들로부터 멀리 떨어져 있어야 한다고 결정했습니다.

이러한 전략들을 사용하여, 타라는 패션 학교를 졸업하고 디자이너로서 생계를 유지하고 있습니다. 그녀는 심지어 그녀의 제품을 여러 주요 백화점에 판매하기도 했습니다.

눈과 귀 문제

눈과 귀에 문제가 있는 사람들은 종종 논리와 영적 사색, 기도, 신비주의 사이의 균형을 맞추는 데 어려움을 겪습니다. 영적 에테르에 빠져 있거나 완전히 세속적인 문제에 몰두하는 어느 한쪽 극단도 좋지 않습니다. 하지만 시간 대부분을 영적 에테르에서 보낼 때, 대중문화, 정치 또는 사람들 대부분이 연결되는 다른 주제와 같은 세속적인 문제를 경험하기에 충분히 발을 딛고 있지 못합니다. 결과적으로 친구, 연인 또는 동료들로부터 종종 고립될 수 있습니다.

눈과 귀의 장애는 당신이 보이거나 들려지는 것을 보고 듣는 능력을 차단하는 생각 유형과 행동으로 발생합니다. 따라서 이러한 생각과 행동을 바꾸는 것이 중요합니다. 루이스는 눈과 귀 문제와 종종 관련된 두려움과 불안을 해결할 수 있는 다양한 긍정 확언을 제시합니다. 예를 들어, 일반적인 눈 문제는 당신이 인생에서 보는 것을 좋아하지 않는 것과 관련이 있습니다. 이를 극복하기 위해 "나는 사랑과 기쁨으로 본다"라는 긍정 확언을 사용할 수 있습니다. 근시(난시)는 특히 미래에 대한 두려움과 앞으로 있을 일을 신뢰하지 않는 것과 관련이 있습니다. 미래가 무엇을 가져올지 끊임없이 걱정한다면, "나는 삶의 과정을 신뢰한다. 나는 안전하다"라는 긍정적인 확언으로 현재에 머무르도록 자신을 상기시키세요. 반대로, 원시(원시)는 현재에 대한 두려움과 관련이 있습니다. 당신이 바로 앞에 있는 것을 보는데 어려움이 있다면, "나는 여기 그리고 지금 안전하다. 나는 그것을 명확하게 본다"라고 확언을 하며 눈을 떠야합니다. 백내장과 같은 눈의 질병은 장래를 어둡고 침울하게 보고 인생을 신뢰하지 않는 것과 관련이 있습니다. "인생은 영원하고 기쁨으로 가득 차 있다. 나는 모든 순간을 기대한다. 나는 안전하다. 인생은 나를 사랑한다"라는 새로운 생각 패턴을 시도해 보세요. 녹내장, 시신경의 질병은 강하고 오래 지속된 상처 때문에 왜곡된 인생 인식과 관련이 있습니다. 과거의 상처를 풀고 치유 과정을 시작하려면 "나는 사랑과 부드러움으로 본다"를 사용하세요. 이것들은 눈의 주요 질병 중 일부이지만, 다른 눈 관련 긍정 확언을 찾으려면 255페이지의 표를 참조할 수도 있습니다.

귀는 우리가 듣는 능력을 대표하므로, 귀 건강이나 귀 기능의 상실 또는 중단은 외부 세계를 듣거나 완전히 열린 마음으로 받아들이지 못하는 것과 관련이 있습니다. 귀 문제는 또한 신뢰 부족과 관련이 있습니다. 좋은 일반적인 치유 긍정 확언은 "나는 이제 내 상위 자아를 신뢰하는 법을 배운다. 나는 사랑의 목소리와 다른 모든 생각을 방출한다. 나는 내 내면의 목소리에 사랑으로 귀 기울인다"입니다. 난청은 고립과 고집, 그리고 당신이 듣고 싶지 않은 것과 관련이 있습니다. "나는 신성한 것을 듣고 내가 들을 수 있는 모든 것에 기뻐한다. 나는 모두와 하나이다"라는 긍정 확언으로 새로운 아이디어에 자신을 열어보세요. 귓병은 듣고 싶지 않은 것과 분노, 부모님이 싸우는 등의 혼란스러운 기억과 결합해 있습니다. "조화가 나를 둘러싸고 있다. 나는 즐겁고 좋은 것에 사랑으로 귀 기울인다. 나는 사랑의 중심이다"로 마음속의 분노와 혼란을 해소하세요. 중이(重耳) 문제, 예를 들어 균형 문제와 어지러움(현기증)은 경솔하거나 산만한 생각에 따라 발생합니다. 자주 산만하거나 혼란스러워진다면, "나는 인생에서 깊이 중심을 잡고 평화롭다. 살아 있고 기쁘게 살아가는 것이 안전하다"로 마음을 집중시키세요. 이명, 귀에서 울리는 소리는 메니에르병과 같은 질병에서 발생하며, 고집과 내면의 목소리를 듣지 않으려는 거부와 관련이 있습니다. "나는 내 상위 자아를 신뢰한다. 나는 내 내면의 목소리에 사랑으로 귀 기울인다. 나는 사랑의 행동과 다른 모든 것을 방출한다"로 자신에게 당신 안에 모든 답이 있다는 것을 상기시키세요.

당신은 지상 기반의 삶과 영적인 삶 사이에서 균형을 이루기 위해 행동을 바꾸고 있으며, 이는 의식적인 노력이 필요합니다. 그러니 주변 세계에 있는 음식, 자연, 사람들과 함께 즐기세요. 강인해지세요. 당신은 할 수 있습니다. 저는 신비한 영역을 완전히 버리라고 말하는 것이 아닙니다, 하지만 주변 사람들과 관계를 맺을 수 있는 무언가를 해보세요. TV를 보세요. 베스트셀러 소설을 집어 들어보세요. 라디오나 팟캐스트를 들어보세요. 오늘날 세계에서 일어나는 일들에 조금 더 익숙해지세요. 메츠 팀 어떠세요!

또한 스스로 고립시키려는 충동을 피해야 합니다. 새로운 세계에 대한 지식을 갖추고 나면, 사람들과 대화를 시도해 보세요. 직장에서 주방에서 잠깐 시간을 내어 '댄싱 위드 더 스타즈Dancing with the Stars'의 최신 재미난 이야기에 대한 당신의 생각을 전달해 보세요. 정말로, 모두가 이야기하는 어떤 쇼를 시청해 보세요. 쇼 자체를 보기 위해서가 아니라 다음 날 대화와 사회적 행사에 참여할 수 있도록 하기 위해서입니다. 심지어 식료품점에서 계산원과 가벼운 대화를 나누는 것으로 대인 관계 기술을 시작해 보세요. 날씨는 항상 좋은 대화 주제입니다. '메츠 팀'은 어떠세요!!

마지막으로, 신체적 감각을 포함하는 활동을 해보세요. 마사지를 받거나, 체육관에 가거나, 춤을 추러 가보세요. 어떤 신체 활동이든 당신을 당신의 몸과 연결해 지구에 당신을 뿌리내리게 할 것이며, 결국 신성한 것과 다시 연결될 것입니다.

클리닉 사례 연구:
눈과 귀 ···

44세의 완다는 우리가 만난 사람 중 가장 예민하고 영적인 사람 중 한 명이었습니다. 그녀가 우리에게 올 때까지, 그녀는 10년 이상 신비한 환영을 경험해 왔습니다. 완다는 매우 어린 나이에 안경을 써야 했습니다. 십대 시절에는 체중 문제, 불안, 짜증으로 고생하며 책 속으로 더욱 고립되어 갔습니다. 그녀는 고등학교를 졸업하고 회계사가 되었는데, 이는 삶에서 숨고 싶어 하는 사람에게 딱 맞는 직업이었습니다. 하지만 같은 일을 수년간 하다 보니, 시력 문제가 생겨 숫자를 잘못 계산하는 실수를 하기 시작했습니다. 또한 밤에 집으로 운전하며 눈이 부신 빛의 왜곡을 경험하기 시작했습니다. 안경이 필요하다고 생각한 그녀는 안과 의사에게 가서 백내장 진단을 받았습니다.

완다의 건강한 시력을 위한 첫 단계는 그녀가 건강한 눈이 어떻게 생겼는지 시각화하는 것을 도와주는 것이었습니다. 눈알은 뒤쪽 빛에 민감한 신경이 있는 망막과 앞쪽에 렌즈로 구성되어 있습니다. 렌즈 앞쪽에는 매우 민감하고 섬세한 층인 각막이 있습니다.

정상적인 눈에서는 렌즈가 맑고 깨끗합니다. 백내장이 발생하면 눈의 렌즈가 흐려지며, 때로는 시력을 차단할 정도로 됩니다. 이것이 완다에게 일어난 일입니다.

백내장의 위험은 눈의 외상, 눈의 자가면역 질환(홍채염), 당뇨병, 방사선, 스테로이드 사용 등 여러 원인으로 인해 증가할 수 있습니다. 그녀의 현재 문제를 줄이고 다른 눈의 백내장을 예방하기 위해, 완다가 이러한 가능한 요인 중 어떤 것을 가졌는지 알아내야 했습니다. 그녀가 50파운드가 넘는 과체중이었지만, 수년간 의사를 피해 왔기 때문에 당뇨병이 있는지 확실하지 않았습니다. 우리의 권유로 그녀는 내과 의사에게 가서 혈당 검사를 받고 제2형 당뇨병 진단을 받았습니다. 이 문제를 돕기 위해 완다의 의사는 체중 감량을 위한 공격적인 탄수화물 제한 식단을 처방했습니다. 그리고 우리는 그녀가 매일 30분 동안 할 수 있는 유산소 운동 형태를 찾는 데 도움을 주었습니다. 완다는 혈당, 심장 건강, 그리고 궁극적으로 시력을 개선하고 있다는 사실에 영감을 받아 운동 계획을 받아들였습니다.

완다는 수술이 시력 문제를 해결하지 못할 수도 있다는 것을 알았지만, 안과 수술 전문의는 환자의 95%가 수술 후에는 시력이 명확해진다고 확신했습니다. 이 정보를 바탕으로 완다는 백내장 수술을 받기로 했습니다.

하지만 그녀는 거기서 멈추지 않았습니다. 다른 눈에 백내장이 생기는 것을 어떻게 예방할 수 있는지 알고 싶어했습니다. 우리는 체중 감량을 계속하라고 권했지만, 그녀의 몸에서 백내장을 유발할 수 있는 염증을 줄이기 위해 침술사와 중국 허브 전문가, 영양사에게 그녀를 보냈습니다. 침술사와 중국 허브 전문가는 황련(황련, 작약, 황금을 포함)을 추천했습니다.

영양사는 눈 건강을 위한 영양 보충제를 완다에게 제공했습니다. 이것은 비타민 E, 비타민 A, DHA, 비타민 C, 리보플라빈, 아연, 셀레늄, 구리, 강황, 포도 씨 추출물, 루테인, 글루타치온을 포함했습니다. 완다는 또한 알파 리포산, 코엔자임 Q10, 아세틸-L-카르니틴, 케르세틴을 포함한 항산화제를 복용했습니다. 보충제 외에도 영양사는 소의 우유가 그녀의 백내장을 악화시킬 수 있다고 말했으므로 완다는 유제품을 피하기 시작했습니다.

그녀는 또한 그녀의 질병에 기여할 수 있는 행동과 생각을 바꾸기 시작했습니다. 덜 은둔하려는 노력의 하나로, 그녀는 매달 두 편의 영화를 보러 가기로 했는데, 이는 그녀가 혼자 할 수 있으면서도 다른 사람들과 이야기할 수 있는 주제를 제공했습니다. 또한 그녀는 어디서든 가벼운 대화를 시작했습니다. 그녀의 시력에 영향을 미칠 수 있는 근본적인 생각을 바꾸기 위해, 완다는 일반 눈 건강(나는 사랑과 기쁨으로 본다), 눈 문제(나는 내가 보기 좋아하는 삶을 이제 창조한다), 백내장(삶은 영원하고 기쁨으로 가득하다. 나는 모든 순간을 고대한다. 나는 안전하다. 삶은 나를 사랑한다), 그리고 불안(나는 나 자신을 사랑하고 인정하며, 삶의 과정을 신뢰한다. 나는 안전하다)에 대한 긍정 확언을 사용했습니다.

이러한 변화는 그녀가 그녀 위의 세계가 아닌 주변 세계와 더 큰 연결을 갖게 도왔습니다. 완다의 시력이 개선되었습니다. 그녀는 25파운드를 감량했고, 혈당이 정상화되었으며, 다른 눈은 백내장이 생기지 않았습니다.

여섯 번째 감정 센터에서 모든 것이 잘 풀린다

사람들이 뇌, 시력, 청력 문제를 겪게 되면, 다시 한번 균형을 찾아야 합니다. 여섯 번째 감정 센터의 건강은 주변 세계와 신성한 영역으로부터 정보를 받아들일 수 있는 능력에 관한 것입니다. 이러한 다양한 관점들은 삶을 원활하게 통과하는 데 도움을 주며, 모든 상황에 접근할 수 있는 균형 잡힌 지식 기반을 제공합니다.

당신의 뇌와 문제를 보고 해결하는 능력은 당신만의 고유한 것입니다. 특별한 재능을 부정하지 말고, 지식을 얻기 위한 광범위하고 다면적인 접근 방식을 만들어 보세요. 신뢰와 믿음을 배우고, 명상, 기도, 또는 조용한 시간을 포용하되, 또한 지구적 세계의 논리, 구조, 창의성을 유지하세요.

삶에 대한 더욱 명상적인 접근을 촉진하기 위해, 루이스의 여섯 번째 감정 센터 긍정 확언문 "내가 창의성, 지성, 영성을 규율과 유연성과 균형을 맞추며, 나는 항상 성공한다"를 시도해 보세요.

당신의 마음과 정신은 열려 있습니다. 모든 것이 잘 됩니다.

제 10장
변화

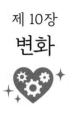

제7 감정 센터는 다른 센터들과 약간 다릅니다. 이 센터는 다른 감정 센터에서 시작되어 극단으로 진행되는 문제들에 관한 것입니다. 예를 들어, 유방 건강은 제4감정 센터의 문제이지만, 생명을 위협하는 유방암은 제4와 제7 감정 센터 모두에 속합니다. 이와 같은 패턴은 체중 문제에서 면역 체계 건강에 이르기까지 만성적이거나 생명을 위협하는 모든 질환에 적용될 수 있습니다.

제7 감정 센터에서 건강으로 나아가기 위해서는 평생 지속된 절망과 좌절의 감정 패턴을 극복하는 것이 필요합니다. 이는 삶의 목적과 영적 연결을 동시에 찾는 것에 관한 것입니다. 만약 당신이 자신이 무력하다고 느끼거나, 신이나 다른 더 큰 힘과의 연결을 잃었다고 느낀다면, 제7 감정 센터의 문제를 경험할 수 있습니다. 즉각적으로 생명을 위협하거나 서서히 퇴행하는 질병은 당신의 삶의 목적을 재평가하고, 당신이 가지고 있는 원한과 분노를 해소하며, 더 높은 힘에 접근할 필요가 있음을 알려주는 신체의 신호일 수 있습니다. 건강하게 살기 위해서는 당신의 삶이 신적 은총과 개인적 선택으로 이끌린다는 것을 깨달아야 합니다.

만성 또는 퇴행성 질환과 암과 관련된 부정적인 생각과 행동은 두려움, 걱정, 절망감, 그리고 자신이 매우 좋지 않다는 느낌을 포함합니다. 당신을 아프게 하거나 증상을 악화시키는 생각과 행동을 식별하는 과정은 자신을 탓하는 것이 아닙니다. 당신은 병을 일으키지 않았습니다. 모든 질병은 식단, 환경, 유전과 같은 요인들로 인해 일부 발생합니다. 하지만 모든 질병은 또한 당신의 감정에 의해 더 나빠지거나 좋아질 수 있습니다. 따라서 목표는 루이스의 긍정문과 행동 변화를 일상생활에 통합하여 치유적인 것으로 생각과 행동을 변화시키는 것입니다. 이것들은 당신의 지성적인 마음을 더 높은 힘과 조화시켜 건강을 유지할 수 있도록 도와줍니다.

일곱 번째 긍정 확언 이론과 과학

일곱 번째 감정 센터와 관련하여, 루이스의 긍정 확언 이론은 암, 근위축성 측삭 경화증(일반적으로 루게릭병으로 알려진), 또는 기타 퇴행성 장애와 같은 만성적이고 생명을 위협하는 질병들 뒤에 숨겨진 감정들을 탐구합니다. 루이스에 따르면, 이러한 질병들은 정체성의 징후입니다—직업, 결혼, 또는 일반적인 삶에서의 정체성 말입니다. 암과 만성 또는 퇴행성 장애와 관련된 제7 감정 센터의 생각 패턴은 종종 성공을 부정하고, 궁극적으로 자신이 매우 좋거나 가치 있다고 믿는 것을 거부하는 것과 관련이 있습니다.

의학 과학은 제7 감정 센터의 생명을 위협하는 건강 문제와 마음-몸 연결에 대해 어떻게 말하고 있을까요?

만성 건강 문제나 생명을 위협하는 질병을 앓는 사람들에게 확립된 감정의 명확한 역사적 유형이 있습니다.[1] 예를 들어, 퇴행성 질환을 앓는 사람들은 종종 삶의 중심이 되는 누군가나 무언가를 잃는 것과 관련된 우울, 절망, 불안감을 다루고 있습니다. 이러한 감정들은 일반적으로 만성 질환의 위험을 증가시킬 수 있지만, 한 연구에 따르면 이러한 감정들은 다발성 경화증과 직접적으로 관련이 있다고 합니다. 사랑하는 사람의 죽음이나 불륜으로 인한 관계의 소실, 자녀의 죽음을 경험하거나 자녀를 가질 수 없다는 것을 알게 되는 등의 상황들이 다발성 경화증의 발병을 촉발하는 것으로 나타났습니다.[2]

사랑하는 사람의 죽음이나 다른 중요한 손실은 종종 사람들에게 삶의 목적을 재평가하게 합니다. 그러나 또 다른 연구에 따르면, 새로운 관계를 맺거나 취미나 소명을 찾아 사랑과 지지를 통해 삶의 목적과 의미를 재구성하는 데 실패한 사람들은 다발성 경화증 진단 후 예후가 더 나쁜 것으로 나타났습니다.[3]

연구들은 또한 스트레스를 다루는 방법과 삶의 역경에서 의미와 목적을 찾는 방법이 근위축성 측삭 경화증과 같은 신경 퇴행성 질환의 진행 정도나 심지어 완화에 영향을 미칠 수 있다는 것을 보여줍니

236
모든 것이 잘되고 있어

다.[4] 에블린 맥도날드의 근위축성 측삭 경화증에 관한 획기적인 연구는 강한 삶의 목적, 자신의 삶을 변화시킬 수 있다는 믿음, 높은 수준의 심리적 건강을 가진 사람들이 진단 후 평균적으로 4년을 더 살았다는 것을 보여주었으며, 이는 긍정적인 마음가짐을 가지지 않은 사람들이 단 한 해만 살았던 것과 대조됩니다.[5] 이 연구는 신경학 아카이브에 게재되었으며 의료계에 큰 영향을 미쳐 근위축성 측삭 경화증의 진단 및 분류 방식에 영향을 미쳤습니다. 연구 이전에는 근위축성 측삭 경화증 진단이 일관되게 암울한 예후로 간주하였습니다. 분명히, 치명적이고 퇴행성 질환에 직면하여 몸을 치유하고 삶을 변화시킬 가능성이 있습니다.[6]

다발성 경화증, 근위축성 측삭 경화증, 암과 같은 만성 또는 생명을 위협하는 질병에 걸리는 사람들은 종종 주요 우울증을 겪거나 과거에 치유되지 않고 해결되지 않은 충격적인 경험에 대해 만성적으로 불안하고 화를 내고 있습니다. 이는 길고 어려운 이혼, 자녀의 죽음, 또는 다른 재난과 같은 것일 수 있습니다. 우리는 이러한 감정들을 효과적으로 다루는 것이, 암 치료 중에도 중요하다는 것을 알아냈습니다. 결국 감정을 잘 치유하는 것이 최적의 결과를 얻는 데 큰 차이를 만들 수 있다는 것을 보았습니다. 전립선암 수술 전후 남성들을 대상으로 한 연구에서는 단순히 지지적인 치료만을 사용한 대조군과 유도 상상과 다른 스트레스 감소 기법을 사용한 그룹 간에 뚜렷한 차이가 있었습니다. 후자의 그룹은 면역 체계 지표가 더 좋았고 수술에서 더 빨리 회복되었습니다.[7] 이는 스트레스를 식별하고 처리하며, 긍정문, 상상, 또는 기타 수단을 통해 부정적인 생각 유형을 변화시키며, 가능한 모든 의료 옵션을 사용한다면, 우리 몸을 치유하고 목적과 열정을 가지고 살 수 있다는 것을 보여줍니다.

만성 및 퇴행성 장애

섬유근육통, 라임병, 또는 근위축성 측삭 경화증과 같은 만성 또는 퇴행성 질환에 취약한 사람들은 종종 자신의 운명을 통제하려고 합니다. 그들은 종종 성공적인 경력, 많은 돈, 날씬한 몸매, 완벽한 가정생활과 같은 삶의 목표 목록을 가지고 있으며, 이러한 목표들이 그들의 모든 행동을 지배합니다. 그러나, 그들은 어떤 종류의 신적 개입 가능성을 고려하지 않았을 가능성이 높습니다. 불행히도, 자신의 계획만을 고려하며 살아가고, 변동에 대한 여지가 없다면, 우주는 예상치 못한 돌직구를 던질 수 있습니다. 예상치 못한 사건들이 종종 동반하는 강요된 무력감을 극복하기 위해서는 지상의 목적과 천상의 개입 사이에 건강한 균형을 유지하는 것이 중요합니다.

만약 여러분이 불치병으로 분류된 심각한 진행성 질환으로 고통받는 수백만 명의 사람 중 한 명이라면, 여러분은 아마도 기존 의학 치료부터 대체 요법까지 모든 것을 시도해 보았을 것입니다. 그러나 문제에 얼마나 많은 돈과 자원을 투입하든 상관없이 병이 더 악화하는 것 같나요? 새로운 접근 방식을 시도해 볼 필요가 있을지도 모릅니다. 우리의 경험에 따르면 의학은 도움이 되지만 완전한 해답은 아닙니다. 의학, 긍정문, 직관을 결합하여 행동 변화를 끌어낸다면,

여러분의 건강과 삶에서 변화를 보게 될 가능성이 훨씬 더 높습니다. 건강 위기는 과거, 현재, 미래를 돌아보고 우선순위를 재평가하는 데 도움이 됩니다.

루이스는 개인적인 것과 영적인 것 사이의 불균형 핵심은 오래된 사고방식을 바꾸려는 근본적인 거부, 오래된 상처, 원한, 유형, 믿음을 놓아주지 못하는 무능력, 그리고 자신을 믿지 못하는 실패에 있다고 믿습니다. 일반적으로 만성 질환은 미래에 대한 두려움 때문에 변화를 거부하는 것입니다. 두려움에도 불구하고 변화할 수 있는 능력을 기르기 위해 "나는 변화하고 성장할 의지가 있다. 나는 이제 안전한 새로운 미래를 창조한다."라는 긍정 확언을 사용하세요. 퇴행성 질환을 살펴보면 비슷한 두려움 유형을 볼 수 있습니다. 근위축성 측삭 경화증을 앓는 사람들은 종종 매우 유능하지만, 깊은 내면에서는 자신이 단지 가짜라고 믿습니다. 그들은 "사람들이 진짜 나를 알게 된다면…."이라는 생각에서 비롯된 공포와 함께 살아갑니다. 그들은 매우 좋지 않다는 깊은 감정을 품으며, 성공에 가까워질수록 자신에게 더 엄격해집니다. "나는 가치 있는 사람이다. 나는 성공해도 안전하다. 삶은 나를 사랑한다."라는 긍정문으로 자신이 강력하고 재능이 있다는 것을 상기시키세요. 에이즈는 방어할 수 없고, 절망적이며, 혼자라는 비슷한 생각 패턴과 관련이 있습니다. 이러한 감정들을 극복하기 위해 "나는 우주 설계의 일부이다. 나는 중요하며 삶 자체에 의해 사랑받는다. 나는 강력하고 유능하다. 나는 나 자신을 사랑하고 감사한다."라는 긍정문을 사용할 수 있습니다. 여러분의 질병이 불치병이라고 들었다면, "기적은 매일 일어난다. 나는 이를 만든 패턴을 해소하기 위해 내면으로 들어가, 신적 치유를 이제 받아들인다. 그리고 그렇게 될 것이다!"라는 긍정 확언을 명상하며 자신에게 희망을 제공하세요.

제7 감정 센터에서 건강을 달성하기 위해서는 생각 유형을 바꾸는 것이 필수적입니다. 부정적인 생각과 행동을 건강한 것으로 바꾸기 시작함에 따라, 신비한 세계와의 관계를 살펴보고 여러분의 삶의 목적이 단순히 여러분이 결정하고 혼자서 수행하는 것이 아니라는 것을 깨닫는 것도 중요합니다. 이 생명을 변화시키는 상태는 여러분이 그것에 열려 있다면 여러분 삶의 진정한 목적이 무엇인지 평가하는 데 도움이 될 수 있습니다. 단순히 자신의 논리만을 사용하여 지침을 찾는 것이 아니라, 여러분의 노력을 지원하기 위해 존재하는 더 높은 힘을 받아들이고 이에 내재한 지혜를 활용하려고 노력하세요. 여러분 자신보다 더 큰 것에 대한 믿음은 여러분의 삶에서 혼돈을 경험할 때 나타나는 두려움과 절망을 물리치는 데 도움이 될 것입니다.

신과의 연결을 만들려고 시도하는 사람들에게 우리가 추천하는 도구 중 하나는 '라이프 그랜트 제안서'라고 불리는 것입니다. 이것은 연구자나 비영리 단체가 자금을 얻기 위해 작성하는 보조금 제안서와 비슷합니다. 하지만 이것은 우주, 신, 또는 여러분이 믿는 어떤 더 높은 힘에 보내는 것으로, 여러분이 살고 싶어 하는 기간과 허락된 추가 연수 동안 무엇을 하고자 하는지를 개요로 적습니다.

이를 위해 종이 한 장을 준비하고 맨 위에 이름과 날짜를 적으세요. 그런 다음 페이지 상단에 '라이프 그랜트 제안서'라고 적습니다. 그 뒤에 괄호 안에 기간을 적으세요. 예를 들어 "2013년부터 2048년

모든 것이 잘되고 있어

까지의 기간"처럼 현재 연도와 여러분이 살고 싶어하는 기간을 반영하는 연도를 사용하세요. 이 제목 아래에는 제안서를 5년 단위로 나눕니다. 위의 예시에서는 제1단계가 2013년부터 2017년, 제2단계가 2018년부터 2022년 등이 됩니다.

각 단계 아래에는 해당 동안 여러분이 생각하는 신이 인도하는 삶의 목적을 적으세요. 그런 다음 여러분이 제안하는 계획을 수행하는 데 필요한 물품들을 항목별로 적으세요. 이미 한 목표들, 예를 들어 수프 부엌에서 자원봉사 하거나 자연을 즐기는 것과 같은 것들은 적지 마세요. 그것은 보조금 갱신 양식이지 제안서가 아닙니다. 이 연습을 통해 여러분은 기존인 것들을 갱신하는 것이 아니라 완전히 새로운 목적을 준비하고 있습니다. 또한 "세계 평화 창출"이나 "손자들을 사랑하기"와 같이 모호한 목적은 피하세요. 여러분은 이미 손자들을 사랑할 가능성이 크고, 세계 평화 창출은 충분히 구체적이지 않습니다. 이러한 문구들은 여러분의 제안을 약화하고 성공 가능성을 낮출 수 있습니다.

더 나은 삶의 목적은 다음과 같이 진술될 수 있을 것입니다:

저는 예전에 하루에 12시간, 일주일에 7일을 일했습니다. 제 새로운 삶의 첫 단계에서는 하루 일하는 시간을 8시간, 일주일에 6일로 줄이려고 합니다. 나머지 시간은 손자들과 함께 사랑과 여가 활동에 참여하는 데 할애할 것입니다. 이에는 연간 최소 한번 캠핑, 그들의 축구팀 코칭, 낚시와 바느질 가르치기 등이 포함됩니다.

이해하셨나요? 구체적으로 적되, 더 높은 힘이 일부 입력할 수 있는 여지를 남겨두세요. 인생 보조금 제안서를 작성하는 과정은 실제로 여러분의 삶의 설계를 재평가하는 깊은 연습이며, 겸손과 의도를 가지고 여러분의 신적 목적을 실행에 옮기는 데 도움이 됩니다.

질병이 어떻게 진행되는지에 대한 많은 측면은 여러분의 통제를 벗어나 있지만, 여러분이 통제할 수 있는 것도 많습니다. 불안에 압도 당하지 마세요. 친구들과 가족과 연락을 유지하여 여러분 주변에 지지적인 원을 형성하세요. 여러분의 본능과 직감에 귀를 기울이세요, 이것들은 여러분을 진정한 목적으로 인도하는 신적으로 인도된 신호들입니다. 여러분 자신을 믿는 것뿐만 아니라 더 큰 것을 믿는 것을 선택하세요.

클리닉 사례 연구:
퇴행성 질환 ··

이베트는 처음 저희를 찾았을 때 62세로, 훌륭한 신체 상태를 유지하고 있었습니다. 그녀의 가족 모두가 운동선수였습니다. 이베트는 스포츠의 의식과 구조를 좋아했으며, 십대 때부터 열정적인 장거리 달리기 선수가 되었습니다.

성인이 된 후에도 이베트는 임신 중에도 달리기를 계속했으며, 저희를 만났을 때도 여전히 달리고 있었습니다. 그녀의 삶 동안 가끔 무릎과 등을 다쳤지만, 긍정적인 태도와 더 나아질 것이라는 믿음이 그녀를 이 시기들을 헤쳐 나가게 했습니다. 대체로 이베트는 만족스러운 삶을 살았습니다. 그녀는 큰 집, 잘생긴 남편, 충분한 돈, 그리고 건강을 가지고 있었습니다.

그러나 상황이 흔들리기 시작했습니다. 어느 날 밤, 이베트는 옆구리에서 이상한 떨림에 의해 깨어났습니다. 이 떨림은 며칠 동안 계속되었습니다. 그녀는 의사를 찾아갔고, 그다음에는 신경과 전문의를, 그리고 또 다른 신경과 전문의를 찾아갔습니다. 확실한 답은 없었지만, 의사들은 그것이 ALS(루게릭병, amyotrophic lateral sclerosis)일 수도 있다고 생각했습니다. 이베트는 충격을 받았습니다.

우리가 한 첫 번째 일은 이베트에게 진단의 라벨에 마음을 "굳히기" 전에 그녀의 의사가 말한 것을 기억해야 한다고 설명하는 것이었습니다. 그녀는 ALS일 수도 있고, "확실한 답은 없다"라고 했습니다. 우리는 이베트에게 그녀의 증상이 "회색 지대"인 "진단 전" 단계에만 해당한다는 것이 좋은 소식이라고 강조했습니다. 이것은 사람들이 종종 겪고 있는 고통에 대한 확실한 이름을 원하기 때문에 큰 위안이 되지 않을 수 있습니다. 하지만 우리의 관점에서 이것은 중요했습니다. 왜냐하면 확실한 진단이 없으면 증상을 역전시키고 완화하기가 더 쉽기 때문입니다. ALS는 그런 종류 질병의 완벽한 예입니다.

ALS는 운동을 조절하는 뇌와 척수의 신경 세포가 퇴행성으로 진행되는 질환입니다. 환자는 팔다리의 약화를 경험하며, 후기에는 말하기와 삼키기에 어려움을 겪을 수 있습니다. 이 질병은 예전에는 반드시 치명적이라고 여겨졌지만, 이제는 그렇지 않습니다. ALS 환자가 자신 삶의 목적에 몰두하면 신체 증상이 줄어들고 더 오래 살 수 있다는 것이 밝혀졌습니다.

그녀는 이전에 신경과 전문의의 제안을 거부했지만, 우리는 그녀에게 더 심층적인 진단 검사를 받기 위해 다시 가보라고 권했습니다. 그녀의 떨림을 일으키는 다른 질병이 있는지 알아보기 위해서였습니다. 모든 검사는 정상으로 나왔습니다. 그녀는 목, 갑상샘, 부갑상샘에 문제가 없었고, 그녀의 질병을 설명할 수 있는 다른 이상한 질병도 없었습니다. 그녀의 MRI와 EMG 모두 정상이었습니다. 그래서 이베트는 자신의 ALS를 완화하는 방법을 찾는 데 집중했습니다.

이베트는 종합 신경과 전문의를 찾아갔습니다. 이 전문의는 시간이 지남에 따라 그녀의 증상을 추적할 뿐만 아니라, 그녀 신경계의 퇴행을 멈추고 플라스티시티(plasticity, 우리의 뇌가 새로운 경험과 학습을 통해 자신의 구조와 기능을 바꿀 수 있는 능력)라는 과정을 통해 회복을 촉진하는 영양 보충제 시리즈를 제안할 것입니다. 그가 제안한 첫 번째 치료법은 고압 산소 치료 시리즈였습니다. 이 방법은 다발성 경화증의 신경 퇴행에 어느 정도 효과가 있는 것으로 나타났으므로, 의사들은 이제 ALS 치료에도 사용하기 시작했습니다. 또한, 의사는 글루타치온과 약품 등급의 다중 비타민, 그리고 DHA를 포함한 강력한 항산화 치료 시리즈를 권장했습니다.

이베트의 마지막 신체 치료는 태극권과 기공의 조합이었습니다. 이러한 수련은 중국에서 수 세기 동안 특히 나이가 들면서 흔해지는 복잡한 신경 장애에 대항하는 데 사용됐습니다.

이베트는 또한 ALS(나는 가치 있는 존재다. 나는 성공해도 안전하다. 인생은 나를 사랑한다), 일반적인 뇌 건강(나는 내 마음의 사랑스러운 운영자다), 그리고 떨림과 경련(나는 모든 생명에 의해 인정된다. 모든 것이 잘 되고 있다. 나는 안전하다)에 대한 긍정 확언들로 작업하기 시작했습니다.

모든 치료와 긍정 확언들에 힘입어 이베트는 자신의 삶을 깊이 있게 돌아보고 그것으로 무엇을 이루고자 하는지 생각하기 시작했습니다. ALS와 같은 가능한 질병의 위기가 그녀에게 직관을 듣고 열정과 목적을 가지고 살기 시작하게 했습니다. 그리고 그녀의 의사가 매년 그녀를 검진했을 때, 그녀의 질병은 진행되지 않았습니다. 스트레스를 받을 때마다 팔에 떨림이 오기는 했지만, 증상이 악화하지는 않았습니다.

생명을 위협하는 질병

어떤 사람의 삶이 질병이 생명을 위협할 정도로 진행될 가능성을 높이는 것일까요? 생명을 위협하는 질병에 취약한 사람들은 종종 오랫동안, 심지어 병에 걸리기 전부터 이미 자신의 삶에 대해 무력감을 느꼈습니다. 그들은 자신의 삶의 모든 사건이 운명의 손에 달려 있다고 믿습니다. 그들은 자신의 삶을 개선할 수 있는 힘이 없다고 느끼며, 기다리고, 기다리고, 기다리면서 어떻게든 상황이 나아지길 바랍니다. 하지만 그렇지 않습니다.

생명을 위협하는 질병의 치료는 다양하며 각 사례마다 독특하지만, 질병에 기여할 수 있는 유사한 행동 양식과 사고 패턴을 볼 수 있습니다. 의료 제공자와 함께 귀하의 상황에 맞는 치료법을 찾아낸 후, 직관적 사고와 긍정적인 문구를 귀하의 계획에 포함하는 것이 중요합니다. 생명을 위협하는 질병은 다른 감정 센터와 관련된 건강 문제에서 비롯되므로, 두 센터와 관련된 생각을 모두 바꿔야 합니다. 예를 들어, 유방암의 경우, 다른 사람을 어머니처럼 돌보고 보살피는 경향이 있지만, 깊은 상처와 오랜 원한도 있습니다. 이러한 생각에서 벗어나기 위해, 유방 문제에 대한 긍정적인 문구(나는 중요하다. 나는 소중하다. 나는 이제 사랑과 기쁨으로 나 자신을 돌보고 영양을 공급한다. 나는 다른 사람들이 그들 자신이 되는 것을 자유롭게 허용한다. 우리는 모두 안전하고 자유롭다)와 암에 대한 긍정 확언(나는 과거를 사랑으로 용서하고 풀어준다. 나는 내 세상을 기쁨으로 채우기로 선택한다. 나는 나 자신을 사랑하고 인정한다)를 함께 사용해야 합니다. 이것은 단지 하나의 예일 뿐입니다. 귀하의 암이 있는 신체 부위와 그 부위와 관련된 생각 사이의 연결을 알아보려면 255페이지의 표를 참조하십시오.

질병의 빠른 진행에 기여할 수 있는 행동을 해결하기 위해서는 건강한 방식으로 삶을 통제해야 합니다. 귀하의 삶을 지지하는 신적 존재가 있지만, 모든 것을 통제하는 것은 아니라는 것을 깨달아야 합니다. 귀하에게도 개인적인 힘이 있습니다. 귀하는 귀하의 세계를 공동 창조할 수 있습니다.

이 지식을 가지고 다른 장의 이 책에서 추천하는 방법을 사용하여 건강 문제를 다룰 수 있습니다. 백혈병이 있다면, 제4장의 혈액 부분에서 가족과 친구들과의 안전과 보안을 창조하는 데 도움이 되는 정보를 활용하십시오. 유방암이 있다면, 제7장으로 가서 다른 사람들을 돌보는 것만큼 자신을 돌보는 방법을 배우십시오. 체중이 생명을 위협할 정도가 되었다면, 귀하의 힘을 깨닫고 제6장으로 가서 제3 감정 센터에서 균형을 찾으십시오.

　제7 감정 센터에서 건강을 다룰 때 가장 중요한 단계는 신적인 힘과 귀하 안의 힘 사이의 균형을 깨닫는 것입니다. 행동을 취하십시오. 자유를 얻으십시오.

클리닉 사례 연구:

암 환자 사례 ···

안젤리나는 50세입니다. 그녀는 재정적, 신체적, 정서적으로 모든 면에서 시험을 받았지만, 여전히 버티고 있습니다. 그녀의 삶은 대부분 건강 문제로 정의되었습니다:

　그녀에게 끊임없이 병마가 찾아오는 것이었습니다. 어린 시절, 그녀의 맹장이 터져 심각한 혈액 감염을 일으켜 병원에 입원해야 했습니다. 20대에 교통사고로 만성 두통과 허리 통증을 겪었습니다. 30대에는 갑상샘 문제로 체중이 증가했습니다. 그녀는 천식을 앓았습니다. 그리고 40대 초반에 유방암 진단을 받았습니다. 그녀는 왼쪽 유방의 유방암과 싸워 이겼고, 유방 절제술에 이어 방사선 치료를 선택했습니다. 신체적으로 안젤리나는 아마도 그녀의 인생에서 처음으로 건강했습니다. 하지만 정서적으로는 항상 다음 의료 재난을 기다리며 긴장한 상태였습니다. 그래서 지속적인 기침이 발생하고 의사가 그녀의 오른쪽 유방의 유방 촬영에서 그림자를 발견했을 때, 그녀는 유방암이 재발했다고 확신했습니다.

　우리가 안젤리나를 만났을 때, 그녀의 건강 이력은 마치 이 책의 목차처럼 읽혔습니다. 그녀는 각각의 감정 센터와 관련된 주요 문제를 겪었습니다: 혈액 감염(첫 번째), 만성 허리 통증(두 번째), 체중 증가(세 번째), 천식(네 번째), 갑상선 저하증(다섯 번째), 만성 두통(여섯 번째), 그리고 암(일곱 번째). 과거에는 끝없는 에너지와 절대로 흔들리지 않는 긍정적 태도를 가졌지만, 이제 그녀는 지쳤고 처음으로 절망감을 느꼈습니다.

우리가 안젤리나를 위한 건강 계획을 세우기 시작했을 때, 그녀는 압도당했기 때문에 우리는 그녀의 계획을 단기와 장기로 나누었습니다.

우리는 단기 건강 목표부터 시작했습니다. 이 목표들은 모두 그녀의 삶에 사랑과 기쁨을 가져오는 것과 관련되었습니다. 그녀는 매일 최소한 일곱 시간 동안 각 감정 센터에 최소한 한 시간씩 집중할 필요가 있었습니다. 그녀의 일정을 돕기 위해, 안젤리나는 일일 계획 일력을 구매하고 이 새로운 시스템을 따르도록 휴대전화에 알림을 프로그램했습니다.

우리의 목표는 안젤리나의 삶을 사랑과 기쁨으로 가득 채우는 것이었습니다. 이러한 감정은 오피오이드와 자연살해세포 활동을 높이고, 건강 문제를 유지하는 염증 매개체를 감소시킵니다. 다음은 우리의 새로운 계획에 따른 안젤리나의 전형적인 하루입니다.

- 첫 번째 감정 센터(혈액): 친구나 가족과 함께 커피(카페인 없는 것도 좋습니다)를 마시며 시간을 보내세요. 즐거웠던 시절의 가족이나 친구들의 오래된 사진을 봅니다.

- 두 번째 감정 센터(허리): 친구와의 데이트를 잡으세요. 멋을 내고 도시에서 저녁 시간을 보내세요. 작은 선물을 사서 사랑하는 사람에게 주세요. 놀이터에서 노는 아이들을 구경하세요.

- 세 번째 감정 센터(체중): 오후 3시 이전에 100칼로리 간식을 즐기세요. 친구의 도움을 받아 옷장을 재정리하고, 메이크업 계산대에서 메이크오버를 받으세요. 신나는 음악을 들으며 자전거나 러닝머신에서 유산소 운동을 하세요. 마음껏 춤추세요.

- 네 번째 감정 센터(천식): 재미있는 영화를 보거나 TV에서 코미디를 시청하세요. 목표는 웃는 것입니다. 미술용품점에 가서 수채화 물감, 크레용, 색연필, 종이나 색칠 공부 책을 사고 색칠을 시작하세요.

- 다섯 번째 감정 센터(갑상선 저하증): 차를 타고 드라이브하세요. 라디오를 켜고 최대한 크게 노래를 부르세요. 친구의 동물과 놀거나, 직접 동물을 키워보세요.

- 여섯 번째 감정 센터(두통): 삶에서 사랑하는 사람들의 행동을 기억하고 감사하는 마음을 가져보세요. 지난주에 비해 얼마나 나아졌는지 되돌아보세요. 새로운 언어를 배우거나 댄스 수업을 들어보세요.

- 일곱 번째 감정 센터(암 재발 우려): 매일 아침 눈을 뜰 때마다 "살아있음에 감사하고 기쁩니다"라는 생각으로 하루를 시작하세요. 새로운 라디오 방송을 듣거나, 전에 먹어보지 않은 음식을 먹어보거나, 새로운 TV 프로그램을 시청하거나, 인터넷에서 다른 장소를 방문하는 등 새로운 것을 시도해 보세요. 밖으로 나가

하늘을 바라보며 더 높은 힘에 도달하려고 노력하세요.

그녀의 하루 중 다른 시간에는 장기적인 건강 목표를 다루었습니다:

- 첫 번째 감정 센터(혈액): 혈액을 영양분으로 채워줄 수 있는 한약재를 포함한 침술사 및 중국 한의사를 찾아보세요. 당귀, 도마뱀, 구기자, 작약 등의 한약재를 사용합니다. 엽산, 판토텐산, 리보플라빈, 티아민, 구리, 철, 아연, DHA, 비타민 A, B6, B12, E가 포함된 제약 등급의 종합 비타민을 복용하세요.
- 두 번째 감정 센터(허리): SAMe와 Wellbutrin을 복용하여 허리 통증을 완화하고 빈혈을 위한 종합 비타민을 복용하세요. 또한 하부 척추 관절염의 통증을 완화하기 위해 포도 씨 추출물과 글루코사민 황산염을 복용하세요. 또한 Yamuna 바디 롤링을 통해 척추와 관절의 유연성과 통증을 개선하세요.
- 세 번째 감정 센터(체중): 큰 아침 식사, 더 큰 점심 식사, 그리고 작은 저녁 식사를 통해 체중을 감량하세요. 저녁을 제외한 모든 식사는 합리적인 양으로, 1/3 탄수화물, 1/3 단백질, 1/3 채소로 구성되어야 합니다. 저녁은 단백질 한 조각과 어두운 잎채소로 간단하게 구성하세요. 또한 오전 10시와 오후 3시에 단백질 바 반 개와 물 한 병을 섭취해도 좋습니다. 오후 3시 이후에는 탄수화물을 섭취하지 마세요. 면역 체계의 암 억제 능력을 지원할 수 있는 거시적 치유식을 알아보세요.

- 네 번째 감정 센터(천식): 폐과 전문의에게서 받은 Advair 흡입기를 사용하고, Crocody Smooth Tea Pills, Andrographis, respiryn을 포함한 침술 및 중국 한의학 치료를 받아 숨가쁨을 더 줄이세요. 또한 면역 체계 지원을 위해 코엔자임 Q10 영양 보충제를 복용하세요.
- 다섯 번째 감정 센터(갑상선 저하증): 종합 의사를 방문하여 Synthroid(T4)만 복용하는 것을 중단하고 T4와 T3의 일부를 포함하는 갑상샘 호르몬으로 대체하는 것이 도움이 될지 알아보세요.
- 여섯 번째 감정 센터(두통): 신경과 전문의에게 돌아가 Imitrex나 Topamax와 같은 편두통 약을 먹을지 결정하세요. 그렇지 않다면, 주간 치료와 Tian Ma Huan 한약을 위해 침술사 및 중국 한의사를 방문하세요.
- 일곱 번째 감정 센터(암 재발 우려): 첫 번째 유방 촬영 결과를 확인하기 위해 두 번째와 세 번째 의료 의견을 구하세요.

이러한 지침에 따라 안젤리나는 새로운 치료 계획을 시작했습니다. 그녀가 가장 먼저 한 일은, 이전 유방암의 재발과 그로 인한 "생명을 위협하는" 진단에 대해 매우 두려워하면서, 두 번째와 세 번째 의견을 구하는 것이었습니다. 다행히 검진을 한 결과, 두 의견 모두 이것이 원래 유방암의 재발이 아닌 오른쪽 유방에 새로 생긴 두 번째 기본 암이라고 제안했습니다. 그녀는 다시 유방 절제술과 방사선 치료를 받았지만, 이번에는 처음과 달리 암이 한 림프절로 퍼졌습니다.

그녀의 종양 전문의는 우려를 표했지만, 그녀가 화학 요법을 하지 않기로 한 후에도 계속 그녀와 함께 일하기로 동의했습니다. 림프샘이 하나뿐이었기 때문에, 그는 전형적인 치료 없이도 그의 지식이 도움이 될 수 있다고 느꼈습니다. 하지만 암의 확산은 안젤리나에게 무언가를 깨닫게 했습니다. 그녀는 생명을 구하는 중대한 변화를 해야 한다는 것을. 그녀는 자신 삶의 목적을 찾아야 했습니다.

안젤리나는 한 달에 두 번 직업 코치와 함께 일하며, 그 시점으로부터 6개월, 1년, 2년, 5년 후에 자신 경력이 어떤 모습일지에 대한 장기적인 계획을 세웠습니다. 그녀는 "미해결 사업이 있는" 모든 사람의 목록을 작성했습니다—그녀가 원한을 품고 있던 사람들—그리고 즉시 그들에게 전화를 걸어 점심 약속을 잡고 공기를 맑게 했습니다.

안젤리나는 친구의 숲속 오두막에서 주말 독방 피정을 하며 자신의 미래를 계획했습니다. 그녀는 자신 삶의 목표를 수행하는 데 필요한 사람들과 재정적 지원을 개요한 라이프 그랜트 제안서를 썼습니다. 그녀는 그 제안서를 일기장에 넣고 기도를 올렸습니다.

다음으로, 안젤리나는 암을 예방하고 몸의 능력을 최적화하기 위해 치유 확언을 능숙하게 다룰 수 있도록 라이프 코치와 함께 일했습니다. 그녀의 건강에 영향을 미치는 근본적인 생각 패턴을 다루기 위해, 우리는 많은 확언을 포함해야 했습니다. 신체 부위별 확언(예: 유방과 폐) 외에도, 암에 대한 확언(나는 과거를 사랑으로 용서하고 모두 놓아버린다. 나는 내 세계를 기쁨으로 채우기로 선택한다. 나는 나 자

모든 것이 잘되고 있어

신을 사랑하고 인정한다), 우울증(나는 이제 다른 사람들의 두려움과 한계를 넘어선다. 나는 내 삶을 창조한다), 죽음에 직면(나는 즐겁게 새로운 경험의 단계로 나아간다. 모든 것이 잘 된다), 그리고 만성 질환(나는 변화하고 성장할 준비가 되어 있다. 나는 이제 안전한 새로운 미래를 창조한다)에 대한 확언을 포함했습니다. 이 모든 기술을 사용하고 그녀의 삶에 기쁨과 사랑을 되찾기 위해 끊임없이 노력함으로써, 안젤리나는 암을 극복하고 자신의 삶을 앞으로 나아갈 수 있었습니다.

일곱 번째 감정 센터에서의 모든 것이 잘된다

이 장에서는 정서적으로나 신체적으로 가장 파괴적인 일곱 번째 감정 센터의 건강 문제들을 탐구해 보았습니다. 만약 여러분이 만성 질환, 퇴행성 질환, 또는 생명을 위협하는 질병을 앓고 있다면, 상상조차 하지 못했던 여러 방식으로 시험에 직면하게 될 것입니다. 여러분은 자신 죽음을 고려하며 "내 삶의 의미는 무엇인가?" 또는 "어떻게 하면 더 높은 힘과 평화를 찾을 수 있을까?"와 같은 질문을 자신에게 던질 수도 있습니다. 이러한 어려운 개념들을 어떻게 다루느냐가 여러분이 얼마나 오래 살고, 살아 있는 동안 얼마나 건강하고 행복할지를 결정할 수 있습니다.

일곱 번째 감정 센터에서 건강을 달성하고 유지하기 위해서는 삶의 목적을 찾고, 신앙을 강화하며, 계속해서 배우고 변화하려는 노력을 기울이세요. 만성 및 퇴행성 질환과 암에 대한 부정적인 생각 패턴이 "왜 나인가?"라면, 새로운 생각 패턴은 "우주와의 파트너십을 통해, 나는 감정적 갈등을 통과하여 평화로운 해결책을 찾는다. 나만의 직관을 듣는 동시에, 더 높은 힘의 지혜에 귀를 기울이려고 노력한다. 나는 살아남았고 번창했다. 모든 것이 잘 된다."입니다.

제 11 장
AIW All Is Well 표

문제	가능한 원인	새로운 사고 패턴
가려움 (소양증)	과거에 대한 죄책감. 후회.	나 자신을 사랑스럽게 용서합니다. 나는 자유롭습니다.
가려움 (항문소양증)	반항적인 욕구. 만족하지 못함. 탈출하려는 가려움.	나는 지금 있는 그대로 완전히 평화롭고 나의 모든 필요와 욕구가 충족될 것임을 압니다.
가스 통증	강박적인 두려움. 소화되지 않은 생각들.	나는 이완하고 삶이 나를 통해 흐르도록 합니다.
각막염	극단적 분노, 당신이 보는 것들을 치고 싶은 욕구	나는 내 마음에서 우러나오는 사랑이 내가 보는 모든 걸 치유하도록 허용합니다. 나는 평화를 선택합니다. 내 세상에서는 모든 것이 괜찮습니다.

문제	가능한 원인	새로운 사고 패턴
간(肝)	분노와 원시적 감정의 좌절.	나는 사랑과 평화와 기쁨이 있습니다. 나는 알고 있습니다.
간(肝) 문제	만성 불평. 스스로 속이려는 변명. 나쁜 기분.	나는 내 마음을 열고 삶을 통해 흐르는 모든 사랑을 발견하고 그것을 사랑합니다.
간염	변화에 대한 저항. 두려움, 분노, 증오. 간은 분노와 분노의 자리임.	나의 마음은 깨끗하고 자유롭습니다. 나는 과거를 떠나 새로운 것을 향해 나아갑니다.
간질	박해감. 삶의 거부. 큰 투쟁심. 자기 파괴.	나는 영원한 기쁨과 평화 속에서 삶을 볼 수 있습니다.
감기 (상기도 감염) 호흡기 질환	혼란, 지나친 생각, 질서 혼란. "나는 겨울에 세 번 감기에 걸린다"와 같은 신념.	나는 내 마음을 편안하게 하고 평화롭게 합니다. 주변은 명료하고 평화롭습니다. 모든 것이 잘 됩니다.
갑상샘 참조: 갑상샘 기능 항진증, 갑상샘 기능 저하증	굴욕. "나는 내가 하고 싶은 일을 결코 할 수 없습니다. 내 차례는 언제쯤 오나요?"	나는 오래된 한계를 뛰어넘어 이제 자유롭고 창의적으로 표현할 수 있게 되었습니다.
갑상샘 기능저하증	포기. 숨 막히는 느낌.	나는 새로운 규칙으로 새로운 삶을 창조합니다.
갑상샘 기능항진증	배제당한 것에 대한 분노.	나는 삶의 중심에서 내가 보는 모든 것을 사랑하고 인정합니다.

문제	가능한 원인	새로운 사고 패턴
개구(開口) 장애	분노. 통제하고자 하는 욕구. 감정 표현 거부.	나는 내 삶의 과정을 신뢰합니다. 나는 원하는 것을 쉽게 요청합니다. 삶이 나를 지지합니다.
거식증	허무한 공포. 자기혐오의 격렬한 채우기와 배설.	나는 안전합니다. 나는 삶을 지지하고, 살기에 안전합니다.
건선 참조: 피부 문제	다칠까, 봐 두려움. 자신에 대한 감각을 무디게 함. 자신의 감정에 대한 책임을 거부함.	나는 살아있는 기쁨을 느낍니다. 나는 내 인생에서 가장 좋은 것을 받아들이고 사랑합니다.
건염(腱炎) (활액(점액) 낭염)	억압된 분노. 누군가를 때리고 싶은 욕구.	사랑은 이완시키고 모든 걸 해제합니다. 나는 나 자신과 같지 않습니다.
결막염	인생에서 자신이 보고 있는 것에 대한 분노와 좌절감.	사랑의 눈으로 보고 있습니다. 조화로운 해결책이 있고 나는 지금 그것을 받아들입니다.
결절	경력에 대한 원한과 좌절.	나는 지체된 유형을 놓아주고 이제 성공으로 나아갑니다.
결점	카르마(karma, 업(業), 해야 하는 일)적. 당신이 선택한 교훈. 부모와 우리 자녀를 선택함. 끝나지 않은 사업.	모든 경험이 나의 성장 과정에 완벽합니다. 나는 내가 있는 그대로 평화롭습니다.
결함 카르마karma	그렇게 오도록 선택한 당신. 우리는 우리 부모와 아이들을 선택합니다. 미완성된 사업.	모든 경험이 완벽하고 나의 성장 과정에 있어서 나는 내가 있는 그대로 평화롭습니다.

문제	가능한 원인	새로운 사고 패턴
결핵	자기중심적 사라짐. 소유욕. 잔인한 생각. 복수.	나는 나와 다른 사람들을 사랑하고 인정합니다. 나는 평화로운 세계에 살고 있습니다.
경련	긴장. 두려움. 쥐어짜는 것, 붙잡고 있는 것. 두려움으로 인한 우리 생각의 긴장.	나는 이완하고 내 마음이 평화로워지도록 허락합니다. 나는 긴장을 풀고 놓아줍니다. 나는 삶에서 안전합니다.
경련성 대장염 참조: 대장염, 대장, 장, 점액변	놓아줄 수 없는 두려움. 불안.	내가 사는 것은 안전합니다. 삶은 항상 나에게 도움이 될 것입니다. 모든 것이 잘됩니다.
경직	뻣뻣하고 경직된 생각.	나는 내 마음속이 유연한 것에 대해 편안합니다.
경피증	삶으로부터 자신을 보호하려는 시도. 스스로 있고, 스스로 돌볼 수 있는능력을 신뢰하지 않음.	나는 완전히 이완하고 있으며, 이제 나는 안전하다고 알고 있습니다. 나는 삶을 신뢰하고 나 자신을 신뢰합니다.
고초열 (枯草熱)	감정적 혼잡. 달력에 대한 믿음. 박해에 대한 믿음. 죄책감.	나는 삶의 모든 것과 하나입니다. 나는 언제나 안전합니다.
고혈압	해결되지 않은 오래된 감정적 문제.	나는 기쁘게 과거를 놓아 보낸다. 나는 평화롭다.

모든 것이 잘되고 있어

문제	가능한 원인	새로운 사고 패턴
고환	남성성. 남성 원리.	나는 내 마음속 사랑을 통해 흘러나오게 하여 내 몸과 내 영혼의 모든 부분을 정화하고 치유합니다.
골격	구조의 붕괴. 뼈는 삶의 구조를 나타냄.	나는 강하고 건강합니다. 나는 튼튼합니다.
골수	자신에 대한 깊은 믿음. 자신을 지지하고 돌보는 방법.	신성한 정신이 내 삶의 구조입니다. 나는 안전하고 사랑받고 완전히 지지받습니다.
골수염 -골다공증	더 이상 지지가 없다고 느낌. 인생의 구조에 대한 분노와 좌절. 사람들이 자신을 지지해 주지 않는다고 느낌.	나는 나 자신을 위해 서고, 삶이 예상치 못한 방식으로 나를 지지해 줍니다. 나는 인생의 과정을 신뢰하며 평화로움을 느낍니다. 나는 안전합니다.
곰팡이	정체된 믿음. 과거를 놓아주지 못함. 과거가 오늘을 지배하게 함.	나는 현재에 살고, 기쁘고 자유롭습니다.
공황crisis	흐름과 함께 움직일 수 없는 두려움.	나는 능력이 있고 강합니다. 나는 내 삶의 모든 상황에서 어떻게 행동해야 할지 압니다.
과잉행동	두려움. 압박감을 느끼고 정신없이 바쁨.	나는 안전합니다. 모든 압박감이 사라집니다. 나는 충분합니다.

문제	가능한 원인	새로운 사고 패턴
과체중	두려움. 신경과민. 보호의 필요. 감정으로부터의 도피. 불안감. 자기 거부, 성취감을 느끼고자 함.	나는 내가 느끼는 감정에 있어서 평화를 느낍니다. 현재 내가 서 있는 위치에서 안전합니다. 나는 스스로에게 안전한 환경을 제공합니다. 나는 나를 사랑하며 있는 그대로의 모습을 받아들입니다.
과호흡증	변화에 대한 저항. 과정을 신뢰하지 않음.	나는 우주의 모든 곳에서 나 자신을 사랑하고 삶의 과정을 신뢰합니다.
관상동맥 혈전증	혼자라고 느끼고 두려워함. "나는 매우 좋지 않다. 결코 성공하지 못할 것이다."	나는 삶의 모든 것과 하나입니다. 우주는 완전히 나를 지지합니다. 모든 것이 잘 됩니다.
관절	삶의 방향에서의 변화와 이러한 움직임의 쉬움을 나타냄.	나는 변화와 함께 쉽게 흐르고 나의 삶은 항상 최선의 방향으로 흐릅니다.
관절 참조: 팔꿈치, 무릎, 어깨	사랑받지 못한다는 느낌. 비판, 억울함.	나는 사랑합니다. 이제 나는 나를 사랑하고 인정하는 것을 선택합니다. 나는 사랑으로 타인을 바라봅니다.
관절염 손가락	벌주기를 원하는 욕구. 비난, 처벌됨을 느낌.	나는 사랑과 이해로 봅니다. 나는 내 모든 경험을 사랑으로 간직합니다.
광견병	폭력이 답이라는 믿음.	나는 평화로 둘러싸여 있으며 내면에 평화가 충만합니다.

모든 것이 잘되고있어

문제	가능한 원인	새로운 사고 패턴
괴저(壞疽)	정신적 병리. 기쁨을 잃고 독성 생각에 빠짐.	나는 기쁨으로 가득 찬 생각을 선택하고, 그 기쁨이 나를 통해 자유롭게 흐르도록 합니다.
구강 궤양	참지 못한 말들. 비난.	나는 나의 사랑스러운 경험들 속에서 오직 기쁜 창조물만을 만듭니다.
구루병rickets	정서적 영양실조. 사랑과 안정의 부족.	나는 안전하고 삶의 사랑으로 영양을 공급받습니다.
구토	생각의 폭력적 거부. 새로운 것에 대한 두려움.	나는 안전하게 삶을 소화하고 기쁘게 받아들입니다. 좋은 것만이 나를 통해 옵니다.
굳은살	경화된 개념과 구상. 공포가 굳어짐.	새로운 구상과 경험을 보는 것이 안전합니다. 나는 열려 있고 수용적입니다.
굽은 어깨	삶의 짐을 짊어짐. 도움이 되지 않고 희망이 없음.	나는 당당하고 자유롭게 서 있다. 나는 나를 사랑하고 인정합니다. 내 삶은 매일 더 좋아지고 있습니다.
궤양 참조: 속 쓰림, 소화성 궤양, 위 문제	두려움. 당신이 매우 좋지 않다는 강한 믿음. 당신을 괴롭히는 것은 무엇인가?	나는 나를 사랑하고 인정합니다. 나는 평화롭고 침착합니다. 모든 것이 잘됩니다.
귀	듣는 능력을 나타냄.	나는 사랑으로 듣습니다.
귀 문제	듣거나 외부 세계에 마음을 완전히 열지 못함. 신뢰 부족.	나는 이제 나의 높은 자아를 신뢰하고, 사랑에 대립하는 모든 생각을 놓습니다.

문제	가능한 원인	새로운 사고 패턴
귀 염증 참조: 이염(耳炎), 귓구멍, 외이, 내이	분노. 듣고 싶지 않음. 많은 소란. 부모님과의 논쟁.	나는 사랑과 기쁨으로 듣고, 선한 것을 중심으로 삼습니다.
균형 상실	집중력 부족. 중심을 잃음.	나는 안전함과 내 삶의 보호 속에서 중심을 잡습니다. 모든 것이 잘 됩니다.
근시 (시력 문제)	미래에 대한 두려움. 앞이 보이지 않음.	나는 신의 인도를 받아 항상 안전합니다.
근위축성 측삭경화증	성공을 받아들이지 않음. 성공에 대한 거부감.	나는 가치 있는 존재입니다. 성공해도 안전합니다.
근육	새로운 경험에 대한 저항. 삶에서 근육이 우리의 능력을 나타냄.	나는 삶을 기쁨의 춤으로 경험합니다.
근육병증	"성장하는 것이 가치가 없다."	나는 부모님의 한계를 넘어섭니다. 내가 될 수 있는 최고의 모습이 됩니다.
긁힘	삶이 당신에게 찢기는 것처럼 느껴지며, 당신이 이용당하고 있다고 느낌.	나는 삶이 나에게 베풀어 주는 넉넉함에 감사합니다. 나는 복되어 있습니다.
기관지염	가족 환경의 염증. 다툼과 소리 지르기. 가끔 조용함.	나는 내면과 주변의 평화와 조화를 느낍니다. 모든 것이 잘 됩니다.

문제	가능한 원인	새로운 사고 패턴
기면증 (嗜眠症)	견딜 수 없는 극심한 두려움. 여기 있기를 원치 않음.	나는 신의 지혜와 보호를 받으며 언제나 안전합니다.
기생충	타인에게 힘을 주고 그들이 지배하게 함.	나는 내 힘을 사랑으로 되찾고 모든 간섭을 제거합니다.
기억 상실증	두려움. 자기 자신을 위해 일어서지 못함. 무력감.	내가 항상 가치 있다는 것을 알고 있습니다. 내가 성공하는 것은 안전합니다.
기침 참조:호흡기 질환	세상에 짖어대고 싶은 욕구. "나를 봐! 나를 들어줘!"	나는 주목받고 긍정적인 방식으로 사랑받고 있습니다. 나는 사랑받습니다.
나병(癩病)	삶을 전혀 다루지 못함. 매우 좋지 않거나 깨끗하지 않다는 오랜 믿음.	나는 모든 제한을 뛰어넘습니다. 나는 신의 인도를 받고 모든 삶에서 영감을 얻습니다.
나쁜 구취	분노와 복수하려는 생각들. 퇴보하는 경험들.	나는 과거와의 사랑을 통해 평화를 선택합니다. 나는 사랑으로 과거를 놓아줍니다. 나는 오직 사랑만을 말하기를 선택합니다.
난소(卵巢)	창조의 지점을 나타냄. 창의성.	나는 내 창조적 에너지에서 균형을 이룹니다.
난청(難聽)	거절, 고집, 고립. "당신은 무엇을 듣고 싶지 않습니까?" "나를 방해하지 마세요."	나는 신성함에 귀를 기울이고, 듣는 모든 것에 감사합니다. 나는 모든 것과 하나입니다.

문제	가능한 원인	새로운 사고 패턴
낭종(囊腫)	고통스러운 옛날이야기를 반복함. 상처를 주는 잘못된 성장.	내 마음속 영화는 아름답습니다. 나는 내가 선택하기 때문에 사랑합니다. 그래서 나는 나를 사랑합니다.
낭포성 섬유증	삶이 당신에게 효과가 없을 것이라는 굳은 믿음. "나는 불쌍해."	나는 삶을 사랑하고, 삶은 나를 사랑합니다. 이제 나는 자유롭고 완전히 삶을 취하도록 선택합니다.
내성 발톱	자신의 권리에 대한 걱정과 죄책감.	나는 삶에서 나만의 방향을 선택합니다. 나는 자유롭습니다.
내장	장기간의 감정적 문제. 기쁨의 부족. 마음의 경화. 스트레스와 긴장에 대한 믿음.	기쁨. 나는 내 마음과 몸, 그리고 경험을 통해 기쁨이 흐르도록 허락합니다.
내장, 속쓰림 참조: 위궤양, 위장장애,	두려움. 두려움에 매달림.	나는 자유롭게 숨 쉬고 충만합니다. 나는 삶의 과정을 신뢰합니다.
노쇠	소위 어린 시절의 안전으로 돌아가고자 함	신성한 보호. 안전.
알츠하이머병	보살핌과 관심이 필요합니다. 주변 사람들을 통제하는 형태.	평화. 우주의 전능은 삶의 모든 수준에서 작동합니다.
노화 문제	구식 사고. 낡은 신념. 새로운 것에 대한 두려움. 새로운 것을 거부함.	나는 나를 사랑하고 받아들입니다. 모든 것이 완벽합니다.

문제	가능한 원인	새로운 사고 패턴
농양(膿瘍)	원치 않는 것과 관련된 분노.	놓아주는 것이 안전합니다. 더 이상 내 몸에 필요 없는 것만이 떠납니다.
뇌성 마비	가족을 사랑의 행동으로 하나로 묶을 필요성.	나는 사랑과 평화로운 가족생활에 이바지합니다. 모든 것이 잘 됩니다.
뇌졸중 (뇌혈관 사고/CVA)	포기함. 저항. "변화하는 것보다 죽는 게 낫다." 삶을 거부함.	삶은 변화이며, 나는 과거, 현재, 미래의 삶을 받아들입니다. 나는 자유롭습니다.
뇌하수체	통제 중심을 나타냄.	나의 마음과 몸은 완벽한 균형에 있습니다. 나는 내 생각을 통제합니다.
뇌혈관 장애(뇌졸중)	포기. 저항. "변화하느니 차라리 죽겠다." 삶을 거부함.	삶은 변화이며, 나는 새로운 것에 쉽게 적응한다. 나는 과거, 현재, 미래의 삶을 받아들인다.
누공(瘻孔)	두려움. 내려놓는 과정에서 막힘.	나는 삶의 과정을 완전히 신뢰합니다. 삶은 나를 위한 것입니다.
눈	과거, 현재, 미래를 명확히 볼 수 있는 능력을 나타냄.	나는 사랑과 기쁨으로 본다.
눈 문제 난시	"나" 문제. 자신을 진정으로 볼 수 있는 두려움.	나는 이제 내 존재의 위대함을 볼 의지가 있다.
다래끼 참조: 눈 문제	자신 삶에서 보는 것을 좋아하지 않음. 분노에 찬 시선으로 삶을 봄. 다른 사람에게 화가 남.	나는 내가 바라보는 삶을 창조합니다. 나는 모든 사람과 모든 것을 기쁨과 사랑으로 보기로 선택합니다.

문제	가능한 원인	새로운 사고 패턴
다리 - 하반신	삶을 앞으로 나아가게 함. 미래에 대한 두려움. 나아가길 원치 않음.	삶은 나를 위한 것입니다. 나는 모든 것을 알고 확신하고 앞으로 나아갑니다.
다모증 (多毛症)	덮인 분노. 보통 두려움 때문에 비난을 가리는 데 사용됩니다. 자신을 돌보고 싶은 욕구가 종종 없음.	나는 나를 사랑하는 부모입니다. 나는 사랑과 인정으로 덮여있습니다.
다발성 경화증	정신적 경직, 강직함, 강한 의지, 융통성 부족.	나는 사랑과 기쁨의 생각을 선택합니다. 나는 사랑하는, 기쁜 세계를 만들어 갑니다.
단순포진 -구순포진 -입술 물집병	참을 수 없는 말들. 쓴 말들이 입 밖에 나오지 않는다.	나는 오직 사랑의 말만 생각하고 합니다. 나는 평화롭습니다.
단핵구증 (파이퍼병, 선열(腺熱))	받아들임을 거부하는 분노. 관심을 받지 못함. 자신에 관한 관심을 더 이상 가지지 않음.	나는 사랑하고 존중하며, 나에 대해 충분히 배려합니다.
담석증	쓴 생각. 비난. 자존심.	과거의 즐거움을 경험합니다. 인생은 달콤하고 나도 그렇습니다.
당뇨병 (과혈당, 진성당뇨병)	가질 수 있었던 것에 대한 갈망. 통제에 대한 큰 필요. 깊은 슬픔. 남은 단맛 없음.	이 순간은 기쁨으로 가득 차 있습니다. 나는 오늘의 단맛을 경험하기로 선택합니다.
대머리	모든 것을 통제하려는 두려움. 삶을 신뢰하지 않음.	나는 안전합니다. 나는 사랑과 인정을 받고 있습니다.

모든 것이 잘되고 있어

문제	가능한 원인	새로운 사고 패턴
대상 포진 (수두)	다른 신발이 떨어질 것을 기다림. 공포와 긴장. 너무 예민함.	나는 삶의 과정을 신뢰하기 때문에 편안하고 평화롭습니다. 내 세상에서는 모든 것이 잘됩니다.
대장	과거를 붙잡고 놓아주지 못하는 두려움.	나는 이제 더 이상 필요하지 않은 것을 쉽게 놓아줍니다. 과거는 지났고 나는 자유롭습니다.
대장염 참조: 결장, 창자, 점액 대장, 경직결장염	불안. 끝난 것을 놓아주는 것의 쉬움을 나타냄.	나는 완벽한 리듬과 흐름 일부입니다. 모든 것이 신의 올바른 질서에 있습니다.
독감 참조: 호흡기 질환	대중의 부정적인 반응과 믿음. 통계에 대한 두려움.	나는 대중의 믿음이나 달력을 초월합니다. 나는 삶에서 내 방향을 결정하며 모든 것이 내 사고와 영향력에 의해 결정됩니다.
독풀	방어력이 없고 공격에 취약함.	나는 힘이 있고, 안전하며, 모든 것이 잘 됩니다.
동맥	삶의 기쁨을 운반함.	나는 기쁨으로 가득 차 있습니다. 그것은 내 마음의 박동과 함께 흐릅니다.
동맥경화	저항, 긴장, 경직된 좁은 마음. 선을 보기를 거부함.	나는 삶과 사랑에 완전히 열려 있습니다. 선을 보기로 선택합니다.
두드러기 참조: 염증		과거는 용서되고 잊힌다. 지금, 이 순간 나는 자유롭다.

문제	가능한 원인	새로운 사고 패턴
두드러기 (발진)	작은 숨겨진 눈물. 문제를 너무 과도하게 걱정하지 마세요.	나는 내 삶의 모든 곳에 평화를 가져옵니다.
두통(편두통)	자기 부정. 자기 비판. 두려움.	나는 나 자신과 내가 하는 일을 사랑하고 인정합니다. 나는 안전합니다.
등	지지를 상징함.	나는 삶이 나를 지지한다는 것을 압니다.
떨림, 경련	다른 사람들에 의해 지켜보는 것에 대한 두려움.	나는 모든 삶에 의해 인정받습니다. 모든 것이 잘됩니다. 나는 안전합니다.
루게릭병	성공을 거부함. 자신의 가치를 기꺼이 받아들이지 않음.	나는 내가 소중하다는 것을 압니다. 내가 성공하는 것은 안전합니다. 삶은 나를 사랑합니다.
루푸스 (홍반증)	포기. 자기 자신을 위해 서는 것보다 죽는 것이 낫다고 느낌. 분노와 처벌.	나는 자유롭게 쉽게 나 자신을 위해 말합니다. 나는 나의 힘과 나의 사랑을 받아들입니다.
류머티즘성 관절염	권위에 대한 깊은 비판. 매우 위축된 느낌	나는 내 권위입니다. 나는 나를 사랑하고 인정합니다. 인생은 멋집니다.
류머티즘	피해자 의식. 사랑의 부족. 만성적으로 쓰림. 원망.	나는 내 경험을 창조합니다. 나는 나 자신과 다른 사람들을 사랑하고 인정함으로써 경험들이 더 나아집니다.

모든 것이 잘되고 있어

문제	가능한 원인	새로운 사고 패턴
림프 문제	정신이 삶의 본질적인 것들에 대해 다시 집중될 필요가 있음을 경고함.	나는 삶의 사랑과 기쁨에 완전히 집중합니다. 내 마음은 내 것입니다.
마비	마비시키는 생각들. 꼼짝 못 하고 막힘. 두려움. 공포. 상황에서 벗어나고 싶음. 저항.	나는 자유롭게 생각하는 사람이며, 나의 경험을 편안하고 기쁘게 합니다. 나는 삶과 완전히 하나이며 모든 상황에서 충분합니다.
마비감 (무감각증)	사랑과 배려를 거부함. 정신적으로 마비 상태.	나는 사랑으로 반응하고 모든 사람에게 사랑을 줍니다.
만성 질환	변화를 거부함. 미래에 대한 두려움. 안전하지 않음을 느낌.	나는 변화를 받아들일 준비가 되어 있으며 이제 안전하고 새로운 미래를 창조합니다.
말더듬증	불안정. 자기표현의 부족. 울 수 없음.	나는 나 자신을 대변할 자유가 있습니다. 나는 이제 안전하고 확신이 있습니다. 나는 오직 사랑으로만 소통합니다.
말라리아	자연과의 균형을 잃음.	나는 내 삶의 모든 것과 통합되고 균형을 이룹니다. 나는 안전합니다.
매독 참조: 성병	자신의 힘과 효과를 포기함.	나는 내가 되기로 결심한다. 나는 나 자신을 있는 그대로 인정한다.
맹장염	두려움. 선의 흐름을 막음.	나는 인생을 즐기고, 자유롭게 흐르도록 내버려 둡니다.

제11장 AIW 표

문제	가능한 원인	새로운 사고 패턴
멀미 (차멀미, 뱃멀미)	두려움. 속박. 갇힌 느낌. 통제에서 벗어난 것에 대한 두려움. 죽음에 대한 두려움. 통제력 상실.	나는 시간과 공간을 통해 쉽게 움직이며 오직 사랑만이 나를 둘러싸고 있습니다. 나는 항상 내 생각을 통제합니다. 나는 안전하며 나를 사랑하고 인정합니다. 나는 우주에서 완전히 안전합니다. 나는 어디서나 평화롭습니다. 나는 생명을 믿습니다.
멍(멍울)	인생의 작은 충돌. 자기 처벌.	나는 나를 사랑하고 아끼며, 나에게 상냥합니다. 모든 것이 잘됩니다.
메스꺼움	아이디어나 경험을 거부하는 두려움.	나는 삶이 나에게 좋은 것만 가져오도록 신뢰합니다. 나는 안전합니다.
면포(面包)	분노의 작은 분출.	나는 내 생각을 진정시키고 평화를 느낍니다.
목 (경추)	유연성을 나타냄. 뒤가 보이는 능력.	나는 삶과 평화를 느낍니다.
목 문제	다른 관점을 보기 거부. 고집, 융통성 없음.	나는 유연함과 쉬움으로 문제의 모든 면을 볼 수 있습니다. 나는 안전합니다.
목 뻣뻣함 참조: 목 문제 목 통증, 편도선염	융통성 없는 고집.	다른 사람의 관점을 보는 것에 편안합니다.

모든 것이 잘 되고 있어

문제	가능한 원인	새로운 사고 패턴
목구멍의 혹	공포. 삶의 과정을 신뢰하지 않음.	나는 안전합니다. 삶은 나를 위해 여기 있고 나는 자유롭고 즐겁게 나 자신을 표현합니다.
몸의 오른쪽	남성 에너지, 남성, 아버지를 내어주고 놓아줌.	나는 나의 남성 에너지를 쉽고 노력 없이 균형을 맞춥니다.
몸의 왼쪽	수용, 여성 에너지, 여성, 어머니를 나타냄.	내 여성 에너지가 아름답게 균형을 이룹니다.
무관심	감정에 대한 저항. 자기 자신에 대한 두려움.	느끼는 것이 안전합니다. 나는 열린 마음으로 인생을 경험합니다.
무릎 참조: 관절질환	자부심과 자아를 나타냄.	나는 유연하고 흐르는 존재입니다.
무릎 문제	완고한 자아와 자부심. 구부릴 수 없음, 공포, 유연성 부족.	용서와 이해, 동정심. 나는 유연하고 흐르며 이해합니다.
무좀 (발 백선)	받아들여지지 않는 것에 대한 좌절. 쉽게 나아가지 못함.	나는 나를 사랑하고 인정합니다. 나아가는 것이 안전합니다.
무좀	인생의 경험을 만나는 기쁨의 결여.	나는 기쁨으로 인생의 멋진 경험을 맞이하러 달려갑니다.
물림	두려움. 모든 작은 일에 오픈함.	나는 나를 용서하고 영원히 사랑합니다.
물집	저항. 감정적 결핍.	나는 삶과 모든 새로운 경험을 부드럽게 받아들입니다. 모든 것이 잘 됩니다.

문제	가능한 원인	새로운 사고 패턴
미주신경성 발작 참조: 간질	가족, 자기 자신, 삶으로부터 도망침.	나는 우주에서 집처럼 편안합니다. 나는 안전하고 안정되어 있으며 배려받고 있습니다.
바이러스 감염 참조: 감염	삶을 통한 기쁨의 부족. 쓰라림.	나는 내 삶에서 기쁨이 자유롭게 흐르게 합니다. 나는 나를 사랑합니다.
발	이해력을 나타냄 ―자기 자신, 삶, 타인에 대한.	나의 이해력은 명확하고, 변화에 따라갈 준비가 되어 있습니다. 나는 안전합니다.
발 문제	미래에 대한 두려움과 삶에서 앞으로 나아가지 못함.	나는 기쁨과 쉬움으로 삶을 앞으로 나아갑니다.
발가락	미래의 작은 세부 사항을 나타냄.	모든 세부 사항이 잘 처리됩니다.
발기부전	성적 압박, 긴장, 죄책감. 이전 파트너에 대한 악감정. 모성에 대한 두려움.	나는 이제 내 성적 원리의 모든 힘이 쉽고 즐겁게 작용하도록 허용합니다.
발목	유연성이 결여됨. 발목은 받아들이는 능력을 상징함.	인생이 주는 모든 즐거움을 받아들일 자격이 있습니다.
발열	분노가 치솟음.	나는 평화와 사랑의 시원하고 차분한 표현입니다.

문제	가능한 원인	새로운 사고 패턴
발작	가족, 자기 자신, 삶으로부터 도망침.	나는 우주에서 집처럼 편안합니다. 나는 안전하고 안정되어 있으며 배려받고 있습니다.
발진 참조: 목의 염증	지연에 대한 자극. 어린아이 같은 주의를 끌고자 함.	나는 나를 사랑하고 인정합니다. 나는 삶의 과정에서 평화를 느낍니다.
방광 문제 (방광염)	불안. 오래된 생각에 집착. 놓아주기를 두려워함. 화가 남.	나는 편안하고 쉽게 오래된 것을 내보내고 새로운 것을 환영합니다. 나는 안전합니다.
백내장	기쁨을 가지고 앞을 보지 못함. 어두운 미래.	삶은 영원하며 기쁨으로 가득 차 있습니다. 모든 순간을 기대합니다.
백대하 참조: 여성질환, 질염	여성들이 남성에게 반대한다는 믿음. 배우자에 대한 성적 분노.	나는 내 경험을 창조하고, 나의 여성성에 기쁨을 느낍니다. 나는 자유롭습니다.
백반증	완전히 소외된 느낌. 소속되지 않음. 그룹의 일원이 아님.	나는 삶의 중심에 있고, 사랑으로 완전히 연결되어 있습니다.
백선(白癬)	다른 사람이 자신을 깔보지 못하게 함. 매우 좋거나 깨끗하지 못하다고 느낌.	나는 나를 사랑하고 인정합니다. 다른 사람이 나를 지배하지 않습니다.
백혈병 참조: 혈액 문제	잔인하게 끝장이 난 영적인 감흥. "무슨 소용이 있는가?"	나는 과거의 한계를 초월하여 지금의 자유 속으로 이동합니다. 나인 것은 안전합니다.

문제	가능한 원인	새로운 사고 패턴
복부 마비	분노에 대한 극단적인 통제. 타인의 감정을 표현하는 것에 대한 두려움.	나는 내 감정을 표현하는 것이 안전합니다. 나는 나를 용서합니다.
변비	과거에 대한 오래된 구상을 버리지 못함. 과거에 매달리기. 때때로 인색함.	나는 과거를 놓고, 새롭고 활기찬 삶을 맞이합니다. 나는 삶이 나를 통해 흐르도록 허락합니다.
부비동 문제 참조: 축농증	타인과 가까운 사람에 대한 짜증	나는 평화와 조화가 내 안에 깃들고 항상 나를 둘러싸고 있음을 선언합니다. 모든 것이 잘됩니다.
부신 문제	패배주의. 자기 자신을 돌보지 않음. 불안.	나는 나 자신을 사랑하고 인정합니다. 나를 돌보는 것이 안전합니다.
부종 참조: 체액 보유	생각에 갇힘. 막히고 아픈 생각들. 무엇을 놓지 않으려고 하나요?	내 생각은 자유롭고 유연합니다. 나는 과거 생각의 구상을 쉽게 살펴봅니다. 나는 과거를 기꺼이 놓습니다. 나는 이제 자유롭습니다.
불면증	삶의 과정을 신뢰하지 않음. 죄책감.	나는 오늘을 사랑스럽게 보내고 내일은 잘 처리될 것임을 알고 있습니다.
불안 (초조)	흐름과 삶의 과정을 신뢰하지 않음.	나는 나를 사랑하고 인생의 과정을 신뢰합니다.
불안	두려움, 불안, 투쟁, 서두름. 삶의 과정을 신뢰하지 않음.	나는 영원한 여정을 걷고 있고, 시간은 충분합니다. 나는 내 마음으로 소통합니다. 모든 것이 잘 됩니다.

모든 것이 잘 되고 있어

문제	가능한 원인	새로운 사고 패턴
불임	두려움과 저항, 또는 부모가 되는 경험이 필요하지 않다고 느낌.	나는 삶의 과정을 신뢰합니다. 나는 올바른 것을 하고 있으며 나를 사랑하고 인정합니다.
불치병	외부 수단으로 치유될 수 없음. 이 시점에서 내면으로 들어가 치료를 이루어야 함.	매일 기적이 일어납니다. 나는 내부의 유형을 녹이기 위해 내면으로 들어갑니다.
비뇨기 감염 (방광염, 신우신염)	보통 이성이나 연인에 대한 화. 다른 사람을 탓함.	나는 이 상태를 만들어 낸 내 의식의 유형을 풀어줍니다. 나는 변화할 의지가 있습니다. 나는 나를 사랑하고 인정합니다.
비만 과체중	참조: 과체중	나는 신의 사랑을 받아들이며, 항상 안전하고 사랑스럽습니다. 나는 이제 내 삶을 내 방식대로 창조합니다.
비장	강박관념. 무언가에 집착함.	나는 나를 사랑하고 인정합니다. 나는 삶의 과정이 나를 위해 거기에 있을 것이라고 믿습니다. 나는 안전합니다. 모든 것이 잘되었습니다.
빈혈	"그래, 하지만" 태도. 두려움. 매우 좋지 않다는 느낌.	나의 삶의 모든 영역에서 경험하는 것이 안전합니다. 나는 사랑 속에서 삽니다.
뼈	우주의 구조를 나타냄.	나는 잘 구성되어 있으며 균형이 잡혀 있습니다.

문제	가능한 원인	새로운 사고 패턴
뼈 문제	권위에 대한 반항.	나는 나의 세계에서 나만의 권위이며 나에게만 책임이 있습니다.
뾰루지	분노의 작은 폭발.	나는 내 생각을 진정시키고 평화롭습니다.
뿌리관 치료 참조: 치아	더 이상 아무것도 물 수 없음. 뿌리 믿음이 파괴됨.	나는 자신과 내 삶을 위한 견고한 기초를 만듭니다. 나는 나를 즐겁게 지원하기 위해 나의 신념을 선택합니다.
뼘	분노와 저항. 삶의 특정 방향으로 나아가고 싶지 않음.	나는 삶의 과정을 신뢰하며 내게 가장 좋은 것만을 신뢰합니다. 나는 평화롭습니다.
사랑니, 치아 문제	정신적 공간을 만들어 탄탄한 기초를 세우지 않음.	나는 삶의 확장에 의식을 열었습니다. 내가 성장하고 변화할 수 있는 여지는 충분히 있습니다.
사마귀	근본적인 분노. 이해하는 데 대한 좌절. 미래에 대한 좌절을 퍼뜨림.	나는 자신감을 가지고 움직이며 삶의 과정과 흐름을 신뢰합니다.
사마귀	작은 증오의 표현. 못생김에 대한 믿음.	나는 삶의 사랑과 아름다움에 있습니다. 삶이 완전히 표현되는 것에 있습니다.
상처 참조: 부상, 상처	자신의 규칙을 따르지 않는 것에 대한 처벌.	나는 보상이 가득한 삶을 창조합니다.
상처	표현되지 않은 분노가 자리 잡음.	나는 내 감정을 즐겁고 긍정적인 방법으로 표현합니다.

문제	가능한 원인	새로운 사고 패턴
상처 참조: 상처, 부상	자신에 대한 화와 죄책감.	나는 나를 용서하고, 나를 사랑하기로 했습니다.
상해	자기 자신에 대한 분노. 죄책감을 느낌.	나는 이제 긍정적인 방식으로 분노를 해소합니다. 나는 사랑과 수용의 자세를 취합니다.
생식기	남성성과 여성성 원리를 나타냄.	내가 누구든지 안전합니다.
-생식기 문제들	매우 좋지 않다는 두려움.	나는 내 삶의 표현을 기쁘게 생각합니다. 나는 완벽하며, 나를 사랑하고 인정합니다.
생식능력 문제	충분하지 않다는 두려움. 삶의 과정에 대한 저항.	나는 내 안의 어린이를 사랑하고 나를 더 사랑합니다. 나는 내 삶에서 가장 중요한 사람입니다.
선(腺)- 물질을 분비, 배출하는 세포 집단	저장소를 나타냄. 자발적 활동.	나는 내 세계에서 창조적인 힘입니다.
설사	두려움. 거절. 도망.	나의 섭취, 흡수, 배출은 완벽한 질서 속에 있습니다. 나는 삶과 평화로 있습니다.
섬유종 & 낭종(囊腫)	파트너로부터 받은 상처를 품는다. 여성 자아에 대한 타격.	나는 내게 이 경험을 불러온 패턴을 놓습니다.

제11장 AIW 표

문제	가능한 원인	새로운 사고 패턴
성 냉랭	쾌락을 부정하는 두려움. 섹스가 나쁘다는 믿음. 무감각한 파트너. 아버지에 대한 두려움.	내 몸을 즐기는 것이 안전합니다. 여자로서 기쁨을 느낍니다.
성병 참조: 에이즈, 임질, 헤르페스, 매독	성적 죄책감. 처벌이 필요함. 생식기가 죄가 되거나 더럽다고 믿음. 다른 사람을 학대함.	나는 내 성적 정체성과 그 표현을 사랑스럽고 기쁘게 받아들입니다. 나는 나를 지지하고 기분 좋게 만드는 생각만을 받아들입니다.
성장	과거의 상처를 보살피는 것. 원한을 키움.	나는 쉽게 용서합니다. 나는 나를 사랑하며, 칭찬의 생각으로 나에게 보상합니다.
셀룰라이트	저장된 분노와 자기 처벌.	나는 타인을 용서합니다. 나는 나를 용서합니다. 사랑하고 즐기는 것에 자유롭습니다.
소아마비	마비시키는 질투. 누군가를 멈추고 싶은 욕망.	나는 충분하고 나는 나의 좋은 것을 나의 사랑하는 생각으로 창조합니다.
소아병	달력과 사회적 개념, 그리고 어른들 주변의 거짓 법칙들에 대한 믿음. 어린 시절 행동.	이 아이는 신성하게 보호되고 사랑으로 둘러싸여 있습니다. 우리는 정신적 면역을 주장합니다.
소양증	참조: 가려움증	
소화불량	두려움, 공포, 불안. 쥐어짜는 것과 신음.	나는 모든 새로운 경험을 평화롭고 즐겁게 소화하고 흡수합니다.

문제	가능한 원인	새로운 사고 패턴
소화 궤양 참조: 속쓰림, 위장 문제, 궤양	두려움. 매우 좋지 않다는 믿음. 기쁘게 하려는 불안.	나는 나를 사랑하고 인정합니다. 나는 평화롭고 나는 멋집니다.
손	경험을 다루는 모든 방식. 쥐고, 잡고, 애착과 손길, 찌르기.	나는 내 모든 경험을 사랑과 기쁨, 쉬움으로 다루기로 선택합니다.
손가락	삶의 세부 사항을 나타냄.	나는 삶의 세부 사항에 평화롭습니다.
손목	움직임과 편안함을 나타냄.	나는 나의 모든 경험을 지혜와 사랑으로, 그리고 쉽게 처리합니다.
손톱	보호를 나타냄.	나는 안전하게 나아갑니다.
손톱 물어뜯기	좌절. 자기 자신을 해치는 행동. 부모에 대한 악감정.	나는 이제 쉽게 성장하고, 나만의 삶을 기쁨과 함께 다룹니다.
쇠약함	정신적 휴식이 필요함.	나는 내 마음에 즐거운 휴가를 줍니다.
수근관 증후군	인생의 보이는 불공정에 대한 분노와 좌절.	나는 기쁨과 풍요로움이 넘치는 삶을 창조하기로 선택합니다. 나는 편안합니다.
순환	감정을 느끼고 긍정적인 방식으로 표현하는 능력을 나타냄.	나는 내 사랑을 순환시키고 나의 세계 모든 부분에서 삶을 즐기는 것이 안전합니다.

문제	가능한 원인	새로운 사고 패턴
습진	숨 막히는 적대감. 정신적 분출.	나는 평화와 사랑, 기쁨이 나를 둘러싸고 있습니다. 나는 안전하고 보호받고 있습니다.
식욕 폭식, 과식	과도한 두려움, 보호 필요, 감정 판단.	나는 안전합니다. 느끼는 것이 안전합니다. 내 감정은 정상이며 받아들여집니다.
식욕 식욕, 상실	상실 – 두려움, 자기 보호, 삶을 신뢰하지 않음.	나는 나를 사랑하고 인정합니다. 나는 안전합니다. 나는 기쁨으로 가득 차 있습니다.
식욕부진증	자기 부정. 극심한 두려움, 자기혐오, 배척감.	나는 안전합니다. 나는 멋진 존재입니다. 나는 내 자신을 선택하고 인정하고 받아들입니다.
식중독	다른 사람이 통제하게 함. 무력감을 느낌.	나는 힘과 능력, 그리고 모든 상황을 소화할 기술을 가지고 있습니다.
신경	의사소통을 나타냄. 수용적인 리포터.	나는 기쁨과 함께 쉽게 의사소통합니다.
신경 쇠약	자기중심적. 의사소통의 채널을 막음.	나는 마음을 열고 창의적인 의사소통을 통해 내 삶의 모든 것을 환영합니다. 나는 안전하고 잘 있습니다.
신경통	죄책감에 대한 처벌. 의사소통에 대한 고뇌.	나는 나를 용서합니다. 나는 나를 사랑하고 인정합니다. 나는 소통합니다.

문제	가능한 원인	새로운 사고 패턴
신우신염	짜증남. 주로 성적 상대나 애인에 대한 것. 타인을 비난함.	나는 이러한 상황을 만든 나의 의식 패턴을 놓아버린다. 나는 기꺼이 변화한다. 나는 나 자신을 사랑하고 인정한다.
신장 결석	해결되지 않은 분노.	나는 모든 과거 문제를 쉽게 해결합니다.
신장 문제	비판, 실망, 실패, 수치심. 어린아이처럼 반응함.	나는 항상 신의 행동이 내 삶에서 일어납니다. 나는 성장하는 경험을 안전하게 합니다.
신장염	자신이 충분히 잘하고 있지 않다고 느끼는 어린이 같은 감정. 실패, 손실.	나는 나를 사랑하고 인정합니다. 나는 내가 돌보는 사람이며, 언제나 충분합니다.
실신(기절)	견딜 수 없는 두려움. 의식 상실.	나는 내 삶을 다루는 힘과 지식이 있다.
심장	사랑과 안정의 중심을 나타냄.	내 심장은 사랑의 리듬으로 뛰고 있습니다.
심장 -심장 발작 (M.I./근육 경색)	심장에서 모든 기쁨을 짜내고 돈이나 지위를 위함.	나는 내 심장의 중심으로 기쁨을 가져옵니다. 나는 모두에게 사랑을 표현합니다.
심장-혈액	사랑과 안정의 중심을 나타냄.	내 심장은 사랑의 리듬으로 뛰고 있습니다.
옴 개선(疥癬)	감염된 생각. 다른 사람이 자신을 괴롭히게 함.	나는 살아 있고, 사랑스럽고, 즐거운 삶의 표현입니다. 나는 나만의 사람입니다.

문제	가능한 원인	새로운 사고 패턴
아구창 (鵝口瘡) 참조: 칸디다, 구강, 효모 감염증	잘못된 결정에 대한 화.	나는 내가 자유롭게 바꿀 수 있다는 것을 알면서도 내 결정을 사랑스럽게 받아들입니다. 나는 안전합니다.
아기와 아이들	삶에 대한 두려움. 여기 있기를 원치 않음.	이 아이는 환영받고 사랑받습니다.
아데노이드	가족 간의 불화, 논쟁. 원치 않는 아이 느낌.	이 아이는 원하고 깊이 사랑 받기를 원합니다.
안구 건조증	사랑으로 보는 것을 거부하는 분노가 가득한 눈. 용서보다 죽음을 선택함. 시기심.	나는 용서하며, 내 비전과 삶에 사랑과 이해를 불어넣습니다.
알레르기	누구에게 알레르기 반응을 보이나? 당신 내면의 힘을 부정함.	세상은 안전하고 친근합니다. 나는 평화 속에서 살아갑니다.
알츠하이머병	세상과의 현실을 다루기를 거부함. 절망감과 무력감. 분노.	새로운 경험은 항상 나에게 있습니다. 나는 과거를 용서하고 풀어냅니다. 나는 기쁨 속으로 나아갑니다.
알코올 중독	"무슨 소용이야?"라는 느낌. 무력감, 죄책감, 부적당함. 자기 거부.	나는 지금, 이 순간을 살아갑니다. 나는 내 가치를 인정하고 승인합니다.
암	깊은 상처. 오래된 비밀이나 슬픔이 자기 자신을 갉아먹음. 저주받았다고 생각함.	나는 사랑으로 과거의 모든 것을 용서하고 놓아줍니다. 나는 모든 부분에서 나를 사랑하고 인정합니다.

모든 것이 잘 되고 있어

문제	가능한 원인	새로운 사고 패턴
야뇨증 Enuresis 참조: 요실금	부모에 대한 두려움, 통상 아버지.	이 아이는 사랑과 이해, 그리고 동정심을 가지고 보입니다. 모든 것이 잘됩니다.
어깨	우리의 능력을 나타냄. 우리는 태도에 의해 삶을 짐으로 만들 수 있음.	나는 내 경험들이 기쁘고 사랑스러움으로 가득 차도록 선택합니다.
어지럼증 -현기증	흩어진 생각. 생각을 거부함.	나는 깊이 집중하고 평화로운 삶을 살고 있습니다. 나는 살기에 안전합니다.
얼굴	우리가 세상에 보여주는 것을 나타냄.	나는 나 자신을 표현하는 것이 안전합니다. 나는 나 자신입니다.
엉덩이	힘의 상실을 나타냄. 엉덩이가 느슨함.	나는 현명하게 나의 힘을 사용합니다. 나는 강하고 안전합니다. 모든 것이 잘 됩니다.
엉덩이	완벽한 균형을 지니고 몸을 이끌어가는 역동적인 추진력.	힙힙 만세—매일 기쁨이 있습니다. 나는 균형을 유지합니다.
엉덩이 문제	중요한 결정에서 나아가는 것에 대한 두려움. 나아갈 것이 없음.	나는 완벽한 균형을 이루고 있습니다. 나는 쉽게 앞으로 나아갑니다.
에이즈	절망감과 소외감. 아무도 신경 쓰지 않는 듯한 느낌. 매우 좋지 않다는 부정. 자기 비판. 성적 죄책감.	나는 우주 디자인의 일부입니다. 나는 내 삶을 사랑하고 삶의 가치를 믿습니다. 나는 내 모든 것을 평가하고 사랑합니다.

문제	가능한 원인	새로운 사고 패턴
엡스타인-바 바이러스	한계를 넘어서려는 압박. 충분하지 않다는 느낌. 모든 내면의 지지를 빼앗김. 스트레스.	나는 나의 가치를 인식하고 나를 편안하게 합니다. 나는 매우 좋습니다. 삶은 쉽고 즐겁습니다.
여드름 참조: 코피지	작은 분노의 분출.	나는 내 생각을 진정시키고 평온합니다.
여성 문제	자기 부정. 여성성을 거부함. 여성 원리의 거부.	나는 내 여성성에 기뻐하며 여성이 되는 것을 사랑합니다. 나는 내 몸을 사랑합니다.
염증 참조: 각종 염증	두려움. 화가 나 있음. 염증이 있는 생각.	나의 사고는 평온하고, 차분하며, 집중되어 있습니다.
염증 (식도염증)	삶에서 당신이 바라보는 곳에 대한 분노와 짜증	나는 비판의 모든 유형을 기꺼이 바꾸고 싶습니다. 나는 나를 사랑하고 인정합니다.
오한	정신적 수축, 멀리 달아나고 싶은 욕구. 혼자 있고 싶어 함. "날 내버려 둬."	나는 모든 순간 안전하고 보호받고 있습니다. 사랑이 나를 둘러싸고 있습니다. 모든 것이 잘 됩니다.
외사시 (外斜視) -사팔눈	현재, 바로 여기를 보는 것에 대한 두려움.	나는 신의 인도를 받아 언제나 안전합니다.
외음부	취약성을 나타냄.	취약해도 안전합니다.
요도염	화난 감정. 짜증이 남. 비난.	나는 내 삶에서 기쁜 경험만을 창조합니다.

모든 것이 잘되고 있어

문제	가능한 원인	새로운 사고 패턴
요실금	감정적 범람. 감정을 통제한 세월.	나는 느끼는 것이 안전합니다. 나는 나의 감정을 표현하는 것이 안전합니다.
우는 것	삶의 강, 기쁨과 슬픔, 두려움에서 흘러내림.	나는 내 모든 감정과 평화롭습니다. 나는 나를 사랑하고 인정합니다.
우울증	당신이 가지지 못한 것에 대한 분노. 절망.	나는 이제 타인의 한계를 넘어서 내 삶을 창조합니다.
원시 -노안	현재에 대한 두려움.	나는 지금 여기서 안전하다. 나는 분명히 본다.
월경 문제 참조: 무월경, 월경통, 여성질환	자신의 여성성 거부. 생식기가 죄악, 적이라는 믿음.	나는 내 여성성을 전면적으로 받아들이고 내 몸의 모든 과정을 자연스럽고 정상적으로 받아들입니다. 나는 나를 사랑하고 인정합니다.
월경 전 증후군PMS	혼란을 지배하게 함. 외부 영향력에 힘을 줌. 여성의 과정을 거부함.	나는 이제 내 삶을 책임지고 내 강력하고 역동적인 여성성을 매일 즐기며 내 모든 기능이 완벽하게 작동한다는 것을 사랑합니다.
월경통	여자가 되기를 원하지 않음. 자기 자신에 대한 혐오. 자기 자신에 대한 분노. 여성의 몸이나 여성에 대한 증오.	나는 나를 기뻐합니다. 나는 언제나 아름다운 존재입니다. 나는 내 몸을 사랑합니다. 나는 나를 사랑합니다. 나는 내 모든 주기가 완벽하다는 것을 받아들입니다. 모든 것이 잘됩니다.

문제	가능한 원인	새로운 사고 패턴
위	영양 섭취를 중단함. 아이디어를 소화함.	나는 삶을 쉽게 소화합니다.
위염	오랜 불확실성. 운명의 느낌.	나는 나를 사랑하고 인정합니다. 나는 안전합니다.
위장 문제 참조: 위염, 심장 쓰림, 소화 궤양, 궤양	새로움에 대한 공포. 새로운 것을 받아들이지 못함	나는 삶 속에서 쉽게 소화합니다.
유방	어머니의 역할, 양육, 영양 공급을 나타냄.	나는 받고 주는 것에 있어 균형을 잡습니다.
유방 문제 -낭종(囊腫), 결절, 아픔 (유방염)	자기 자신보다 다른 이들을 먼저 돌보려는 거부감.	나는 중요합니다. 나는 존중받을 가치가 있습니다.
유방염	분노와 좌절. 무슨 일이 일어나고 있는지 알고자 하는 열망. 아이들에게서 자주 발생. 공포가 이해를 감염시킴.	신성한 평화와 조화. 나는 평화와 기쁨의 오아시스입니다.
유산 (낙태, 자연유산)	미래에 대한 두려움. "지금 아니면 나중에." 부적절한 순간.	신의 행동이 항상 내 삶에서 이루어집니다. 나는 사랑하고 나를 인정합니다. 모든 것이 잘됩니다.

모든 것이 잘되고 있어

문제	가능한 원인	새로운 사고 패턴
유선염	자신을 돌보기를 거절함. 다른 모든 사람들을 언제나 우선함. 과잉 돌봄. 과잉 보호. 과잉 인내의 태도.	나는 중요합니다. 나는 가치가 있습니다. 나는 이제 나 자신을 사랑과 기쁨으로 돌보고 양육합니다. 나는 다른 사람들이 그들 자신으로 존재할 자유를 허락합니다. 우리 모두는 안전하고 자유롭습니다.
이명(耳鳴)	내면의 목소리를 듣지 않음. 고집.	나는 나의 더 높은 자아를 신뢰합니다. 나는 내면의 목소리를 사랑으로 듣습니다. 나는 사랑의 행위와는 다른 모든 것을 풀어준다.
이질	두려움과 강렬한 분노.	나는 내 반사를 통해 평화를 창조합니다.
이하선 (목구멍의 혹)	시작하고 진행하는 아이디어의 나쁜 분배. 자기 자신을 억제함.	나는 필요한 모든 신적 아이디어와 활동을 하고 있습니다. 나는 바로 지금 앞으로 나아갑니다.
이하선 문제 참조: 갑상샘	고통받음을 미워함. 피해자. 삶에서 좌절감과 불만족.	나는 내 삶에서 권력과 권한이 있습니다. 나는 나 자신이 될 자유가 있습니다.
인후	표현의 통로. 창의력의 채널.	마음을 열고 사랑의 기쁨을 노래합니다.

문제	가능한 원인	새로운 사고 패턴
인후염	자기 자신을 대변할 수 없는 능력. 분노를 참음	소음을 내는 것은 괜찮습니다. 나는 자유롭고 즐겁게 표현한다. 나는 쉽게 나 자신을 대변합니다. 나는 창의성을 표현합니다. 나는 변화할 의지가 있습니다.
인후염- 인후통 참조: 인후통	창의력이 저하. 변화를 거부	성스러운 사상이 나를 통해 표현됩니다. 나는 평화롭습니다.
인후통 참조: 귀두염, 편도선염	분노를 담은 말을 하고 있음. 자기 자신을 표현하는 것을 억제함.	나는 모든 제한을 풀고 자유롭게 나로 존재합니다.
임질	나쁜 사람이라는 이유로 벌을 받아야 한다는 필요성.	나는 내 몸을 사랑하고, 내 성적인 면을 사랑하고, 나를 사랑합니다.
입	새로운 아이디어와 영양을 받아들임.	나는 사랑으로 나를 양육합니다.
입 문제들	의견을 정하세요. 닫힌 마음. 새로운 아이디어를 받아들이는 능력이 부족.	나는 새로운 구상과 새로운 개념을 환영하고 소화와 흡수를 위해 준비합니다.
입 냄새	무례한 태도, 불쾌한 험담, 나쁜 생각.	나는 온화함과 사랑으로 말합니다. 나는 오직 좋은 것만 내뿜습니다.
입술 포진	참지 못하는 분노와 억누르는 두려움.	나는 내가 사랑하기 때문에 평화로운 경험만을 창조합니다. 모든 것이 잘 됩니다.

문제	가능한 원인	새로운 사고 패턴
잇몸 문제	결정을 뒷받침하지 못함. 우유부단함.	나는 결단력 있는 사람입니다. 나는 생각을 통해 나를 지원하고 따릅니다.
잇몸 출혈	삶의 결정에서 기쁨이 부족함.	나는 내 삶에서 항상 일어나는 모든 행동을 신뢰합니다. 나는 평화롭습니다.
자궁	창의력의 본거지를 나타냄.	나는 내 몸 안에서 집에 있는 것처럼 느낍니다.
자궁내막증	불안, 실망, 생명 거부. 설탕으로 자기 사랑을 대체함. 비난하는 사람들.	나는 강하고 바람직합니다. 여성이 되는 것이 멋집니다. 나는 나를 사랑하고 충족됩니다.
자살	흑백으로만 삶을 봄. 다른 출구를 거부함.	나는 무한한 가능성으로 살고 있으며 항상 다른 방법이 있습니다. 나는 안전합니다.
장 참조: 결장	흡수, 동화. 쉬운 배제.	나는 알아야 할 모든 것을 쉽게 흡수하고 동화하며 기쁨으로 과거를 놓습니다.
저혈당증	"무슨 소용이지?"라는 인생의 짐에 압도됨.	나는 이제 내 삶을 가볍고 쉽고 기쁘게 만들기로 선택합니다.
전립선	남성 원칙을 나타냄.	나는 나를 사랑하고 인정합니다. 나는 나의 힘을 받아들이며 영적으로 젊음을 유지합니다.
전립선 문제	남성성이 약해짐으로 인한 정신적 두려움. 성적 압박과 죄책감. 노화에 대한 믿음.	나는 나의 남성성을 받아들이고 그것을 기뻐합니다.

문제	가능한 원인	새로운 사고 패턴
점액 대장 참조: 대장염, 결장, 장, 경련성 대장염	과거의 층층이 쌓인 찌꺼기들. 제거 통로의 차단. 과거에 빠져 헤매는 것.	나는 과거를 해소하고 분명한 사고를 합니다. 나는 지금 평화와 기쁨 속에 살아갑니다.
정강이	이상을 깨트림. 정강이는 삶의 기준을 나타냄.	나는 나의 최고 기준을 사랑과 조화로 충족시킵니다.
정맥류	싫어하는 상황에 서 있음. 낙담. 과로하고 과중한 느낌.	나는 진실 속에 서서 살고 사랑 속에서 움직입니다. 나는 삶을 사랑하고, 자유롭게 흐르게 합니다.
정맥염	분노와 좌절. 다른 사람의 탓을 하고 삶의 즐거움과 기쁨 부족.	나는 이제 삶 속에서 자유롭게 기쁨을 느끼며 삶과 평화를 느낍니다.
정신병 (심리적 질병)	가족으로부터의 도피, 이탈, 격리. 삶으로부터의 격렬한 분리.	나의 마음은 그것의 진정한 정체성과 창조적 지점을 알고 있습니다. 나는 안전합니다.
종기 (봉와직염)	개인적인 불의에 대한 유독한 분노. 분노가 끓어오름. 울분.	과거를 놓고 나의 삶의 모든 영역을 치유할 시간을 허락합니다. 나는 사랑과 기쁨을 표현하고 평화를 느낍니다.
종양	후회하는 마음을 키움	나는 과거의 아픔을 사랑으로 놓아줍니다. 모든 것이 잘됩니다.

문제	가능한 원인	새로운 사고 패턴
좌골신경통	위선. 미래와 돈에 대한 두려움.	나는 더 큰 선으로 나아갑니다. 나는 모든 곳에서 안전하고 평안합니다.
주의력 결핍 과잉 행동 장애ADHD	유연성 결여. 세계에 대한 두려움.	나는 내가 있는 그대로 사랑받습니다. 나는 내가 창조하는 삶을 자유롭게 살 수 있습니다. 모든 것이 잘 흘러가고 있습니다.
죽음	삶의 영화를 떠나는 것을 나타냄.	나는 모든 경험의 수준에서 즐겁게 새로운 삶으로 나아갑니다. 모든 것이 잘 됩니다.
지중해 빈혈증	매우 좋지 않다는 믿음, 삶의 기쁨을 파괴함.	나는 삶의 기쁨으로 살아가며 매일 기적이 일어납니다. 나는 나를 사랑합니다.
직장 출혈 (혈변)	분노와 좌절.	인생의 과정을 신뢰합니다. 내 삶에 일어나는 모든 일이 옳고 정확합니다.
질염 참조: 여성 문제, 백대하	배우자에 대한 화. 성적 죄책감. 자기 자신을 벌함.	다른 사람들은 내가 나에 대해 가지고 있는 사랑과 자기 인정을 반영합니다. 나는 나의 성생활을 기뻐합니다.
처진 주름	얼굴의 처진 주름은 마음의 처진 생각에서 비롯됩니다. 삶에 대한 분노.	나는 삶의 기쁨을 표현하고 매일의 모든 순간을 온전히 즐길 수 있도록 허용합니다. 나는 다시 젊어진다.

문제	가능한 원인	새로운 사고 패턴
척수염	염증을 일으키는 분노와 삶에 대한 분노.	나는 모든 비난을 해제하고 평화와 삶의 기쁨을 받아들입니다.
척추	유연한 삶의 지지.	나는 삶에 의해 지지받고 있습니다.
척추 만곡증 참조: 척추 측만증	삶의 지지를 받지 못하고 오래된 생각에 매달려 있으며 믿음이 없는 것에 대한 두려움.	나는 모든 두려움을 풀어줍니다. 나는 이제 삶의 과정을 신뢰합니다. 나는 인생이 나를 위한 것인 것을 압니다. 나는 사랑으로 똑바로 서 있습니다.
천식	사랑을 질식시킴. 자기 호흡 능력의 부족. 자유로운 울음을 억누름.	이제 내 삶을 내가 직접 책임지는 것이 안전합니다. 선택은 자유입니다.
체액 보유	당신은 무엇을 잃는 것을 두려워합니까?	기쁜 마음으로 기꺼이 풀어드립니다.
체취	자기 자신에 대한 두려움. 타인에 대한 두려움.	나는 나를 사랑하고 인정합니다. 나는 사랑입니다.
추간판 탈출	삶에 전혀 지지받지 못하는 느낌. 우유부단함.	삶은 나의 모든 생각을 지지합니다; 그러므로 나는 나 자신과 모든 것을 사랑하고 인정합니다.
출산	삶의 영화 중 이 부분을 상징함.	모든 경험이 나에게는 기쁘고 새로운 것입니다. 모든 것이 잘 됩니다.
출혈 참조: 직장 출혈	기쁨 없는 분노. 그러나 어디로?	나는 삶의 표현과 받아들이는 완벽한 리듬을 신뢰합니다.

모든 것이 잘 되고 있어

문제	가능한 원인	새로운 사고 패턴
췌장	삶의 달콤함을 대표함.	내 삶은 달콤합니다.
췌장염	거부감. 삶의 달콤함을 잃었다고 느끼는 분노와 좌절.	나는 나를 사랑하고 나의 삶에서 달콤함을 인정합니다.
치골(恥骨)	생식기 보호를 나타냄.	나의 성적인 면은 안전합니다.
치매 참조: 알츠하이머병, 노망	세상과의 거래 거부. 절망과 분노.	나는 완벽한 장소에 있고 언제나 안전합니다.
치아 -치아 부식	결정을 내리지 못함. 쉽게 포기하는 경향.	나는 내 결정을 사랑과 연민으로 채웁니다. 나의 새로운 결정은 나를 지지하고 강화해 줍니다. 나는 새로운 아이디어를 갖고 그것을 실행에 옮겼다. 나는 새로운 결정에 편안합니다.
치아 -치아 문제	오랫동안 미결정. 아이디어를 분석하고 결정하기 위해 분해할 수 없음.	나는 진실의 원칙에 따라 결정을 내리며, 내 삶에는 오직 올바른 행동만이 일어난다는 사실을 알고 편안합니다.
치은염	자신을 위해 말을 할 수 없다는 강한 믿음. 필요를 말하고 요구할 수 없음.	나는 내 필요가 충족될 권리가 있고, 이제 나는 내가 원하는 것을 사랑과 함께 쉽게 요청합니다.
치주염	결정을 내릴 수 없어서 화가 남. 우유부단함.	나는 나를 인정하고 내 결정은 항상 내게 완벽합니다

문제	가능한 원인	새로운 사고 패턴
치질, 치액	마감 시한에 대한 두려움. 과거에 대한 분노. 놓아주기를 두려워함. 부담을 느낌.	나는 사랑이 아닌 모든 것을 놓습니다. 나에게 공간과 시간이 있습니다.
칸디다증 (칸디다로 인해 발생하는 각종 감염증) 참조: 질염(膣炎)	매우 흐트러진 느낌. 많은 좌절과 분노. 신뢰하지 못함. 관계에서 큰 요구.	나는 나 자신이 될 수 있는 모든 걸 허락하고, 사랑받고 존중받을 자격이 있습니다.
코	자기 인식을 나타냄.	나는 나의 직관적 능력을 인식합니다.
코 -코피	인정받고 싶은 욕구. 간과되고 무시당하는 느낌.	나는 나를 사랑하고 나를 인정합니다. 나는 나의 진정한 가치를 인식합니다.
코 -콧물	도움을 청하는 것. 내면의 울음.	나는 나를 사랑하고 나에게 기쁜 방식으로 위안을 줍니다.
코-코막힘	자기 가치를 인식하지 못함.	나는 나를 사랑하고 감사합니다.
코골이	오래된 패턴을 버리기를 완고하게 거부함.	나는 내 마음속에 사랑과 기쁨이 아닌 모든 것을 내려놓습니다. 나는 과거에서 새롭고 신선하며 활력 있는 곳으로 나아갑니다.

모든 것이 잘되고 있어

문제	가능한 원인	새로운 사고 패턴
콜레스테롤 (아테롬성 동맥 경화증)	기쁨을 받아들이는 것에 대한 두려움으로 인한 통로의 막힘.	나는 삶을 선택합니다. 나의 기쁨의 통로는 넓고 열려 있습니다. 나는 안전하게 받아들이기에 안전합니다.
콜릭Kolik (유아 배앓이)	정신적 자극, 인내심 부족, 주변에 대한 성가심.	이 아이는 오직 사랑과 긍정적인 반응만을 보여줍니다. 모든 것이 평화롭습니다.
쿠싱증후군 (하수체 호염기 세포 선종) 참조: 신장 문제	정신적 불균형. 압도적인 생각의 과잉 생산. 압도당하는 느낌.	나는 내 마음과 몸을 사랑으로 균형있게 만들어 줍니다. 나는 좋은 생각을 선택합니다.
탈장	관계의 파열. 스트레스, 부담, 창의적 표현의 부정확함.	나의 마음은 부드럽고 조화롭습니다. 나는 나를 사랑하고 나 자신이 되는 것에 자유롭습니다.
태양신경총	장 반응. 직관의 중심.	나는 내 내면의 목소리를 신뢰합니다. 나는 강하고 지혜롭고 강력합니다.
턱 문제	분노, 원한. 복수하고 싶음.	나는 변화를 수용할 의지가 있으며, 이 상태를 바꾸기 위해 내가 할 수 있는 일을 합니다. 나는 사랑과 안전을 느낍니다.

문제	가능한 원인	새로운 사고 패턴
통증	죄책감. 죄책감은 항상 처벌을 찾음.	나는 과거를 사랑으로 놓아줍니다. 나는 자유롭고 내 마음속에는 모든 것이 잘 있습니다.
통풍	지배하려는 필요. 인내심 부족, 분노.	나는 안전하고 평화로워요. 나는 나 자신과 다른 사람들과 평화를 느낍니다.
퇴행성 디스크	지지의 부족. 삶에 대한 두려움. 신뢰할 수 없음.	나는 나를 사랑하는 법을 배우고자 합니다. 나는 삶을 신뢰하고 그 풍요를 받아들입니다. 나는 신뢰하는 것이 안전합니다.
트림	두려움. 인생을 너무 빨리 삼킴.	나는 필요한 모든 것을 가지고 있습니다. 나는 사랑받고 있습니다.
티눈, 굳은살	고집 센 생각의 경화. 과거의 아픔을 붙잡고 있음.	나는 과거에서 벗어나 자유로워집니다. 나는 안전하고, 자유로워집니다.
파상풍 참조: 파상풍	화가 나고 곪은 생각을 해소할 필요가 있음.	나는 내 마음에서 우러나오는 사랑이 나를 씻어내고 내 몸과 감정의 모든 부분을 정화하고 치유하도록 허용합니다.
파제트 병 Paget's disease	더 이상 기반을 두고 세울 것이 없다고 느낌. "아무도 신경 쓰지 않는다."	나는 삶이 나를 거창하고 영광스럽게 지지해 준다는 것을 압니다. 삶은 나를 사랑하고 돌봅니다.

문제	가능한 원인	새로운 사고 패턴
파킨슨병	모든 것을 통제하고자 하는 강렬한 두려움.	나는 안심하며 나는 안전합니다. 삶이 나를 신뢰하고 나도 삶의 과정을 신뢰합니다.
팔	삶의 경험과 그것을 유지할 능력을 갖추는 것에 대한 두려움.	나는 쉽고 편안하게 경험을 포용하며 살아갑니다.
팔꿈치	변화하는 방향과 새로운 경험을 받아들이는 것을 나타냄.	나는 쉽게 새로운 경험과 새로운 방향으로 흐릅니다.
폐렴 참조: 폐문제	치유가 허용되지 않는 정서적 상처.	
편도염	두려움. 억눌린 감정. 창의력이 억제됨	내 선함은 이제 자유롭게 흘러갑니다.
편두통 참조: 두통	삶의 흐름을 거부하는 것에 대한 혐오감. 성적 두려움. (자위를 통해 종종 완화됨.)	나는 삶의 흐름에 편안하게 놓여 있고, 삶이 필요한 모든 걸 제공한다는 것을 압니다. 삶은 나에게 쉽고 편안합니다.
폐 폐 문제	삶을 받아들이는 능력. 우울증. 슬픔. 삶을 받아들이는 것에 대한 두려움. 살 가치가 없다고 느낌.	나는 삶을 완벽한 균형으로 받아들입니다. 나는 삶의 충만함을 받아들일 수 있는 능력이 있습니다. 나는 삶을 사랑으로 살아갑니다.
폐경 문제	원하지 않는 두려움. 늙어가는 것에 대한 두려움. 자기 거부. 매우 좋지 않다고 느낌.	나는 모든 변화와 주기에서 균형 잡히고 평화롭습니다. 나는 내 몸에 사랑을 불어넣습니다.

문제	가능한 원인	새로운 사고 패턴
폐기종	삶을 받아들이는 것에 대한 두려움. 살 가치가 없다고 느낌.	나는 생생하게 살 권리가 있습니다. 나는 삶을 사랑합니다.
폐렴	자포자기한. 삶에 지쳤습니다.	나는 생명의 숨결과 지성으로 가득 찬 신성한 생각을 자유롭게 받아들입니다. 이것은 새로운 순간입니다.
피로	저항, 지루함. 자신이 하는 일에 대한 사랑 부족.	나는 삶에 열정적이고 에너지와 열정으로 가득 차 있습니다.
피부	개성을 보호함. 감각 기관.	나는 나다움이 안전하다고 느낍니다.
피부 문제	불안, 두려움, 오래된, 위협받는 것 같은 느낌	나는 기쁨과 평화로운 생각으로 사랑스럽게 나를 지킨다.
항문	배설의 지점. 버리는 곳.	나는 더 이상 필요 없는 것을 쉽게 버립니다.
항문루	과거의 쓰레기, 즉 버리지 못한 쓰레기에 대한 불완전한 해방. 과거에 집착함.	과거를 사랑으로 완전히 놓습니다. 나는 자유롭습니다.
헌팅턴병	타인을 변화시킬 수 없다는 것에 대한 분노. 절망.	나는 모든 통제를 내려놓고 우주에 맡깁니다. 나는 내 삶과 평화롭습니다.
헤르페스 (포진)	성적 죄책감에 대한 대량 믿음. 공개적인 수치. 신에 대한 벌에 대한 믿음. 생식기의 거부.	나는 신의 개념이 나를 지지하고 내 몸과 성정에 대해 기쁨을 느낍니다. 나는 내 몸과 내 존재가 멋지다고 느낍니다.

문제	가능한 원인	새로운 사고 패턴
혀	삶의 즐거움을 맛볼 수 있는 능력을 나타냄.	나는 내 삶의 풍성한 주는 것에 기뻐합니다.
혈액	몸에서의 기쁨을 나타냄. 자유롭게 흐름.	나는 삶의 기쁨을 표현하고 받아들이는 나 자신입니다.
호지킨병 (악성 육아종증)	매우 좋지 않다는 것에 대한 큰 두려움과 비난. 자신을 증명하기 위해 한 방울의 피를 남기지 않고 모든 걸 지지해야 함. 인정받기 위한 삶의 기쁨을 잊어버림.	나는 현재에 완전히 행복합니다. 나는 내가 표현하고 받는 모든 걸 사랑합니다.
호흡	삶을 받아들이는 능력을 나타냄.	나는 삶을 사랑합니다. 살기에 안전합니다.
호흡 문제 참조: 질식사, 과호흡증후군	삶을 받아들이기를 거부하거나 올바른 공간을 차지하는 것에 대한 두려움.	삶을 충만하게 살 권리가 있습니다. 나는 삶을 충분히 살기로 선택합니다.
호흡기 질환	삶을 완전히 받아들이는 것에 대한 두려움.	나는 안전합니다. 나는 내 인생을 사랑합니다.
혼수상태	두려움. 무언가나 누군가로부터 도망치려 함.	우리는 당신을 안전과 사랑으로 둘러싸며, 치유를 위한 공간을 만들어 줍니다. 당신은 사랑받고 있습니다.
홍안병 참조: 결막염	분노와 좌절. 보고 싶지 않음.	나는 옳다는 필요를 놓고 평화와 사랑과 수용 속에 있습니다.

문제	가능한 원인	새로운 사고 패턴
화상	분노. 화가 남. 불타오름.	나는 나와 환경 속에서 평화와 조화만을 창조합니다. 나는 좋은 기분을 느낄 자격이 있습니다.
화이트헤드 참조: 여드름	못생김을 숨김.	나는 나를 아름답고 사랑받는 존재로 받아들입니다.
황달	내부적, 외부적 편견. 균형 잡히지 않음.	나는 관용과 모든 사람에 대한 사랑, 나를 포함하여 감정을 갖습니다.
회색 머리	압박감과 긴장을 믿음.	나는 모든 삶의 영역에서 평화롭고 편안합니다. 나는 강하고 능력이 있습니다.
회장염 (크론병)	두려움. 충분하지 않다는 느낌.	나는 나를 사랑하고 내가 최선을 다하고 있음을 인정합니다.
회충	피해자이거나 더러움을 느끼는 강한 믿음. 다른 사람들의 태도에 무력함.	다른 사람들은 나에 대한 좋은 느낌만을 반영합니다. 나는 내가 누구인지를 사랑하고 인정합니다.
효모 감염 참조: 칸디다, 아구창	자신의 필요를 부정함. 자신을 지지하지 않음.	나는 이제 사랑스럽고 즐거운 방식으로 나를 지원하기로 선택합니다.
후두염	너무 화가 나서 말 못함. 말하기를 두려워함. 권위에 대한 원망.	내가 원하는 것을 요구하는 것이 안전합니다. 나는 평화롭습니다.

문제	가능한 원인	새로운 사고 패턴
후비루 (後鼻漏)	내면의 울음. 어린 시절의 눈물. 희생자.	나는 나의 창조적 힘을 인정하고 나의 세계에서 그것을 받아들입니다. 이제 내 삶을 즐기기로 선택합니다.
흉선(胸腺)	면역 체계의 주요 샘. 삶에 의해 공격받는 느낌.	나의 사랑스러운 생각은 나의 면역 체계를 강하게 유지합니다. 나는 내면과 외면에서 안전합니다. 나는 사랑으로 내 말을 듣습니다.

루이스 헤이의 감사 메모

친애하는 독자 여러분, 이 여정에 함께해 주셔서 감사합니다.

모나 리사와 함께 이 책을 만들면서, 저는 제 작업에 대해 더 많이 배울 풍부한 기회를 얻었습니다. 이제 저는 제가 수년간 가르쳐 온 것에 대해 훨씬 더 깊은 이해를 하게 되었습니다. 건강과 질병 모두에서의 패턴의 깊이를 보고, 이것들이 우리의 삶에 어떻게 영향을 미치는지를 봅니다. 그리고 우리의 생각, 감정, 건강이 얼마나 연결되어 있는지 더욱 선명하게 보입니다.

이 책의 정보를 사용하여 건강하고 행복한 삶을 만드실 것을 압니다. 여기 개인 치유의 새로운 물결이 있습니다.

미주

첫 번째 감정 센터

1. M.L. Laudenslager 외, "피할 수 없는 충격에 의한 특정 항체 생산 억제," Brain, Behavior, and Immunity 2, 제2호 (1988년 6월): 92 – 101; M.L. Laudenslager 외, "어머니와의 분리와 관련된 영아 원숭이의 면역 반응 억제," Behavioral Neural Biology 36, 제1호 (1982년 9월): 40 – 48; S. Cohen과 T. Wills, "스트레스, 사회적 지지, 그리고 완충 가설," Psychological Bulletin 98, 제2호 (1985년 9월): 310 – 357; J. Kiecolt-Glaser 외, "의학생들의 면역능력에 대한 심리·사회적 조절자," Psychosomatic Medicine 46, 제1호 (1984년 1월): 7 – 14; M. Seligman 외, "대처 행동," Behaviour Research and Therapy 18, 제5호 (1980): 459 – 512.

2. M. Mussolino, "우울증과 고관절 골절 위험," Public Health Reports 120, 제1호 (2005년 1월 – 2월): 71 – 75; J. Serovich 외, "HIV 양성 여성의 감정적 고통 감소에 있어 가족 및 친구의 사회적 지원 역할," AIDS Care 13, 제3호 (2001년 6월): 335 – 341; P. Solomon 외, 편집, Sensory Deprivation (매사추세츠주 케임브리지: 하버드 대학 출판부, 1961); E. Lindemann, "급

성 슬픔의 증상과 관리," American Journal of Psychiatry 101 (1944): 141 – 148.

3. G. Luce, Biological Rhythms in Psychiatry and Medicine, 공중보
   건 서비스 출판물 번호 288 (워싱턴 D.C.: 국립 정신 건강 연구소, 1970); J.
   Vernikos-Danellis와 C.M. Wingest, "인간의 혈장 코르티솔 조절에 있어
   사회적 단서의 중요성," A. Reinberg과 F. Halbers, 편집, Chronopharma-
   cology (뉴욕: 퍼거몬, 1979).

4. M. Moore-Ede 외, The Clocks That Time Us (매사추세츠주 케임브리지:
   하버드 대학 출판부, 1961).

5. J. Chiang 외, "부정적이고 경쟁적인 사회적 상호작용이 증가된 염증성
   사이토카인 활동과 관련이 있다," Proceedings of National Academy
   of Sciences of the USA 109, 제6호 (2012년 2월 7일): 1878 – 1882; S.
   Hayley, "우울증에 대한 항염증 전략을 향하여," Frontiers in Behavioral
   Neuroscience 5 (2011년 4월): 19; F. Eskandari 외, "우울증 여성의 저골
   밀도," Archives of Internal Medicine 167, 제21호 (2007년 11월 26일):
   2329 – 2336.

6. L. LeShan, "암과 관련된 감정적 생애 역사 패턴," Annals of the New York
   Academy of Sciences 125, 제3호 (1966년 1월 21일): 780 – 793.

7. R. Schuster 외, "우울증이 HIV 진행에 미치는 영향: 직접적 및 간접적 효
   과," Behavior Modification 36, 제2호 (2012년 3월): 123 – 145; J.R. Walk-
   er 외, "면역 매개 염증성 질환 환자의 정신 장애: 유병률, 질병 활동과의 연
   관성 및 전반적인 환자 복지," Journal of Rheumatology Supplement 88
   (2011년 11월): 31 – 35; D. Umberson과 J.K. Montez, "사회적 관계와 건강:
   보건 정책의 중심점," Journal of Health and Social Behavior 51 (2010):
   S54 – S66; M. Hofer, "관계가 조절자의 역할," Psychosomatic Medicine
   46, 제3호 (1984년 5월): 183 – 197; C.B. Thomas 외, "청소년기에 보고된
   가족 태도가 암의 잠재적 예측자로서의 역할," Psychosomatic Medicine
   41 (1979년 6월): 287 – 302; C.B. Thomas와 K.R. Duszynski, "부모와의 친
   밀도와 가족 구성이 다섯 가지 질병 상태에 미치는 영향: 자살, 정신 질환,
   악성 종양, 고혈압, 관상동맥 심장 질환," Johns Hopkins Medical Journal
   134, 제5호 (1974년 5월): 251 – 70; C.B. Thomas와 R.L. Greenstreet, "청

소년기의 심리 생물학적 특성이 다섯 가지 질병 상태에 미치는 영향: 자살, 정신 질환, 고혈압, 관상동맥 심장 질환, 종양," Johns Hopkins Medical Journal 132, 제1호 (1973년 1월): 16 – 43; L.D. Egbert 외, "환자 격려 및 지도를 통한 수술 후 통증 감소," New England Journal of Medicine 270 (1964년 4월 16일): 825 – 827.

8. F. Poot 외, "원형 탈모증, 건선 및 아토피 피부염 환자에서 가족 기능 장애에 관한 사례-대조 연구," Acta Dermato-Venereologica 91, 제4호 (2011년 6월): 415 – 421.

9. S. Cohen 외, "사회적 유대와 감기에 대한 감수성," Journal of the American Medical Association 277, 제24호 (1997년 6월 25일): 1940 – 1944; J. House 외, "사회적 관계와 건강," Science 241, 제4865호 (1988년 7월 29일): 540 – 545; L.D. Egbert 외, "환자 격려 및 지도를 통한 수술 후 통증 감소: 의사-환자 관계 연구," New England Journal of Medicine 16 (1964년 4월): 825 – 827.

10. R.P. Greenberg와 P.J. Dattore, "의존성과 암 발병 간의 관계," Psychosomatic Medicine 43, 제1호 (1981년 2월): 35 – 43.

11. T.M. Vogt 외, "허혈 심장 질환, 암, 뇌졸중 및 고혈압의 예측자로서의 사회적 네트워크: 발병률, 생존률 및 사망률," Journal of Clinical Epidemiology 45, 제6호 (1992년 6월): 659 – 666; L.F. Berkman과 S.L. Syme, "사회적 네트워크, 숙주 저항력 및 사망률: 알라메다 카운티 주민들의 9년 추적 연구," American Journal of Epidemiology 109, 제2호 (1979년 2월): 186 – 204; S.B. Friedman 외, "단독 또는 그룹으로 사육된 쥐에서 바이러스 감염에 대한 감수성 차이," Psychosomatic Medicine 32, 제3호 (1970년 5월-6월): 285 – 299.

12. U. Schweiger 외, "주요 우울증 환자의 낮은 요추 골밀도: 추적 조사에서 증가된 골 손실 증거," American Journal of Psychiatry 157, 제1호 (2000년 1월): 118 – 120; U. Schweiger 외, "주요 우울증 환자의 낮은 요추 골밀도," American Journal of Psychiatry 151, 제11호 (1994년 11월): 1691 – 1693.

두 번째 감정 센터

1. A. Ambresin 외, "심한 월경통을 겪는 청소년들 사이에서 우울한 기분과

함께 나타나는 신체 불만족," Journal of Pediatric and Adolescent Gynecology 25, 제1호 (2012년 2월): 19 – 22;

2. P. Nepomnaschy 외, "스트레스와 여성 생식 기능," American Journal of Human Biology 16, 제5호 (2004년 9월 – 10월): 523 – 532; B. Meaning, "불임 커플의 정서적 필요," Fertility and Sterility 34, 제4호 (1980년 10월): 313 – 319; B. Sandler, "정서적 스트레스와 불임," Journal of Psychosomatic Research 12, 제1호 (1968년 6월): 51 – 59; B. Eisner, "생식능력 있는 여성과 불임 여성의 심리적 차이," Journal of Clinical Psychology 19, 제4호 (1963년 10월): 391 – 395; J. Greenhill, "여성 불임의 정서적 요인," Obstetrics & Gynecology 7, 제6호 (1956년 6월): 602 – 607.

3. F. Judd 외, "부인과 외래 환자의 정신병적 증상," Journal of Obstetrics and Gynaecology Research 38, 제6호 (2012년 6월): 905 – 911; D. Hellhammer 외, "남성 불임," Psychosomatic Medicine 47, 제1호 (1985년 1월 – 2월): 58 – 66; R.L. Urry, "스트레스와 불임," A.T.K. Cockett과 R.L. Urry 편집, Male Infertility (뉴욕: Grune & Stratton, 1977), 145 – 162.

4. Niravi Payne, The Language of Fertility (뉴욕: Harmony Books, 1997); Christiane Northrup, Women's Bodies, Women's Wisdom (뉴욕: Bantam, 1994), 353; A. Domar 외, "불임 여성에서 우울증의 유병률과 예측 가능성," Fertility & Sterility 58, 제6호 (1992년 12월): 1158 – 1163; P. Kemeter, "불임에 대한 심리적 함의와 체외 수정에서 정서적 스트레스의 영향에 대한 연구," Human Reproduction 3, 제3호 (1988년): 341 – 352; S. Segal 외, "생식능력 있는 남성과 불임 남성의 세로토닌 및 5-하이드록시인돌아세트산," Fertility & Sterility 26, 제4호 (1975년 4월): 314 – 316; R. Vanden Burgh 외, "무능력한 자궁경부 봉합 후 반복 유산 환자의 정서적 질환," Psychosomatic Medicine 28, 제3호 (1966년): 257 – 263; B. Sandler, "입양 후 임신," Fertility & Sterility 16 (1965년 5월 – 6월): 313 – 333; T. Benedek 외, "생식능력에 영향을 미치는 몇 가지 정서적 요인," Psychosomatic Medicine 15, 제5호 (1953년): 485 – 498.

5. H.B. Goldstein 외, "우울증, 학대 및 그것과 연관된 방광염," International Urogynecology Journal and Pelvic Floor Dysfunction 19, 제12호 (2008년 12월): 1683 – 1686; R. Fry, "성인 신체 질환과 어린 시절 성적 학

대," Journal of Psychosomatic Research 37, 제2호 (1993년): 89 – 103; R. Reiter 외, "성적 학대와 신체적 및 비신체적 골반 통증 여성의 상관관계," American Journal of Obstetrics and Gynecology 165, 제1호 (1991년 7월): 104 – 109; G. Bachmann 외, "어린 시절 성적 학대와 성인 여성의 결과," Obstetrics and Gynecology 71, 제4호 (1988년 4월): 631 – 642.

6. S. Ehrström 외, "반복적인 외음부 질염을 겪는 여성의 스트레스 인식," Journal of Psychosomatic Obstetrics and Gynaecology 28, 제3호 (2007년 9월): 169 – 176; C. Wira와 C. Kauschic, "여성 생식기의 점막 면역," H. Kiyono 외 편집, Mucosal Vaccines (뉴욕: Academic Press, 1996); J.L. Herman, Father-Daughter Incest (매사추세츠: Harvard University Press, 1981); R.J. Gross 외, "만성 골반 통증 환자에서 경계선 증후군과 근친상간," International Journal of Psychiatry in Medicine 10, 제1호 (1980 – 1981): 79 – 96; A. Pereya, "성 활동과 자궁경부암의 관계," Obstetrics & Gynecology 17, 제2호 (1961년 2월): 154 – 159; M. Tarlan과 I. Smalheiser, "유방암과 자궁경부암 환자의 성격 패턴," Psychosomatic Medicine 13, 제2호 (1951년 3월 – 4월): 117 – 121.

7. K. Goodkin 외, "자궁경부 상피내 종양에서 자궁경부 편평세포암으로의 진행에 있어 스트레스와 절망의 역할," Journal of Psychosomatic Research 30, 제1호 (1986년): 67 – 76; A. Schmale과 H. Iker, "자궁경부암의 예측 요인으로서의 절망," Social Science & Medicine 5, 제2호 (1971년 4월): 95 – 100; M. Antoni와 K. Goodkin, "자궁경부 신생물-I의 촉진에 있어 숙주 조절 변수," Journal of Psychosomatic Research 32, 제3호 (1988년): 327 – 338; A. Schmale과 H. lker, "자궁 및 자궁경부암의 심리적 배경," Annals of the New York Academy of Sciences 125 (1966년): 807 – 813; J. Wheeler와 B. Caldwell, "유방암 및 자궁경부암 환자의 심리 평가," Psychosomatic Medicine 17, 제4호 (1955년): 256 – 268; J. Stephenson 과 W. Grace, "스트레스와 자궁경부암," Psychosomatic Medicine 16, 제4호 (1954년): 287 – 294.

8. S. Currie와 J. Wang, "캐나다 일반 인구에서 만성 요통과 주요 우울증," Pain 107, 제1호 및 2호 (2004년 1월): 54 – 60; B.B. Wolman, Psychosomatic Disorders (뉴욕: Plenum Medical Books, 1988); S. Kasl 외, "직장을

잃은 경험," Psychosomatic Medicine 37, 제2호 (1975년 3월): 106 – 122; S. Cobb, "직업이 폐지된 남성들의 생리적 변화," Journal of Psychoso-matic Research 18, 제4호 (1974년 8월): 245 – 258; T.H. Holmes와 H.G. Wolff, "생활 상황, 감정, 그리고 요통," Psychosomatic Medicine 14, 제1호 (1952년 1월 – 2월): 18 – 32.

9. S.J. Linton과 L.E. Warg, "산업 환경에서 요통과 관련된 속성(신념) 및 직업 불만족," Perceptual and Motor Skills 76, 제1호 (1993년 2월): 51 – 62.

10. K. Matsudaira 외, "일본 직장인의 새로운 요통 장애 위험 요인: 직업 관련 요통 역학 연구 결과," Spine 37, 제15호 (2012년 7월 1일): 1324 – 1333; M.T. Driessen 외, "요통 및 목 통증에 대한 신체적 및 조직적 인간공학적 개입의 효과: 체계적 리뷰," Occupational and Environmental Medicine 67, 제4호 (2010년 4월): 277 – 285; N. Magnavita, "사회 복지 종사자들의 인지된 직무 스트레스, 불안, 우울증 및 근골격계 장애," Giornale Italia-no di Medicina del Lavoro ed Ergonomia 31, 제1호, 부록 A (2009년 1월 – 3월): A24 – A29.

11. S. Saarijarvi 외, "부부 치료가 만성 요통 환자의 정신적 안녕에 미치는 영향," Journal of Psychosomatic Research 36, 제7호 (1992년 10월): 651 – 656.

세 번째 감정 센터

1. D. O'Malley 외, "스트레스와 면역 반응 간의 상호작용이 과민 대장 증후군의 증상 악화로 이어지는가?" Brain, Behavior, and Immunity 25, 제7호 (2011년 10월): 1333 – 1341; C. Jansson 외, "노르웨이의 인구 기반 연구에서 위식도역류질환의 증상과 스트레스가 많은 심리 사회적 요인," Scandinavian Journal of Gastroenterology 45, 제1호 (2010년): 21 – 29; J. Sareen 외, "불안 장애와 신체적 상태가 동반되어 장애와 삶의 질 저하와 관련된다," Archives of Internal Medicine 166, 제19호 (2006년 10월): 2109 – 2116; R.D. Goodwin과 M.B. Stein, "미국 성인에서 일반화된 불안 장애와 소화성 궤양 질환," Psychosomatic Medicine Journal of Behav-ioral Medicine 64, 제6호 (2002년 11월 – 12월): 862 – 866; P.G. Henke, "위병리와 편도체," J.P. Aggleton 편집, The Amygdala: Neurobiological As-

pects of Emotion, Memory, and Mental Dysfunction (뉴욕: Wiley-Liss, 1992): 323 – 338.

2. L.K. Trejdosiewicz 외, "인간 위장관 점막의 감마 델타 T 세포 수용체 양성 세포: 헬리코박터 파일로리 관련 위염, 셀리악병, 염증성 장 질환에서의 발생 및 V 영역 표현," Clinical and Experimental Immunology 84, 제3호 (1991년 6월): 440 – 444.

3. T.G. Digan과 J.F. Cryan, "장내 미생물에 의한 스트레스 반응의 조절: 정신신경내분비학에 대한 함의," Psychoneuroendocrinology 37, 제9호 (2012년 9월): 1369 – 1378; G.B. Glavin, "제한성 궤양: 역사, 현재 연구 및 미래의 함의," Brain Research Bulletin Supplement, 제5호 (1980년): 51 – 58.

4. J.M. Lackner 외, "중증 과민 대장 증후군에 대한 자가 행동 치료: 임상 효능, 내약성, 실행 가능성," Clinical Gastroenterology and Hepatology 6, 제8호 (2008년 8월): 899 – 906; F. Alexander, "소화 궤양 및 성격 장애 사례 치료," Psychosomatic Medicine 9, 제5호 (1947년 9월): 320 – 330; F. Alexander, "위장관 장애에 대한 심리적 요인의 영향: 심포지엄 — I. 일반 원칙, 목표 및 예비 결과," Psychoanalytic Quarterly 3 (1934년): 501 – 539.

5. S.J. Melhorn 외, "만성 사회적 스트레스와 회복 중의 식사 패턴 및 시상하부 NPY 발현," American Journal of Physiology Regulatory, Integrative and Comparative Physiology 299, 제3호 (2010년 7월): R813 – R822; I.K. Barker 외, "안테키누스 스튜어티 마클레이의 수컷 Dasyurid 유대류에서의 자발적 스트레스 관련 사망에 대한 관찰," Australian Journal of Zoology 26, 제3호 (1978년): 435 – 447; J.L. Barnett, "안테키누스 스튜어티 Macleay의 스트레스 반응," Australian Journal of Zoology 21, 제4호 (1973년): 501 – 513; R. Ader, "위궤양에 취약한 쥐에서 초기 경험과 차별적 주거가 위궤양에 대한 감수성에 미치는 영향," Psychosomatic Medicine Journal of Behavioral Medicine 32, 제6호 (1970년 11월): 569 – 580.

6. G.L. Flett 외, "완벽주의, 과민성 장 질환의 심리사회적 영향 및 대처: 크론병 및 궤양성 대장염 환자의 연구," Journal of Health Psychology 16, 제4호 (2011년 5월): 561 – 571; P. Castelnuovo-Tedesco, "위 및 십이지장 궤양 천공의 감정적 선행 요인," Psychosomatic Medicine 24, 제4호

(1962년 7월): 398 – 416.

7. R.K. Gundry 외, "십이지장 궤양 환자의 위산 분비 패턴: 임상 및 성격 특성과의 상관관계," Gastroenterology 52, 제2호 (1967년 2월): 176 – 184; A. Stenback, "십이지장 궤양의 위 신경증, 전궤양 갈등 및 성격," Journal of Psychosomatic Research 4 (1960년 7월): 282 – 296; W.B. Cannon, "감정 상태가 위장관 기능에 미치는 영향," The American Journal of the Medical Sciences 137, 제4호 (1909년 4월): 480 – 486.

8. E. Fuller-Thomson 외, "어린 시절 신체적 학대가 소화성 궤양 질환과 관련이 있는가? 인구 기반 연구 결과," Journal of Interpersonal Violence 26, 제16호 (2011년 11월): 3225 – 3247; E.J. Pinter 외, "감정적 스트레스가 지방 이동에 미치는 영향: 내인성 카테콜아민과 베타 아드레날린 수용체의 역할," The American Journal of the Medical Sciences 254, 제5호 (1967년 11월): 634 – 651.

9. S. Minuchin 외, "정신 신체적 가족: 맥락 속의 신경성 식욕 부진증," (Harvard University Press, 1978): 23 – 29; G.L. Engel, "궤양성 대장염 연구: V. 심리적 측면과 치료에 대한 함의," The American Journal of Digestive Diseases and Nutrition 3, 제4호 (1958년 4월): 315 – 337; J.J. Groen과 J.M. Van der Valk, "궤양성 대장염의 정신 신체적 측면," Gastroenterologia 86, 제5호 (1956년): 591 – 608; G.L. Engel, "궤양성 대장염 연구. III. 심리적 과정의 본질," The American Journal of Medicine 19, 제2호 (1955년 8월): 231 – 256.

10. S.J. Melhorn 외, "만성 사회적 스트레스와 회복 중의 식사 패턴 및 시상하부 NPY 발현," American Journal of PhysiologyRegulatory, Integrative and Comparative Physiology 299, 제3호 (2010년 9월): R813 – R822; P.V. Cardon, Jr. 외, "심리적 지방 이동의 가능한 메커니즘," Annals of the New York Academy of Sciences 125 (1966년 1월): 924 – 927; P.V. Cardon, Jr. 외, "공포 중 인간의 혈장 비에스테르화 지방산의 급격한 증가," Journal of Psychosomatic Research 4 (1959년 8월): 5 – 9; M.D. Bogdonoff 외, "심리적 자극에 의한 혈장 비에스테르화 지방산 수준의 급성 효과," Experimental Biology and Medicine 100, 제3호 (1959년 3월): 503 – 504.

11. R.N. Melmed 외, "인슐린 유발 저혈당 후 주변 풀 백혈구의 이동에 대한

감정 상태의 영향. 심리 신체 과정의 주요 매개체로서 이코사노이드의 가능한 역할," Annals of the New York Academy of Sciences 496 (1987년 5월): 467 – 476; H. Rosen과 T. Lidz, "반복되는 당뇨병성 산증의 유발에 대한 감정적 요인," Psychosomatic Medicine Journal of Behavioral Medicine 11, 제4호 (1949년 7월): 211 – 215; A. Meyer 외, "당뇨병 환자 두 사례에서 감정과 탄수화물 대사 간의 상관관계," Psychosomatic Medicine Journal of Behavioral Medicine 7, 제6호 (1945년 11월): 335 – 341.

12. S.O. Fetissov 외, "장-뇌 축과 신경정신 질환 간의 새로운 연결," Current Opinion in Clinical Nutrition and Metabolic Care 14, 제5호 (2011년 9월): 477 – 482; D. Giugliano 외, "식단이 염증에 미치는 영향: 대사 증후군에 대한 강조," Journal of the American College of Cardiology 48, 제4호 (2006년 8월): 677 – 685; G. Seematter 외, "스트레스와 대사," Metabolic Syndrome and Related Disorders 3, 제1호 (2005년): 8 – 3; A.M. Jacobson과 J.B. Leibovitch, "당뇨병에서의 심리적 문제," Psychosomatics: Journal of Consultation Liaison Psychiatry 25, 제1호 (1984년 1월): 7 – 15; S.L. Werkman과 E.S. Greenberg, "비만 청소년 여성들의 성격 및 관심 패턴," Psychosomatic Medicine Journal of Biobehaviorial Medicine 29, 제1호 (1967년 1월): 72 – 80.

13. J.H. Fallon 외, "적대감이 니코틴의 뇌 대사 효과를 구별한다," Cognitive Brain Research 18, 제2호 (2004년 1월): 142 – 148; R.N. Melmed 외, "인슐린 유발 저혈당 후 주변 풀 백혈구의 이동에 대한 감정 상태의 영향. 심리신체 과정의 주요 매개체로서 이코사노이드의 가능한 역할," Annals of the New York Academy of Sciences 496 (1987년 5월): 467 – 476; P.V. Cardon Jr. 외, "심리적 지방 이동의 가능한 메커니즘," Annals of the New York Academy of Sciences 125 (1966년 1월): 924 – 927; M.D. Bogdonoff 외, "심리적 자극에 의한 혈장 비에스테르화 지방산 수준의 급성 효과," Experimental Biology and Medicine 100, 제3호 (1959년 3월): 503 – 504; P.V. Cardon, Jr. 외, "공포 중 인간의 혈장 비에스테르화 지방산의 급격한 증가," Journal of Psychosomatic Research 4 (1959년 8월): 5 – 9; A. Meyer 외, "당뇨병 환자 두 사례에서 감정과 탄수화물 대사 간의 상관관계," Psychosomatic Medicine Journal of Behavioral Medicine 7,

제6호 (1945년 11월): 335 – 341.

네 번째 감정 센터

1. H.P. Kapfhammer, "우울증, 불안 및 심장 질환 간의 관계 – 심리 체질
적 도전," Psychiatr Danubina 23, 제4호 (2011년 12월): 412 – 424; B.H.
Brummett 외, "관상 동맥 질환을 가진 사회적으로 고립된 환자들의 특성과
사망 위험이 높은 위험," Psychosomatic Medicine Journal of Biobehav-
ioral Medicine 63, 제2호 (2001년 3월): 267 – 272; W.B. Cannon, Bodily
Changes in Pain, Hunger, Fear and Rage (뉴욕: D. Appleton & Co.,
1929).

2. K.S. Whittaker 외, "심혈관 질환 위험 요소 및 사건 예측 개선을 위한 심리
사회적 데이터 결합: 국립 심장, 폐 및 혈액 연구소 후원 여성 허혈 증후군
평가 연구," Psychosomatic Medicine Journal of Biobehavioral Medi-
cine 74, 제3호 (2012년 4월): 263 – 270; A. Prasad 외, "Apical Ballooning
Syndrome (TakoTsubo 또는 스트레스 심근병증): 급성 심근 경색의 모방,"
American Heart Journal 155, 제3호 (2008년 3월): 408 – 417; Wittstein,
I.S. 외, "갑작스러운 감정적 스트레스로 인한 심근 놀람의 신경호르몬 특징,"
The New England Journal of Medicine 352, 제6호 (2005년 2월): 539 –
548; M.A. Mittleman 외, "분노의 에피소드로 인한 급성 심근 경색의 유발,"
Circulation 92 (1995): 1720 – 1725; G. Ironson 외, "분노가 관상 동맥 질
환에서 좌심실 박출 분율에 미치는 영향," American Journal of Cardiolo-
gy 70, 제3호 (1992년 8월): 281 – 285; R.D. Lane과 G.E. Schwartz, "감정
적 흥분 중 중추신경계에 의한 심장에 대한 측면화된 교감신경 입력 유도:
갑작스러운 심장사의 가능한 신경생리학적 트리거," Psychosomatic Medi-
cine 49, 제3호 (1987년 5월 – 6월): 274 – 284; S.G. Haynes 외, "프레이밍햄
연구에서 심리 사회적 요인과 관상동맥 심장 질환의 관계. III. 8년간의 관
상동맥 심장 질환 발생," American Journal of Epidemiology 111, 제1호
(1980년 1월): 37 – 58.

3. T.W. Smith 외, "적대감, 분노, 공격성, 그리고 관상동맥 심장 질환: 인간관
계 관점에서의 성격, 감정, 건강," Journal of Personality 72, 제6호 (2004년
12월): 1217 – 1270; T.M. Dembroski 외, "다중 위험 요인 중재 시험에

서 적대감 구성 요소가 갑작스러운 사망과 심근 경색을 예측하는 요인," Psychosomatic Medicine 51, 제5호 (1989년 9월 - 10월): 514 - 522; K.A. Matthews 외, "경쟁적 추진력, 패턴 A, 그리고 관상동맥 심장 질환," Journal of Chronic Diseases 30, 제8호 (1977년 8월): 489 - 498; I. Pilowsky 외, "고혈압과 성격," Psychosomatic Medicine 35, 제1호 (1973년 1월 - 2월): 50 - 56.

4. M.D. Boltwood 외, "분노 보고가 동맥경화성 부위에서 정신 스트레스에 대한 관상 동맥 혈관 운동 반응을 예측한다," American Journal of Cardiology 72, 제18호 (1993년 12월 15일): 1361 - 1365; P.P. Vitaliano 외, "노인에서 혈장 지질과 심리사회적 요인과의 관계," Journal of Gerontology, Series B, Psychological Sciences and Social Sciences 50, 제1호 (1995년 1월): 18 - 24.

5. H.S. Versey와 G.A. Kaplan, "저소득 여성에서 냉소적 적대감과 수축기 혈압 간의 관계에 대한 매개 및 조절," Health Education & Behavior 39, 제2호 (2012년 4월): 219 - 228.

6. P.J. Mills와 J.E. Dimsdale, "분노 억제: 베타 아드레날린 수용체 감수성 및 스트레스 유발 혈압 변화와의 관계," Psychological Medicine 23, 제3호 (1993년 8월): 673 - 678.

7. M.Y. Gulec 외, "천식 환자에서 클로닝의 기질 및 성격 차원," International Journal of Psychiatry in Medicine 40, 제3호 (2010): 273 - 287; P.M. Eng 외, "남성 건강 전문가들 사이에서 분노 표현과 뇌졸중 및 관상동맥 심장 질환 위험의 관계," Psychosomatic Medicine 65, 제1호 (2003년 1월 - 2월): 100 - 110; L. Musante 외, "적대성 잠재력과 분노의 차원," Health Psychology 8, 제3호 (1989): 343 - 354; M.A. Mittleman 외, "분노의 에피소드로 인한 급성 심근 경색 발병 유발," Circulation 92 (1995): 1720 - 1725; M. Koskenvuo 외, "남성에서 적대감이 사망률 및 허혈성 심장 질환에 미치는 위험 요인," Psychosomatic Medicine 50, 제4호 (1988년 7월 - 8월): 330 - 340; J.E. Williams 외, "특성 분노와 뇌졸중 위험 간의 연관성: Atherosclerosis Risk in Communities ARIC 연구," Stroke 33, 제1호 (2002년 1월): 13 - 19; N. Lundberg 외, "건강한 남성과 여성에서 A형 행동과 생리적 반응 및 혈중 지질과의 관계," Psychosomatic Medicine 51,

제2호 (1989년 3월 – 4월): 113 – 122; G. Weidner 외, "성인 여성과 남성에 서 A형 행동과 적대감이 혈중 지질 상승에 미치는 역할," Psychosomatic Medicine 49, 제2호 (1987년 3월 – 4월): 136 – 145.

8. L.H. Powell 외, "심근 경색 후 A형 행동 양식을 변경할 수 있나? Recurrent Coronary Prevention Project의 두 번째 연도 보고서," Psychosomatic Medicine 46, 제4호 (1984년 7월 – 8월): 293 – 313.

9. D. Giugliano 외, "식단이 염증에 미치는 영향: 대사 증후군에 대한 강 조," Journal of the American College of Cardiology 48, 제4호 (2006년 8월 15일): 677 – 685; C.M. Licht 외, "우울증은 혈압 감소와 관련이 있지 만, 항우울제 사용은 고혈압 위험을 증가시킨다," Hypertension 53, 제4호 (2009년 4월): 631 – 638; G. Seematter 외, "스트레스와 대사," Metabolic Syndrome and Related Disorders 3, 제1호 (2005): 8 – 13; I. Pilowsky 외, "고혈압과 성격," Psychosomatic Medicine 35, 제1호 (1973년 1월 – 2월): 50 – 56; J.P. Henry와 J.C. Cassel, "필수 고혈압에서 심리사회적 요인. 최근 역학 및 동물 실험 증거," American Journal of Epidemiology 90, 제3호 (1969년 9월): 171 – 200.

10. P.J. Clayton, "과부가 된 첫 해의 사망률과 질병률," Archives of General Psychiatry 30, 제6호 (1974년 6월): 747 – 750; C.M. Parkes와 R.J. Brown, "과부가 된 후 건강: 젊은 보스턴 과부와 과부들에 관한 통제 연구," Psycho-somatic Medicine 34, 제5호 (1972년 9월 – 10월): 449 – 461; M. Young 외, "과부의 사망률," The Lancet 282, 제7305호 (1963년 8월): 454 – 457.

11. W.T. Talman, "중추신경계 병변과 심혈관 조절," Annals of Neurology 18, 제1호 (1985년 7월): 1 – 13; P.D. Wall과 G.D. Davis, "자율 기능에 영 향을 미치는 세 가지 뇌 피질 시스템," Journal of Neurophysiology 14, 제6호 (1951년 11월): 507 – 517; G.R. Elliot과 C. Eisdorfer, Stress and Human Health: Analysis and Implications of Research (뉴욕: Springer, 1982).

12. R.J. Tynan 외, "SSRI 및 SNRI 항우울제의 항염증 효과에 대한 비교 검토: LPS로 자극된 미세아교세포에서," Brain, Behavior, and Immunity 26, 제3호 (2012년 3월): 469 – 479; L. Mehl-Madrona, "중증 또는 중증 천식 의 전통적 의학 관리에 침술 및 유도된 상상/명상 추가," The Permanente

Journal 12, 제4호 (2008년 가을): 9 – 14.

13. A.C. Ropoteanu, "기관지 천식 환자의 감정 지능 수준과 7단계 집단 심
   리 치료 계획," Romanian Journal of Internal Medicine 49, 제1호 (2011):
   85 – 91.

14. C. Jasmin 외, "특정 심리적 요인과 유방암 위험 간의 연관성에 대한 증
   거. Psycho-Oncologic Group (P.O.G.)," Annals of Oncology 1, 제1호
   (1990): 22 – 29; M. Tarlau와 I. Smalheiser, "유방 및 자궁 경부 악성 종
   양 환자의 성격 패턴," Psychosomatic Medicine 13, 제2호 (1951년 3월):
   117 – 121; L. LeShan, "악성 질환 발달에서 심리적 상태의 역할: 비판적 검
   토," Journal of the National Cancer Institute 22, 제1호 (1959년 1월):
   1 – 18; H. Becker, "유방암의 심리역동적 측면. 젊은 환자와 노년 환자의 차
   이," Psychotherapy and Psychosomatics 32, 제1 – 4호 (1979): 287 – 296;
   H. Snow, 여성의 암성 질환 및 특정 양성 종양에 대한 경향성 (런던: J. &
   A. Churchill, 1891); H. Snow, 암에 대한 임상 노트 (런던: J. & A. Churchill,
   1883).

15. D. Razavi 외, "유방암에서 에스트로겐 및 프로게스테론 수용체와 심리사
   회적 상관관계," The Lancet 335, 제3695호 (1990년 4월 21일): 931 – 933;
   S.M. Levy 외, "유방암 환자의 자연살해세포 활성에 대한 사회적 지지 인식
   및 종양 에스트로겐/프로게스테론 수용체 상태의 예측자," Psychosomatic
   Medicine 52, 제1호 (1990년 1월 – 2월): 73 – 85; S. Levy 외, "스트레스 요
   인과 유방암 환자의 지속적인 자연살해세포 활성 감소 및 예측 예후와의 상
   관관계," Journal of Clinical Oncology 5, 제3호 (1987년 3월): 348 – 353;
   A. Brémond 외, "유방암 환자의 심리체질 요인: 사례 대조 연구 결과,"
   Journal of Psychosomatic Obstetrics & Gynecology 5, 제2호 (1986년
   1월): 127 – 136; K.W. Pettingale 외, "암에 대한 정신적 태도: 추가 예후 요
   인," The Lancet 1, 제8431호 (1985년 3월): 750; M. Wirsching 외, "생검 전
   유방암 환자의 심리적 식별," Journal of Psychosomatic Research 26, 제
   1호 (1982): 1 – 10; K.W. Pettingale 외, "유방암 환자의 혈청 IgA 및 감정
   표현," Journal of Psychosomatic Research 21, 제5호 (1977): 395 – 399.

16. M. Eskelinen과 P. Ollonen, "핀란드에서 건강한 연구 대상자와 유방 질
   환 및 유방암 환자에서 '암에 취약한 성격' 특성 평가: Commitment Ques-

tionnaire를 사용한 전향적 사례 – 대조 연구," Anticancer Research 31, 제
11호 (2011년 11월): 4013 – 4017.

17. J. Giese-Davis 외, "지지-표현 집단 치료에서 전이성 유방암 여성의 감
정 표현과 일일 코티솔 경사: 예비 연구," Biological Psychology 73, 제2호
(2006년 8월): 190 – 198; D. Spiegel 외, "전이성 유방암 환자의 생존에 대
한 심리 사회적 치료의 효과," The Lancet 2, 제8668호 (1989년 10월 14일):
888 – 891; S.M. Levy 외, "유방암의 예후 위험 평가에 대한 행동 및 면역
학적 매개변수," Health Psychology 4, 제2호 (1985): 99 – 113; S. Greer
외, "유방암에 대한 심리적 반응: 결과의 영향," The Lancet 314, 제8146호
(1979년 10월 13일): 785 – 787.

다섯 번째 감정 센터

1. A.W. Bennett와 C.G. Cambor, "갑상샘 기능 항진증의 임상 연구: 남성과
여성의 특성 비교," Archives of General Psychiatry 4, 제2호 (1961년 2월):
160 – 165.

2. American Association of University Women, Shortchanging Girls,
Shortchanging America (워싱턴 D.C.: American Association of University
Women, 1991); G. Johansson 외, "시험 스트레스가 여성과 남성의 TSH 및
갑상샘 호르몬 수치에 다르게 영향을 미친다," Psychosomatic Medicine
49, 제4호 (1987년 7월 – 8월): 390 – 396; J.A. Sherman, 성별 관련 인지 차
이에 대한 에세이와 증거 (일리노이주 스프링필드: Charles C. Thomas, 1978).

3. K. Yoshiuchi 외, "스트레스가 많은 생활 사건과 흡연이 여성의 그레이브스
병과 관련이 있지만 남성에게는 그렇지 않다," Psychosomatic Medicine
60, 제2호 (1998년 3월 – 4월): 182 – 185; J.L. Griffith과 M.E. Griffith, The
Body Speaks: Therapeutic Dialogues for Mind-Body Problems (뉴욕:
Basic Books, 1994); D. Kimura, "언어 및 실용 기능에 대한 뇌의 성별 차이,"
Canadian Journal of Psychology 37, 제1호 (1983년 3월): 19 – 35.

4. G. Johansson 외, "시험 스트레스가 여성과 남성의 TSH 및 갑상샘 호르
몬 수치에 다르게 영향을 미친다," Psychosomatic Medicine 49, 제4호
(1987년 7월 – 8월): 390 – 396.

5. S.K. Gupta 외, "내부적으로 공격적인 야생 쥐에서 수컷 간의 공격성에 대

한 갑상선 반응," Endokrinologie 80, 제3호 (1982년 11월): 350 – 352.

6. American Association of University Women, Shortchanging Girls, Shortchanging America (워싱턴 D.C.: American Association of University Women, 1991).

7. American Association of University Women, Shortchanging Girls, Shortchanging America (워싱턴 D.C.: American Association of University Women, 1991).

8. H. Glaesmer 외, "독일 인구 기반 연구에서 외상 경험과 외상 후 스트레스 장애가 노년기 신체 질환과의 연관성," Psychosomatic Medicine 73, 제 5호 (2011년 6월): 401 – 406; T. Mizokami 외, "스트레스와 갑상샘 자가면 역," Thyroid 14, 제12호 (2004년 12월): 1047 – 1055; V.R. Radosavljevi 외, "그레이브스 병의 병인에서 스트레스가 많은 생활 사건," European Journal of Endocrinology 134, 제6호 (1996년 6월): 699 – 701; N. Sonino 외, "그레이브스 병의 병인에서 생활 사건의 역할: 통제된 연구," Acta Endo-crinologica 128, 제4호 (1993년 4월): 293 – 296; T. Harris 외, "스트레스가 많은 생활 사건과 그레이브스 병," The British Journal of Psychiatry 161 (1992년 10월): 535 – 541; B. Winsa 외, "스트레스가 많은 생활 사건과 그레 이브스 병," The Lancet 338, 제8781호 (1991년 12월 14일): 1475 – 1479; S.A. Weisman, "나치 수용소에서 탈출한 난민들 사이의 갑상선중독증 발생 률," Annals of Internal Medicine 48, 제4호 (1958년 4월): 747 – 752.

9. I.J. Cook 외, "글로버스 감각의 병력이 있는 환자들에서 상부 식도 괄약근 의 톤과 스트레스에 대한 반응성," Digestive Diseases and Sciences 34, 제5호 (1989년 5월): 672 – 676; J.P. Glaser와 G.L. Engel, "심리 역학, 심 리 생리학 및 위장관 증상," Clinics in Gastroenterology 6, 제3호 (1977년 9월): 507 – 531.

10. B. Rai 외, "타액 스트레스 마커, 스트레스 및 치주염: 예비 연구," Journal of Periodontology 82, 제2호 (2011년 2월): 287 – 292; A.T. Merchant 외, "사회적 지원, 분노 표현 및 남성의 치주염 위험에 대한 전향적 연구," Journal of the American Dental Association 134, 제12호 (2003년 12월): 1591 – 1596; R.J. Genco 외, "스트레스, 고통 및 부적절한 대처 행동과 잇몸 병과 관계," Journal of Periodontology 70, 제7호 (1999년 7월): 711 – 723.

여섯 번째 감정 센터

1. I. Pilowsky 외, "고혈압과 성격," Psychosomatic Medicine 35, 제1호 (1973년 1월 – 2월): 50 – 56; H.O. Barber, "귀, 코, 목의 심인성 장애," Postgraduate Medicine 47, 제5호 (1970년 5월): 156 – 159.

2. K. Czubulski 외, "메니에르 병과 심리적 스트레스 및 성격," Journal of Psychosomatic Research 20, 제3호 (1976): 187 – 191.

3. A. Brook과 P. Fenton, "눈의 장애에 대한 심리적 측면: 예비 연구 프로젝트," The Psychiatrist 18 (1994): 135 – 137; J. Wiener, "바라보기와 내면을 들여다보기: 상담실에서의 '몸 이야기'에 대한 몇 가지 생각," The Journal of Analytic Psychology 39, 제3호 (1994년 7월): 331 – 350; L. Yardley, "재발성 어지럼증 환자의 장애와 정서적 고통 예측: 대처 전략, 통제 믿음 및 상호 인과 관계," Social Science and Medicine 39, 제4호 (1994): 573 – 581; C. Martin 외, "메니에르병: 심인성 질환인가?" Revue de Laryngologie, Otologie, Rhinologie 112, 제2호 (1991): 109 – 111; C. Martin 외, "메니에르병의 심리적 요인," Annales d'Oto-laryngologie et de Chirurgie Cervico Faciale 107, 제8호 (1990): 526 – 531; M. Rigatelli 외, "어지럼증 환자 60명의 심인성 연구," Psychotherapy and Psychosomatics 41, 제2호 (1984): 91 – 99; F.E. Lucente, "이비인후과의 정신과적 문제," Annals of Otology, Rhinology, and Laryngology 82, 제3호 (1973년 5월 – 6월): 340 – 346.

4. V. Raso 외, "노년 여성에서 면역학적 매개변수: 유산소 운동 능력, 근력 및 기분 상태와의 상관관계," Brain, Behavior, and Immunity 26, 제4호 (2012년 5월): 597 – 606; O.M. Wolkowitz 외, "건강한 정신과 몸: 우울증, 질병 및 가속된 노화," Dialogues in Clinical Neuroscience 13, 제1호 (2011): 25 – 39; M.F. Damholdt 외, "파킨슨병 환자의 성격과 동반된 우울증," The Journal of Neuropsychiatry and Clinical Neurosciences 23, 제1호 (2011년 가을): 48 – 55; V. Kaasinen 외, "파킨슨병에서 성격 특성과 뇌 도파민 기능," Proceedings of the National Academy of Sciences 98, 제23호 (2001년 11월 6일): 13272 – 13277; M.A. Menza와 M.H. Mark, "파킨슨병과 우울증: 장애와 성격과의 관계," The Journal of Neuropsychiatry and Clinical Neurosciences 6, 제2호 (1994년 봄): 165 – 169;

G.W. Paulson과 N. Dadmehr, "파킨슨병에 대한 선행 성격이 있는가?" Neurology 41, 제5호, 부록 2 (1991년 5월): 73 – 76; P. Mouren 외, "파킨슨병 환자의 성격: 임상 및 심리측정학적 접근," Annales Medico-Psychologiques Paris 141, 제2호 (1983년 2월): 153 – 167; R.C. Duvoisin 외, "파킨슨병의 쌍둥이 연구," Neurology 31, 제1호 (1981년 1월): 77 – 80; C.R. Cloninger, "성격 변이의 임상적 설명 및 분류를 위한 체계적 방법," Archives of General Psychiatry 44, 제6호 (1987년 6월): 573 – 588.

일곱 번째 감정 센터

1. A.M. De Vries 외, "암 환자의 알렉시타이미아: 문헌 검토," Psychotherapy and Psychosomatics 81, 제2호 (2012): 79 – 86; S. Warren 외, "다발성 경화증MS 악화 시의 정서적 스트레스와 대처," Journal of Psychosomatic Research 35, 제1호 (1991): 37 – 47; V. Mei-Tal 외, "신체장애에서 심리적 과정의 역할: 다발성 경화증. 1. 질병 발병 및 악화의 정서적 배경," Psychosomatic Medicine 32, 제1호 (1970년 1월 – 2월): 67 – 86; S. Warren 외, "다발성 경화증 발달과 정서적 스트레스: 관계에 대한 증례-대조 연구," Journal of Chronic Diseases 35, 제11호 (1982): 821 – 831.

2. A. Stathopoulou 외, "다발성 경화증 환자의 성격 특성 및 장애: 평가 및 치료," International Review of Psychiatry 22, 제1호 (2010): 43 – 54; G.S. Philippopoulos 외, "다발성 경화증의 발병 및 악화에서 정서적 요인의 병인학적 중요성; 예비 보고서," Psychosomatic Medicine 20, 제6호 (1958년 11월 – 12월): 458 – 474; O.R. Langworthy 외, "파종성 경화증 환자의 행동 장애," American Journal of Psychiatry 98, 제2호 (1941년 9월): 243 – 249.

3. X.J. Liu 외, "다발성 경화증 발병과 심리 사회적 요인 간의 관계," European Neurology 62, 제3호 (2009): 130 – 136; O.R. Langworthy, "다발성 경화증의 발병 및 진행과 성격 문제의 관계," Archives of Neurology Psychiatry 59, 제1호 (1948년 1월): 13 – 28.

4. C.M. Conti 외, "암과 심리학의 관계: 업데이트된 역사," Journal of Biological Regulators and Homeostatic Agents 25, 제3호 (2011년 7월 – 9월): 331 – 339; J.A. Fidler 외, "근위축성 측삭 경화증 마우스 모델에서의 질

병 진행: 만성 스트레스와 코르티코스테론의 영향," FASEB Journal 25, 제 12호 (2011년 12월): 4369 – 4377.

5. E.R. McDonald 외, "근위축성 측삭 경화증에서의 생존. 심리적 요인의 역할," Archives of Neurology 51, 제1호 (1994년 1월): 17 – 23.

6. H. Glaesmer 외, "노년기 신체 질환과 외상 후 스트레스 장애 및 외상적 경험의 연관성: 독일 인구 기반 연구," Psychosomatic Medicine 73, 제5호 (2011년 6월): 401 – 406.

7. L. Cohen 외, "수술 전 스트레스 관리가 전립선암을 앓고 있는 남성의 수술 후 면역 기능 개선에 미치는 영향," Psychosomatic Medicine 73, 제3호 (2011년 4월): 218 – 225.

참고문헌

첫 번째 감정 센터

Bennette, G., "암에서 고립과 정체성 손상의 심리적 및 세포적 측면: 변증법적 소외," Annals of the New York Academy of Sciences 164 (1969년 10월): 352–363.

Brown, G.W. 외, "도시 인구 중 여성의 사회 계층과 정신 장애," Sociology 9, 제2호 (1975년 5월): 225–254.

Cobb, S., "생활 스트레스의 조절자로서의 사회적 지지," Psychosomatic Medicine 38, 제5호 (1976년 9월 – 10월): 300–314.

Cohen, S., "사회적 지지와 신체 건강," E.M. Cummings 외 편집, Life-Span Developmental Psychology: Perspectives on Stress and Coping (뉴저지주 힐스데일: Erlbaum, 1991): 213–234.

Goodkin, K. 외, "능동적 대처 스타일은 무증상 HIV-1 양성 동성애 남성의 자연살해세포 세포독성과 관련이 있다," Journal of Psychosomatic Research 36, 제7호 (1992): 635–650.

Goodkin, K. 외, "생활 스트레스와 대처 스타일은 HIV 감염에서 면역 측정치와 관련이 있다— 예비 보고서," International Journal of Psychiatry in Medicine 22, 제2호 (1992): 155 - 172.

Jackson, J.K., "알코올 중독 결핵 환자의 문제," P.J. Sparer 편집, Personality Stress and Tuberculosis (뉴욕: International Universities Press, 1956).

Laudenslager, M.L. 외, "대처와 면역억제: 피할 수 없지만 피할 수 있는 충격은 림프구 증식을 억제한다," Science 221, 제4610호 (1983년 8월): 568 - 570.

Sarason, I.G. 외, "생활 사건, 사회적 지지, 그리고 질병," Psychosomatic Medicine 47, 제2호 (1985년 3월 - 4월): 156 - 163.

Schmale, A.H., "건강 변화로 이어지는 최종 공통 경로로서의 포기," Advances in Psychosomatic Medicine 8 (1972): 20-40.

Spilken, A.Z. 외, "생활 위기, 명백한 스트레스 및 부적응적 대처 측정치로부터의 질병 행동 예측," Psychosomatic Medicine 33, 제3호 (1971년 5월 1일): 251 - 264.

Temoshok, L. 외, "피부 악성 흑색종에서 예후 지표에 대한 심리사회적 요인의 관계," Journal of Psychosomatic Research 29, 제2호 (1985): 139 - 153.

Thomas, C.B. 및 K.R. Duszynski, "부모와의 친밀도 및 가족 구성이 다섯 가지 질병 상태에 미치는 영향에 관한 전망적 연구," The Johns Hopkins Medical Journal 134 (1974): 251 - 270.

Weiss, J.M. 외, "스트레스 요인에 대한 만성 노출이 회피-탈출 행동 및 뇌의 노르에피네프린에 미치는 영향," Psychosomatic Medicine 37, 제6호 (1975년 11월 - 12월): 522 - 534.

두 번째 감정 센터

Hafez, E., "정자 운반," S.J. Behrman 및 R.W. Kistner 편집, Progress in Infertility, 2판 (보스턴: Little, Brown, 1975).

Havelock, E., Studies in the Psychology of Sex (필라델피아: Davis, 1928).

Jeker, L. 외, "자녀를 원하는 욕구와 불임: 116쌍의 부부에 대한 연구," International Journal of Fertility 33, 제6호 (1988년 11월 - 12월): 411 - 420.

Knight, R.P., "입양된 아동을 선택하고 양육하는 데 있어서의 몇 가지 문제점들," Bulletin of the Menninger Clinic 5 (1941년 5월): 65 –74.

Levy, D.M., "모성 과보호," Psychiatry 2 (1939): 99 –128.

Mason, J.M., "심리적 스트레스와 내분비 기능," E.J. Sachar 편집, Topics in Psychoendocrinology (뉴욕: Grune & Stratton, 1975): 1 –18.

Rapkin, A.J., "유착 및 골반 통증: 회고 연구," Obstetrics and Gynecology 68, 제1호 (1986년 7월): 13 –15.

Reiter, R.C., "만성 골반 통증을 가진 여성에서의 숨겨진 신체 병리," Clinical Obstetrics and Gynecology 33, 제1호 (1990년 3월): 154 –160.

Reiter, R.C. 및 J.C. Gambore, "특발성 만성 골반 통증을 가진 여성들의 인구 통계적 및 역사적 변수들," Obstetrics and Gynecology 75, 제3호 (1990년 3월): 428 –432.

Slade, P., "불임 여성의 성적 태도와 사회적 역할 지향," Journal of Psycho-somatic Research 25, 제3호 (1981): 183 –186.

Van de Velde, T.H., Fertility and Sterility in Marriage (뉴욕: Covici Friede, 1931).

Van Keep, P.A. 및 H. Schmidt–Elmendorff, "불임 부부의 파트너십," Mediz-inische Monatsschrift 28, 제12호 (1974): 523 –527.

Weil, R.J. 및 C. Tupper, "성격, 생활 상황, 그리고 의사소통: 습관적 유산에 관한 연구," Psychosomatic Medicine 22, 제6호 (1960년 11월): 448 –455.

세 번째 감정 센터

Alvarez, W.C., Nervousness, Indigestion, and Pain (뉴욕: Hoeber, 1943).

Bradley, A.J. 외, "작은 유대류(Antechinus stuartii, Macleay)에서 스트레스와 사망률," General and Comparative Endocrinology 40, 제2호 (1980년 2월): 188 –200.

Draper, G. 및 G.A. Touraine, "인간-환경 단위와 소화성 궤양," Archives of Internal Medicine 49, 제4호 (1932년 4월): 616 –662.

Dunbar, F., Emotions and Bodily Changes, 3판 (뉴욕: Columbia University Press, 1947).

Henke, P.G., "쥐에서 편도체와 제약 궤양," Journal of Comparative Physiology and Psychology 94, 제2호 (1980년 4월): 313 –323.

Mahl, G.F., "불안, HCI 분비, 그리고 소화 궤양의 병인," Psychosomatic
Medicine 12, 제3호 (1950년 5월 - 6월): 158 - 169.

Sen, R.N. 및 B.K. Anand, "시상하부의 전기 자극이 위 분비 활동과 궤양 형성
에 미치는 영향," Indian Journal of Medical Research 45, 제4호 (1957년
10월): 507 - 513.

Shealy, C.N. 및 T.L. Peele, "고양이의 편도체 핵에 대한 연구," Journal of
Neurophysiology 20 (1957년 3월): 125 - 139.

Weiner, H. 외, "I. 특정 심리적 특성과 위 분비율(혈청 펩신오겐)의 관계," Psy-
chosomatic Medicine 19, 제1호 (1957년 1월): 1 - 10.

Zawoiski, E.J., "시상하부, 편도체, 기저핵의 전기 자극 후 묶이지 않은 고양
이의 위 분비 반응," Experimental Neurology 17, 제2호 (1967년 2월):
128 - 139.

네 번째 감정 센터

Alexander, F., Psychosomatic Medicine (런던: George Allen & Unwin,
Ltd., 1952).

Bacon, C.L. 외, "유방암의 심리 체질적 조사," Psychosomatic Medicine 14,
제6호 (1952년 11월): 453 - 460.

Dembroski, T.M., 편집, Proceedings of the Forum on Coronary-Prone
Behavior (워싱턴 D.C.: 미국 정부 인쇄소, 1978).

Derogatis, L.R. 외, "전이성 유방암에서 심리적 대처 메커니즘과 생존 시
간," Journal of the American Medical Association 242, 제14호 (1979년
10월): 1504 - 1508.

Friedman, M. 및 R.H. Rosenman, "특정 공개 행동 패턴과 혈액 및 심혈관 소
견의 연관성," Journal of the American Medical Association 169, 제12호
(1959년 3월): 1286 - 1296.

Helmers, K.F. 외, "관상 동맥 질환 환자에서 적대감과 심근 허혈," Psychoso-
matic Medicine 55, 제1호 (1993년 1월): 29 - 36.

Henry, J.P. 외, "강제 번식, 사회적 무질서 및 CBA/USC 마우스 집단에서의
유방 종양 형성: 예비 연구," Psychosomatic Medicine 37, 제3호 (1975년
5월): 277 - 283.

Jansen, M.A. 및 L.R. Muenz, "섬유 낭성 질환 및 유방암과 관련된 성격 변수에 대한 후향적 연구," Journal of Psychosomatic Research 28, 제1호 (1984): 35 – 42.

Kalis, B.L. 외, "잠재적 고혈압 환자의 성격 및 생애 이력 요인," The Journal of Nervous and Mental Disease 132 (1961년 6월): 457 – 468.

Kawachi, I. 외, "분노와 관상 동맥 심장 질환에 대한 전향적 연구," Circulation 94 (1996): 2090 – 2095.

Krantz, D.S. 및 D.C. Glass, "성격, 행동 패턴, 그리고 신체 질환," W.D. Gentry 편집, Handbook of Behavioral Medicine (뉴욕: Guilford, 1984).

Lawler, K.A. 외, "성별과 심혈관 반응: 적대감의 역할은 무엇인가?" Journal of Psychosomatic Research 37, 제6호 (1993년 9월): 603 – 613.

Levy, S.M. 외, "첫 재발 유방암 환자의 생존 위험 분석: 7년 추적," Psychosomatic Medicine 50, 제5호 (1988년 9월 – 10월): 520 – 528.

Lorenz, K., On Aggression (런던: Methuen & Co., 1966).

Manuck, S.B. 외, "관상 동맥 위험 행동의 동물 모델," M.A. Chesney 및 R.H. Rosenman 편집, Anger and Hostility in Cardiovascular and Behavioral Disorders (워싱턴 D.C.: Hemisphere Publishing Corp., 1985).

Marchant, J., "Dibenz[a,h]anthracene에 의한 세 가지 유전형 마우스에서 유방암 유발에 대한 다양한 사회적 조건의 영향 및 3-methylcholanthrene에 의한 유방암과의 비교," British Journal of Cancer 21, 제3호 (1967년 9월): 576 – 585.

Muhlbock, O., "유방암의 호르몬적 기원," Advances in Cancer Research 4 (1956): 371 – 392.

Parkes, C.M. 외, "상실된 심장: 과부의 증가된 사망률에 대한 통계적 연구," British Medical Journal 1, 제5646호 (1969년 3월): 740 – 743.

Rees, W.D. 및 S.G. Lutkins, "상실의 사망률," British Medical Journal 4 (1967년 10월): 13 – 16.

Reznikoff, M., "유방암의 심리적 요인: 유방암 환자들의 일부 성격 경향에 대한 예비 연구," Psychosomatic Medicine 17, 제2호 (1955년 3월 – 4월): 96 – 108.

Seiler, C. 외, "어미와 분리된 유아 꼬리원숭이에서의 심장 부정맥," Psychophysiology 16, 제2호 (1979년 3월): 130 - 135.

Shaywitz, B.A. 외, "언어를 위한 뇌의 기능적 조직에서의 성별 차이," Nature 373, 제6515호 (1995년 2월 16일): 607 - 609.

Shekelle, R.B. 외, "적대감, 관상동맥 심장병의 위험 및 사망률," Psychosomatic Medicine 45, 제2호 (1983년): 109 - 114.

Smith, W.K., "전기 자극에 대한 반응으로 밝혀진 앞쪽 대상피질 피질의 기능적 중요성," Journal of Neurophysiology 8, 제4호 (1945년 7월): 241 - 255.

Tiger, L. 및 R. Fox, The Imperial Animal (뉴욕: Holt, Rinehart & Winston, 1971).

Van Egeron, L.F., "사회적 상호작용, 커뮤니케이션 및 관상동맥 위험 행동 패턴: 심리 생리학적 연구," Psychosomatic Medicine 41, 제1호 (1979년 2월): 2 - 18.

다섯 번째 감정센터

Adams, F., Genuine Works of Hippocrates (런던: Sydenham Society, 1849).

Brown, W.T. 및 E.F. Gildea, "갑상샘 기능 항진증과 성격," American Journal of Psychiatry 94, 제1호 (1937년 7월): 59 - 76.

Morillo, E. 및 L.I. Gardner, "어린이의 잠재적 그레이브스 병 활성화: 가능한 심리-신체적 메커니즘에 대한 검토," Clinical Pediatrics 19, 제3호 (1980년 3월): 160 - 163.

―――, "어린 시절 갑상선 기능 항진증에서 애도가 선행 요인으로 작용하는 경우: 가능한 대사 경로에 대한 조사를 포함한 네 가지 사례 연구," Psychosomatic Medicine 41, 제7호 (1979년): 545 - 555.

Voth, H.M. 외, "갑상샘 '핫 스팟': 생활 스트레스와의 관계," Psychosomatic Medicine 32, 제6호 (1970년 11월): 561 - 568.

Wallerstein, R.S. 외, "갑상선 '핫 스팟': 심리생리학적 연구," Psychosomatic Medicine 27, 제6호 (1965년 11월): 508 - 523.

여섯 번째 감정 센터

Booth, G., "파킨슨증의 심리 역학," Psychosomatic Medicine 10, 제1호

(1948년 1월): 1 – 14.

Camp, C.D., "파킨슨병과 다발성 경화증 및 그 치료," W.A. White 및 S.E. Jelliffe 편집, Modern Treatment of Nervous and Mental Diseases, 제 2권 (필라델피아: Lea & Febiger, 1913): 651 – 671.

Cloninger, C.R., "성격 발달을 이끄는 뇌 네트워크," B.J. Carroll 및 J.E. Barrett 편집, Psychopathology and the Brain (뉴욕: Raven Press, 1991), 183 – 208.

Coker, N.J. 외, "메니에르병 환자의 심리 프로파일," Archives of Otolaryngology-Head & Neck Surgery 115, 제11호 (1989년 11월): 1355 – 1357.

Crary, W.G. 및 M. Wexler, "메니에르병: 심리-신체장애인가?" Psychological Reports 41, 제2호 (1977년 10월): 603 – 645.

Eatough, V.M. 외, "특발성 파킨슨병 환자의 선천적 성격," Advances in Neurology 53 (1990): 335 – 337.

Erlandsson, S.I. 외, "지각된 이명의 심리적 및 청각적 상관관계," Audiology 31, 제3호 (1992): 168 – 179.

－－－, "메니에르병: 초점 인터뷰 분석을 통한 외상, 질병, 적응 연구," Scandinavian Audiology, Supplementum 43 (1996): 45 – 56.

Groen, J.J., "메니에르 병의 심리-신체적 측면," Acta Oto-laryngologica 95, 제5 – 6호 (1983년 5 – 6월): 407 – 416.

Hinchcliffe, R., "메니에르병에서 감정이 유발 요인으로 작용하는 경우," The Journal of Laryngology & Otology 81, 제5호 (1967년 5월): 471 – 475.

Jellife, S.E., "파킨슨병 환자의 신체 자세: 무의식적 적대감에 대한 고찰," Psychoanalytic Review 27 (1940): 467 – 479.

Martin, M.J., "이비인후과에서의 기능적 장애," Archives of Otolaryngology-Head & Neck Surgery 91, 제5호 (1970년 5월): 457 – 459.

Menza, M.A. 외, "파킨슨병 환자의 도파민 관련 성격 특성," Neurology 43, 제3호, 1부 (1993년 3월): 505 – 508.

Minnigerode, B. 및 M. Harbrecht, "가면형 단일 또는 소수 증상 우울증의 이비인후과적 증상," HNO 36, 제9호 (1988년 9월): 383 – 385.

Mitscherlich, M., "파킨슨병 환자의 심리 상태," Advances in Psychosomatic Medicine 1 (1960): 317 – 324.

Poewe, W. 외, "파킨슨병 환자의 선천적 성격," Journal of Neural Transmission, Supplementum 19 (1983): 215–224.

―――, "파킨슨병 환자의 선천적 성격: 건강한 대조군 및 필수 떨림 환자와의 비교 연구," Advances in Neurology 53 (1990): 339–342.

Robins, A.H., "파킨슨병 환자의 우울증," British Journal of Psychiatry, 128 (1976년 2월): 141–145.

Sands, I., "파킨슨병에 취약한 성격 유형," Journal of the Mount Sinai Hospital, 9 (1942): 792–794.

Siirala, U. 및 K. Gelhar, "메니에르, 심리-신체 체질 및 스트레스 간의 관계에 관한 추가 연구," Acta Oto-laryngologica 70, 제2호 (1970년 8월): 142–147.

Stephens, S.D., "메니에르 장애에서의 성격 테스트," The Journal of Laryngology and Otology 89, 제5호 (1975년 5월): 479–490.

일곱 번째 감정 센터

Adams, D.K. 외, "파종성 경화증의 초기 임상 증상," British Medical Journal 2, 제4676호 (1950년 8월 19일): 431–436.

Allbutt, T. C. 및 H. D. Rolleston, 편집, A System of Medicine (런던: Macmillan and Co, 1911).

Charcot, J.M., George Sigerson 번역, 신경계 질환에 대한 강의 (런던: The New Sydenham Society, 1881).

Firth, D., "Augustus d'Este (1794–1848)의 사례: 파종성 경화증의 첫 기록," Proceedings of the Royal Society of Medicine 34, 제7호 (1941년 5월): 381–384.

McAlpine, D. 및 N.D. Compston, "파종성 경화증의 자연 경과에 대한 몇 가지 측면," The Quarterly Journal of Medicine 21, 제82호 (1952년 4월): 135–167.

Moxon, W., "뇌 및 척수의 섬유성 경화증 8건," Guy's Hospital Reports 20 (1875): 437–478.

―――, "뇌 및 척수의 섬유성 경화증 사례," The Lancet 1, 제2581호 (1873년 2월): 236.

감사의 글

이 책을 완성하는 것은 바브라 스트라이샌드의 말처럼 "조합하는 것"입니다. 이 과정에 중요한 역할을 한 많은 사람과 회사가 있었으며, 그들 덕분에 저는 이 책의 내용을 잘 포장된 도로 위에서 가르칠 수 있었습니다. 몇몇은 명백할 수도 있고, 또 몇몇은 놀랍게 여겨질 수도 있지만, 모두가 엄청난 도움이 되었습니다. 저는 마음-몸 의학의 위대한 전설인 멋진 루이스 헤이와 함께 이 책에 많은 시간과 노력을 들였습니다. 루이스와 스카이프로 사례 연구를 검토하며 보낸 시간은 제 인생에서 가장 중요한 순간 중 일부였습니다.

저는 감정, 직관, 뇌, 몸, 건강 간의 연결을 조금씩 맞추어 보려고 교실, 병원, 도서관, 실험실에서 35년을 교육받았습니다. 그녀는 방에 앉아 고객들의 이야기를 듣고 같은 정보를 얻었습니다. 놀랍죠. 이 위

대한 여성과 함께 일할 수 있어 영광입니다.

　조언을 구하는 사람들, 헤이 하우스의 CEO 리드 트레이시와 COO 마가레테 닐슨에게, 이 아이에게 기회를 준 것에 감사드립니다. 그리고 제 왼쪽 반구의 마비를 도와준 멋진 편집자들을 절대 잊지 않을 것입니다. 패티 기프트는 그녀의 이름처럼 선물이며, 이 업계에서 전설이 되어가고 있습니다. 우리는 오랜 시간을 함께했습니다. 그리고 로라 그레이, 이 책, 특히 각주를 위해 해낸 일에 대해 교황청에 당신의 이름을 제출했습니다. 당신은 뛰어나고 인내심이 강하며 차분하며, 긍정적인 약물 검사 없이도 이런 태도를 유지합니다. 발리움 없이 어떻게 하시는 건가요? 사람들이 알고 싶어합니다. 록스타 도나 아바테, 홍보 및 제작 부서의 모든 사람, 그리고 낸시 레빈과 모든 컨퍼런스 팀에게도 감사드립니다. 당신들은 뉴욕 타임스가 말하듯 출판 업계에서 헤이 하우스를 전설로 만들었습니다.

　남부의 가족, 미스 나오미, 미스터 래리, 그리고 평화의 계곡 주변의 모든 분께 감사드립니다. 당신들은 제가 삶 속에서, 그리고 삶으로 돌아오는 동안 저를 위해 기도해 주셨습니다. 우리는 함께 웃고, 울고, 많은 것을 배웠습니다. 홍수, 국가적 재난, 자연 재난, 그리고 모든 좋은 시간을 통해, 당신들은 항상 그 말투로 "자기야, 우리는 널 사랑해!"라고 말해주셨습니다.

　저도 사랑합니다, 감사합니다. 그리고 남부 이야기를 하자면, 헬렌 스노우에게도 그 멋진 가짜 음란한 "저렴한 치어리오스" 닭 그래픽에 대해 감사드립니다. 그것들은 제 하루를 만듭니다.

　카롤라인 마이스, 제가 태어날 때 분리된 쌍둥이 자매이자 입양된 자매. 몽블랑 펜과 애니메이션 아트를 포함한 다른 생물학적 "조건들"에 대한 유전자를 가진 분. 당신은 저를 사랑받는 느낌으로 만들어 줍니다. 포르투갈 포커 한 판 어떠세요? 듀스와 한쪽 눈 잭이 와일드입니다. 당신의 엄마, 도로레스, 카드 상어가 거래할 수 있습니다.

세파르딕 자매 로라 데이 없이 저는 어떻게 할까요? "도시"에서의 주말은 미친 모험들로 가득합니다. 당신을 매우 사랑합니다. 포르투갈 사촌 바바라 카렐라스에게, 그녀의 분야에서 진정한 천재입니다. 제가 필요할 때 항상 저를 위해 있어 주십니다. 그리고 제 호주 이모, 조지아에게, 최근 수술 중 병원에서 생식기 모양의 초콜릿을 제 방에 가져와 물의를 일으킨 분. 견본을 원하는 사람들의 줄이 병원 복도를 따라 늘어섰습니다. 큰마음과 뇌를 가진 독창적인 분입니다.

제 비전을 유지하는 데 도움을 준 아비스 스미스는 드문 히브리어 교사이자 토라 학자입니다. 그녀를 제 학습 파트너로 부를 수 있어 자랑스럽습니다. 그리고 제가 주문한 모든 책 때문에 제한 명령을 내리지 않은 Artscroll에 감사드립니다.

과거 멘토들에게. 이 사람들과의 모든 순간은 이 책에 작지 않은 이바지를 했습니다: 마가렛 내서 박사, 디팍 판디야 박사, 에디스 캐플란 박사, 노먼 게슈윈드 박사, 크리스 노스업 박사, 그리고 조안 보리센코 박사.

제가 일터로 갈 수 있게 해주는 내 피트 크루에게 감사합니다. 전기 시스템 튠업: 신경과 전문의 데이비드 펄머터 박사. 섀시 재건: 쿠마르 카카를라 박사. 헤드라이트 유지: 유방외과 전문의 로즈마리 두다 박사. 모터를 원활하게 돌리기 위한 경락 관리: 펀 차오 박사, 딘

덩 박사, 콜린 테츨로프 간호사, 간호사 전문의.

피닉스, 애리조나에서 제가, 그들이 말하듯, 거의 '농장을 사다시피' 했을 때 거기 계셨던 제이니와 제랄드 레몰 박사님께 감사드립니다. 당신들은 제 목숨을 구하고 다시 걸을 수 있게 도와주셨습니다. 감사합니다.

예술을 발전하기는 쉽지만, 그것을 자금 조달하는 것은 아닙니다. 제 금융팀인 조지 하워드, 폴 샤보, 그리고 회계사 피터에게 감사드립니다. 그리고 웹을 통해 일을 진행하는 사람들도 있습니다. 제프리와 완다 보우링에게 감사드립니다. 당신들이 어떻게 그 일을 하는지 모르겠지만, 계속해 주세요. 또한 제 필경사 카렌 킨에게도 마찬가지입니다. 당신 없이 어떻게 살까요? 당신은 제 머릿속 목소리를 타이핑할 수 있습니다. 그리고 마샬 벨로빈에게, 전문적이고 균형 잡힌 법률 조언에 감사드립니다. 당신은 제 페리 메이슨입니다.

헤이 하우스 라디오의 숙련된 사람들이 없었다면 제 라디오 쇼는 이루어지지 않았을 것입니다. 사랑스러운 다이앤 레이와 모든 조작판을 다루는 사람들에게 감사드립니다. 당신들은 제 주변에서 이상한 전기 사고가 일어날 때도 침착함을 유지합니다. 감사합니다.

많은 사람의 충성심에 축복받았습니다. 오메가와 수지 "데비" 아넷에게 감사드립니다, 그녀는 놀랍습니다, 크리팔루의 마사도 마찬가지입니다. 또한 쿤달리 프로덕션의 마를렌과 내 TV 팀에게도 감사드립니다.

이제 제 일상을 원활하게 돌아가게 해주는 오케스트라 구덩이 안의 사람들에게 감사를 표합니다. 바깥쪽의 큰 악기를 다루는 멋진 마이크 브루어입니다. 그는 일 년 내내 잔디밭, 정원, 그리고 제 야외 풍선을 관리하고, 해마다 루돌프 조명 시스템을 유지합니다. 그리고 홀리 도티가 안쪽의 작은 악기를 다룹니다. 제 집은 이전보다 훨씬 깨끗합니다. 이제 저는 천식 흡입기가 필요 없고, 내과 의사도 감사하고 있습니다. 정해진 시간 외에도 많은 일을 해주는 커스텀 코치에게 감사드립니다.

제 외모 팀에게 감사드립니다: 보스턴의 에스카다에서 제가 옷차림으로 싸구려처럼 보이지 않게 해주는 조셉 소시에. 아카리 살롱에서 제 머리를 하는 대릴. 당신은 제 머리 신경증을 이해합니다. 감사합니다. 그리고 스팽크스 제작자들에게도 감사드립니다. 배가 나온 여성들이 정상적으로 느끼고 임신한 것처럼 보이지 않게 도와주셔서 감사합니다. 누군가는 이 말을 해야 했습니다. 그리고 시카고 오하레 공항 몽블랑 매장의 세실리아 로마누치에게도 감사드립니다. 이 모든 만년필로 저를 갖춰주셔서 감사합니다.

계속해서 해라시킷 인은 유기농 음식, 분위기, 그리고 적절한 태도로 저를 살아있게 도와주었습니다. 오너인 로드니 "칩" 그레이와 낸시 그레이, 바텐더 론다 리얼, 셰프 메리 앤 맥앨리스터, 매니저 마샤, 그리고 모든 웨이터스태프에게 감사드립니다. 여러분 중 누구라도 거기에 갈 기회가 있다면, 사과와 블루베리 파이를 드시고 제가 보냈다고 말씀하세요, 하지만 바에서 제 자리를 차지하지는 마세요.

모든 협상을 조화롭게 하는 줄리 타바레스, 제 CEO, 당신은 이성의 목소리이자 필요할 때 강력한 충고를 해주는 진정한 존재입니다. 감사합니다. 정말 멋진 분이세요. 그리고 리제트 파이바, 제

COO, 포르투갈 핫 타말레, 4피트 11인치에 강인한 분. 그녀는 자신만의 직관적인 천재입니다.

그리고 제 삶의 완벽한 조화를 더 해주는 제 고양이 왕국: 미스 돌리, 로레타-린, 콘웨이 트위티, 제스로 보딘(네, 그것은 남부 영향에 대한 경의입니다), 지그문트 "시기" 펠라인, 그리고 호라시오.

마지막으로, 이 작업에 관심을 두신 여러분, 독자 여러분께 진심으로 감사드립니다. 여기에 함께 해주셔서 감사합니다.

모든 것이 잘 되고 있어

초판 1쇄 인쇄 2025년 4월 3일
초판 1쇄 발행 2025년 4월 10일

지은이 | 루이스 헤이, 모나 리자 슐츠
옮긴이 | 엄남미, 정우진
펴낸이 | 엄남미
펴낸곳 | 케이미라클모닝
편집 | 김재익
본문 디자인 | 필요한 디자인

등록 | 2021년 3월 25일 제2021-000020호
주소 | 서울 동대문구 전농로 16길 51, 102-604
이메일 | kmiraclemorning@naver.com
전화 | 070-8771-2052

ISBN 979-11-92806-19-8 (03510)